本草纲目

彩图解析版

消食活血·化痰止咳 卷

⊙ 明代·李时珍 原著
⊙ 毕晓峰 博古 译注

序

草木虫禽谷是中医养生的来源，中华国医素有"食药同源"之理念。食物的性能与药物的性能同源并致，包括"气"、"味"、"升降浮沉"、"归经"、"补泻"等内容，并在阴阳、五行、脏腑、经络、病因、病机、治则、治法等中医理论指导下应用于实际生活之中。这对我们当代人在日常生活保健中运用百草养生有着科学的指导意义。

⊙ **本书出版宗旨**：让普通百姓在日常生活中认识百草，了解百草，从而科学利用百草养生，通过运用中医百草养生的方式来调养自身，使肌体阴阳平衡，五脏调和，气血畅通，最终达到身体健康，延年益寿之目的。

⊙ **本草正名来源**：主要依据明代李时珍的《本草纲目》及参见历代中药别名文献和近代药用植物的拉丁学名，是其他中药本草所未见的编排体例。

⊙ **本草药方特点**：主要参考明代李时珍《本草纲目》的附方和主治以及多种国医本草的普济药方和历代名家药方，如汉代的《神农本草经》，张仲景的《伤寒论》、《金匮要略》、《扁鹊方》，华佗的《中藏经》，唐代孙思邈的《备急千金要方》、《唐玄宗开元广济方》等，其中有大方、小方、缓方、急方、奇方、偶方、复方、验方等；也包括现代中医药学的中医主治分类，如内科、外科、男科、妇科、儿科和五官科等。

⊙ **药膳养生特色**：主要参考历代养生的文献，如宋代《图经本草》、《太平圣惠方》、《养老奉亲书》，元代饮膳大臣忽思慧著的营养学专著《饮膳正要》，元代医学家王好古编撰的《汤液本草》。明清时期饮食保健，也出现了一些野菜食疗类著作，扩大了食物来源，如明代汪颖编撰的《食物本草》及明正德李时珍的《本草纲目》和明末宫廷插图本《补遗雷公炮制便览》等重要文献。它们包括了中药本草的使用、药方的使用、炮制技术，总结了几千年"中华国医"传承的使用、养生保健、食疗的科学方法，这就是编写此书的特色意义所在。

⊙ **本书编辑风格**：本书特约中国中医科学院专家指导编著完成，对明代李时珍的金陵版《本草纲目》进行重新的诠释，首先是删繁就简，精挑300余种常用中药，1000余种"传世药方"，其中包括"药膳养生方"进行了全新解密。

本书用900余幅写实本草图片，用图解的方式展示了300余种中药植物标本的栩栩如生形态奥秘，既有传统中医内涵，又融入了现代中医药学的科学观，使广大普通百姓更容易阅读，也增加了本书的观赏和收藏价值，更升华了本书的精神品质。

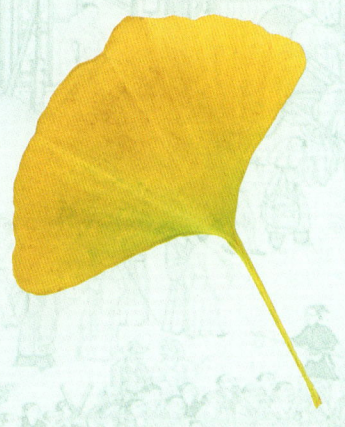

张瑞贤

中国中医科学院中药研究所 教授

《家庭中医药》 主编

中药鉴别方法

中药饮片的鉴别：主要是经验鉴别（性状鉴别），即通过"眼看"、"水浸"、"口尝"、"舌感"、"鼻闻"、"手摸"及简易可靠的试验（水试、火试），对中药饮片的形状、大小、表面、切面（断面）的色泽、质地、气味等特征，以及试验现象观察分析，从而快捷有效地判断饮片的质量优劣及真伪。

中药炮制方法

本草原料制成药物的传统方法是烘、炮、炒、洗、泡、漂、蒸、煮等。中药的传统煎服多种多样，可根据病情和中医用药的药性决定。煎草药需要精心挑选好容器、水质、火种三项物质，做好泡、煎、挤三项工作，如其中哪个环节有误，都可能影响草药药效。

器皿的选择。煎药容器应注意其容量的大小，方便药物浸泡。煎煮中药的容器，古今传统多选用沙锅、陶器、瓦罐等，如今也可使用不锈钢容器，最好不用铜、铁、铝等金属器皿，避免引起化学反应，使药效消失乃至起相反的药理作用。

水的选择。煎煮中药需使用清洁水，最好使用井水或泉水等。放水量应以浸过全部中药并高出3厘米为好，煎后所剩药液一茶杯或一碗（280毫升左右）。

火候的控制。煎中药的火种通常是"先武后文"，可先用武火将草药快速煮开，然后改用文火保持药液小微沸腾，使药物成分有效释放出。滋补药多宜文火，解表剂、清热剂、芳香药用武火煮。

泡的时间。在炮制中药的有效成分中，煎药方法一般先将药物用冷水浸泡20分钟。其中以花、叶、茎类为主，浸泡15分钟；根、种子、根茎、果实类，浸泡30分钟。头次煎后就不再用冷水泡了，加水直接煎煮即可。

挤渣取汁。中药煎煮好以后，倒出药汁，最好再用纱布挤渣取汁，因为药渣容易吸附中药的有效成分，避免浪费及药渣喝入胃中。

煎药技巧。由于药物特性和治疗用途的不同，古代传统煎煮中药时有先煎、后下、包煎、另煎、烊化、冲服、泡服、煎汤代水的几种方法。将煎煮好的中药晾置起来，等温度下降到37℃以下再服用最佳。

先煎。 为了增加药物的溶解程度，充分发挥疗效，炮制更方便煎煮。

矿石类，如生石膏、自然铜、赤石脂、龙骨、鳖甲等，可打碎先煎20分钟。

有毒类，如泽漆、乌头、附子等，需先煎。

植物类，如白果、天竺黄、槟榔、藏青果等，只有先煎更有效。

后下。 为了减少某些挥发的损耗，有效成分免于分解破坏，可后下煎煮。

芳香类，含挥发油物质的药物，如红花、薄荷、檀香、玫瑰花。

不宜久煎的植物，如槐花、钩藤、杏仁等。

包煎。 采取包煎，为避免因草毛脱落入汤液中而刺激咽喉。

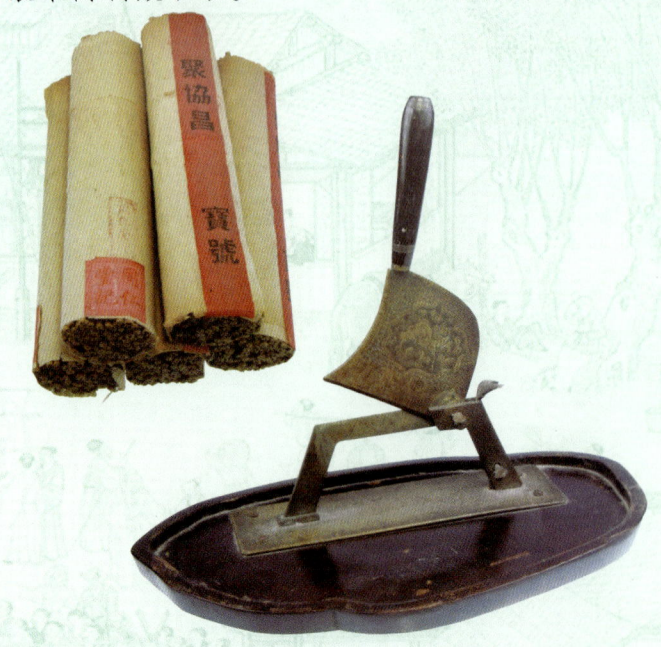

花粉类、细小种子类、细粉等，需用纱布包好与其他草药同煎。

茸毛类，如鸡冠花、蒲公英等。

另煎。先切片单独用碗隔水炖1小时，后将药汁单独服用或冲入其他药液中。如犀角、羚羊角、人参等贵重药物。

烊化。可放在去渣后的药汁中，趁热在容器里搅拌再煮开，即可服用。如阿胶、蜂蜜等容易溶解的药，易黏附在锅底。

冲服。不宜煎煮的药物研成细末，用温水冲服。如熊胆、麝香、鹿茸等贵重药品。

泡服。指直接用开水浸泡半小时后服用。如丹参、枸杞、麦冬、金银花、胖大海等。

煎汤代水。为了防止药液混浊（如海金沙、灶心土），一锅煎不完（如糯稻根须、玉米须），可先单独煎煮，取其清液代替水煎药。

中药服用方法

按照传统中医服药时间，人体十二脏器的气血运行与时辰密切相关，不同的中药应选择合适的时间进服。

服药与进食的先后顺序

在胸膈以上的疾病，如肝、肺、头面部疾患，通常先进食后服药，这样可以使药物向上走，更好地接近病位。

胸腹以下的疾病，如脾、胃、胆、肛肠处疾患，通常是先服药后进食，这样使药物能够下沉靠近病灶，更好地发挥治疗作用。

病在四肢血脉，最好选择早晨空腹服药，以使药物更好地循环。

病灶在骨髓的患者，应选择在晚上吃饭以后服药，这样可使药物循序渐进被吸收。

不同的中药应选择不同的进服时间

补肾药、行水利湿药、催吐药，应在清晨前服用为佳。

发汗解表药，快到中午的时候，阳气升腾，身体血液循环快，此时服用更利于抵御外邪。解表药如治风寒感冒药应趁热服用，并在服后加衣盖被，或进食少量热粥，以增强发汗的效果。要阴阳平衡，寒证要热服，热证要凉服。

驱虫药、泻下药，适宜在夜晚空腹服用。

滋阴养血药，在晚间21~23时是肾脏功能最虚的时候，这时服用能加快吸收，更好地发挥养气养血补遗的作用。

安神药，应在临睡前服，以便卧床后及时进入睡眠状态。

不同剂型的中药应选择相应的服法

丸剂、颗粒剂，可以直接用温开水送服。

散剂、粉剂，可用蜂蜜调和服用，或是装进胶囊中吞服，以免呛入喉咙。

蜜膏剂，以开水冲服。

冲剂，可直接用开水冲服。

糖浆剂，可直接吞服。

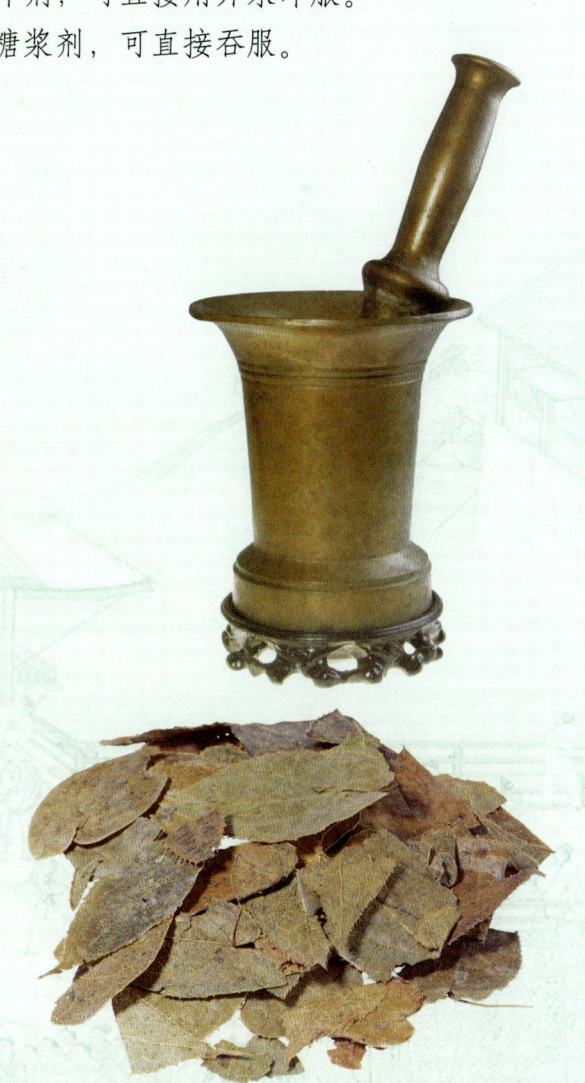

目录

消食药

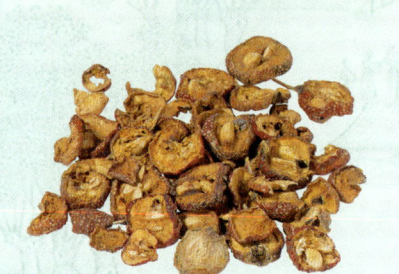

山里红(山楂) 10
大麦(麦芽) 12
粟(谷芽) 14
鸡矢藤(鸡矢藤) 16
家鸡(鸡内金) 17
耳叶牛皮消(隔山消) .. 18
新疆阿魏(阿魏) 20

温里药

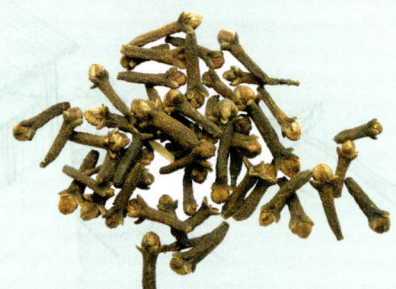

荜茇(荜茇) 24
肉桂(肉桂) 26
姜(干姜) 27
丁香(丁香) 28
茴香(小茴香) 30
胡椒(胡椒) 32
高良姜(高良姜) 34
花椒(花椒) 36

止血药

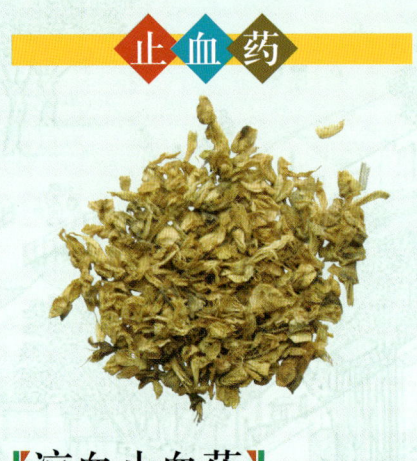

【凉血止血药】
刺儿菜(小蓟) 40
蓟(大蓟) 42
地榆(地榆) 44
槐(槐花) 46
侧柏(侧柏叶) 48
白茅(白茅根) 50
羊蹄(羊蹄) 52

【化淤止血药】
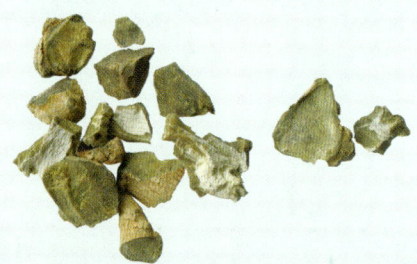
三七(三七) 54
茜草(茜草) 56
水烛香蒲(蒲黄) 58
降香檀(降香) 60

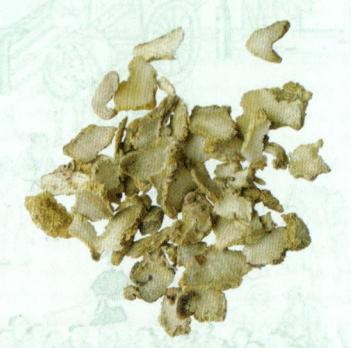

【收敛止血药】
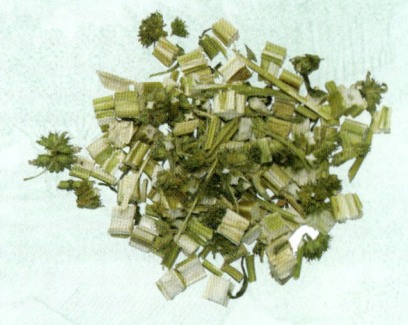
白及(白及) 62
裸花紫珠(紫珠) 64
莲(藕节) 66
棕榈(棕榈) 68

【温经止血药】
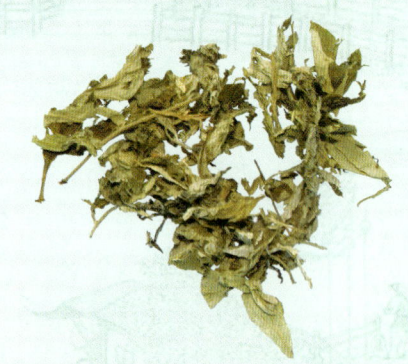
艾(艾叶) 70
姜(炮姜) 71

活血化淤药

【活血止痛药】
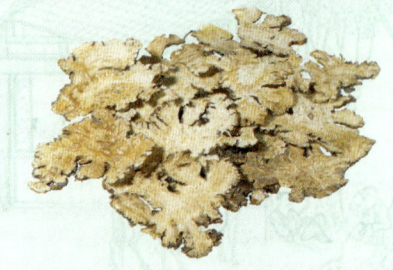
川芎(川芎) 74
延胡索(延胡索) 76
温郁金(郁金) 78

姜黄(姜黄) 80
没药树(没药) 81
卡氏乳香树(乳香) 82

【活血调经药】
密花豆(鸡血藤) 83
丹参(丹参) 84
红花(红花) 86
番红花(西红花) 88
桃(桃仁) 90
益母草(益母草) 92
毛叶地瓜儿苗(泽兰) ... 94
月季(月季花) 96
凌霄(凌霄花) 98
卫矛(鬼箭羽) 100

【活血疗伤药】
苏木(苏木) 102
槲蕨(骨碎补) 104
麒麟竭(血竭) 106

化痰止咳平喘药

【化痰药】
白芥(芥子) 110
桔梗(桔梗) 112
旋覆花(旋覆花) 114
小毛茛(猫爪草) 116
湖北贝母／川贝母
(川贝母) 118
浙贝母(浙贝母) 120
白花前胡(前胡) 122
胖大海(胖大海) 123
青秆竹(竹茹) 124
青皮竹(天竺黄) 126
青秆竹(竹沥) 128
苔虫(海浮石) 129
青蛤／文蛤
(海蛤壳) 130
魁蚶／毛蚶
(瓦楞子) 132
昆布／海带(昆布) 134

【止咳平喘药】
款冬(款冬花) 136
山杏(苦杏仁) 138
对叶百部／直立百部
(百部) 140
紫菀(紫菀) 142
紫苏(紫苏子) 144
桑(桑白皮) 145
枇杷(枇杷叶) 146
银杏(白果) 148
紫金牛(矮地茶) 150
罗汉果(罗汉果) 152

开窍药

林麝(麝香) 156
龙脑香(冰片) 157
白花树(安息香) 158

附录:"本草纲目附方"
用药剂量对照 160

消食药

【概念】

在中医药理论中，凡以消化食积为主要作用，用于治疗饮食积滞的药物，称为消食药，又称消导药或助消化药。

【功效】

消食药多性味甘平，归脾、胃二经，行积导滞，具消食化积，健脾开胃，增进食欲，和中功效。

【药理作用】

中医科学研究表明，消食药主要具有兴奋胃肠蠕动、促进消化，排除肠道积气的作用。

【适用范围】

消食药主要用治饮食不消，宿食停留所导致的脘腹胀闷，嗳腐吞酸，不思饮食，大便失常，恶心呕吐，以及脾胃虚弱，消化不良等症。对十二指肠炎、十二指肠溃疡、胃炎、消化不良，及其他胃功能疾患、嗳气、肠胃气胀及胀痛等有一定的治疗作用。部分药物用来医治腹股沟疝气、前列腺炎疾患、泌乳不良等，也可取得良好的治疗效果。莱菔子、山楂、谷芽、隔山消、麦芽、鸡矢藤、鸡内金、阿魏等为中医药方常用的消食药。

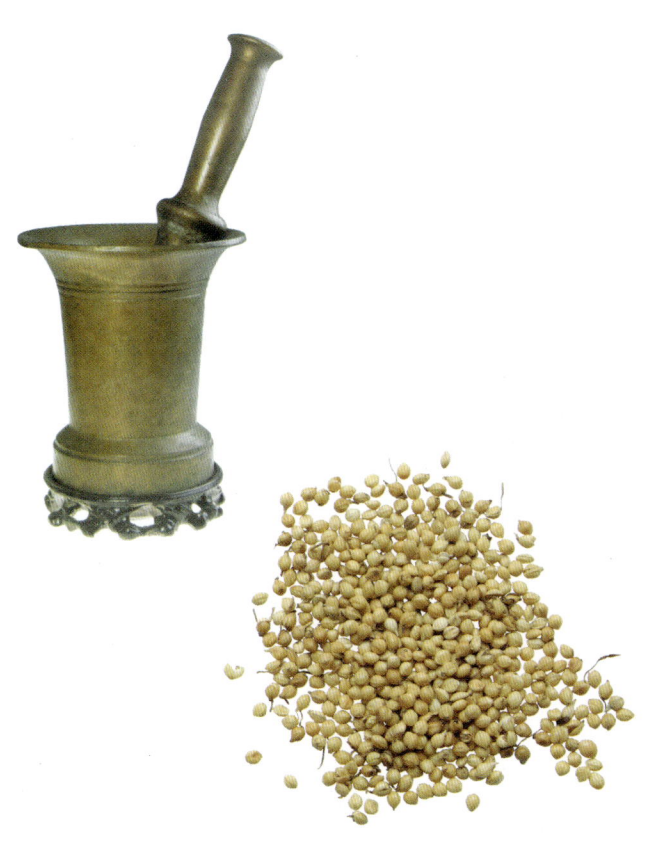

山里红

拉丁学名：Crataegus pinnatifida Bge.var.major N.E.Br.

科属 蔷薇科植物山楂或山里红，其干燥成熟果实入药。山楂属植物全世界约有990种，分布于北半球。中国约有16种。入药用约有8种。

地理分布 1.山里红 华北及山东、河南、安徽、江苏等地均有栽培。主产于山东、河南、河北等地。

2.山楂 溪边、山谷、林缘及灌木丛中多有生长，东北及内蒙古、河北、山西、河南、山东、江苏、陕西、浙江等地也有分布。平原村庄附近也有栽培。

采收加工 秋季果实成熟时采收，切成薄片，干燥。

用法用量 煎服，9~12克。

药理作用 增强心肌收缩力；促进消化；降脂；降压；镇痛，镇静；抗氧化；利尿；抗菌；提高机体免疫力；抗肿瘤等。

性味归经 酸、甘，微温。归脾、胃、肝经。

功能主治 消食健胃，行气散淤。用于胃脘胀满，肉食积滞，淤血经闭，泻痢腹痛，心腹刺痛，产后淤阻，高脂血症，疝气疼痛。

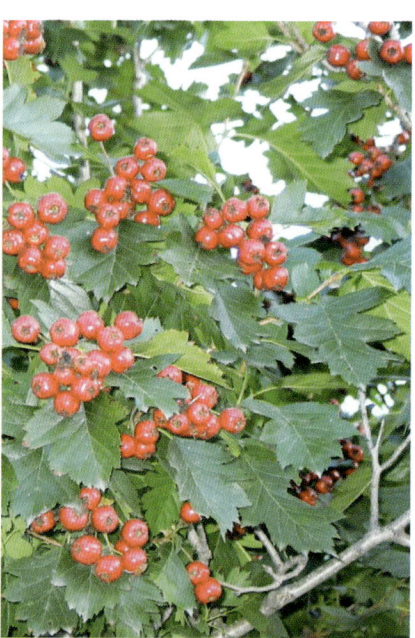

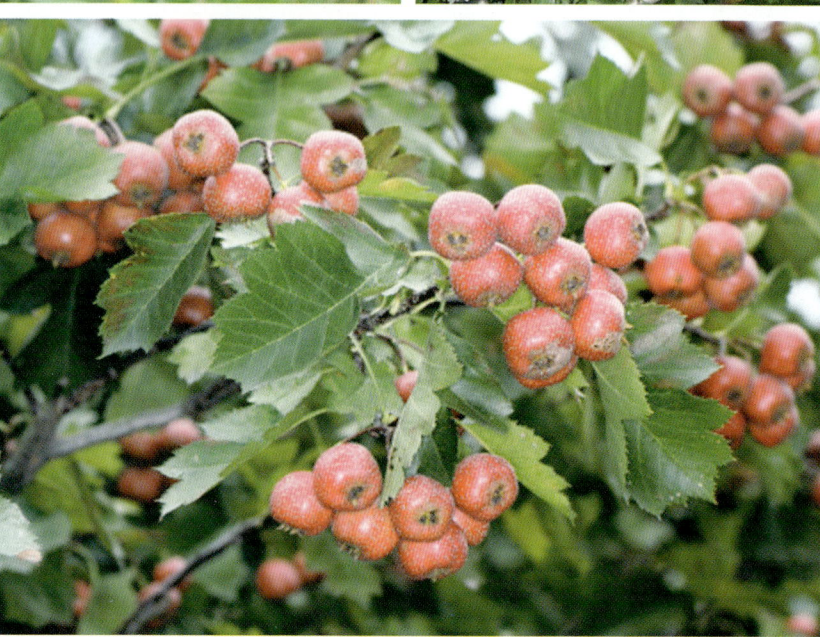

山楂

别名／鼠查·赤枣子·山里红果·映山红果·棠梨子·酸梅子·山梨

◎《本草纲目》及文献记载山楂：

主治煮汁服，止水痢。沐头洗身，治疮痒。煮汁洗漆疮，多瘥。治腰痛有效。消食积，补脾，治小儿肠疝气，发小儿疮疹。煎汁入沙糖服之，立效。化饮食，消肉积癥瘕，痰饮，痞满，吞酸，滞血痛胀。化血块气块，活血。产后儿枕痛，恶露不尽，煎汁入沙糖服之，立效。化饮食，消肉积癥瘕，治妇人

本草纲目附方

食肉不消
山楂肉四两,用水煮熟吃,并饮汁。《简便方》

老人腰痛及腿痛
山楂、鹿茸(炙)等分,研为末,调入蜂蜜制成梧桐子大的丸。每次服一百丸,一天两次。

痘疹不快
1. 将干山楂研为末,开水送服,疹即出。
2. 把五颗猴楂,用酒煎煮,入水温服,痘疹即出。《危氏得效方》

偏坠疝气
山楂肉、茴香(炒)各一两,共研为末,制成梧桐子大的丸。每服一百丸,空腹以白开水送下。《卫生简易方》

肠风下血
在用寒性药物、热性药物及治脾弱的药物均不见效时,可只取干的山里果(俗称酸枣,又名鼻涕团)研成细末,用艾汤冲服。药到病除。《是斋百一选方》

难产
把四十九粒山楂核,以白草霜做药衣,用酒送下。《海上方》

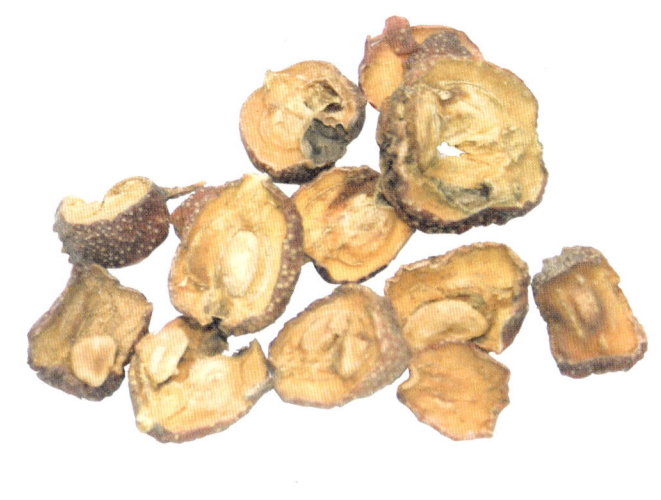

国医传世药方

保和开胃丸
方选源流:《丹溪心法》消导方。
中药组成:山楂180克、茯苓90克、半夏90克、神曲60克、陈皮30克、莱菔子30克、连翘30克。
炮制方法:上药为末,水泛为丸,每服6~9克,温开水或麦芽汤送下。亦可改作汤剂水煎服,用量按原方比例酌减。
功能主治:开胃消食。适用于食欲不振,消化不良,胸脘胀满,泻痢腹痛,少食厌食,恶心呕吐,舌苔厚腻,脉滑。

四季药膳养生

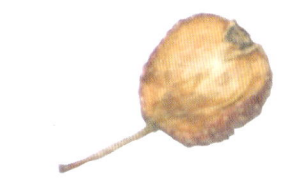

山楂核桃茶
山楂50克,白砂糖150克,胡桃仁150克。将胡桃仁洗净,加适量清水,用石磨磨成浆,装瓶加适量清水;山楂洗净放入锅加适量清水,用中火煎熬3次,每次15分钟,过滤去渣取浓汁约1000毫升;把锅洗净后放于火上,倒入山楂汁,加入冰糖待溶化后,入核桃浆,搅拌均匀,烧到微沸出锅服用。每天150毫升,分为2次,代茶饮。▶功效益肾补虚。适用于气喘,肺虚咳嗽,腰痛,肾虚阳痿,便干食积纳差,血滞经少,腹痛等症;也可作为冠心病、高血压、老年便秘之膳食。

山楂神糕
生山楂1000克,神曲20克,莱菔子30克,白糖、琼脂各适量。将3味水煎,待山楂烂熟后碾碎,再煮15分钟,用洁纱布滤出汁液。把琼脂和白糖加入汁液中煎煮,待黏稠后置凉,凝结成山楂糕状,切块分顿食用。▶功效消食化积导滞。适用于食滞肠胃而致的儿童厌食症。

大麦   拉丁学名：Hordeum vulgare L.

科属　禾本科植物大麦，其成熟果实经发芽干燥后而成。

地理分布　全国各地均有栽培。

采收加工　将麦粒用水浸泡后，保持湿度适宜，待幼芽长到约0.5厘米的时候，晒干或低温干燥。

用法用量　煎服，9～15克；回乳炒用60克。

药理作用　降血糖；促进消化；大剂量抑乳，小剂量催乳等。

性味归经　甘，平。归脾、胃经。

功能主治　健脾开胃，行气消食，退乳消胀。用于食积不消，脾虚食少，脘腹胀痛，乳汁郁积，乳房胀痛，妇女断乳。

生麦芽健脾和胃，疏肝行气。用于脾虚食少，乳汁郁积。

炒麦芽行气消食回乳。用于妇女断乳，食积不消。

焦麦芽消食化滞。用于食积不消，脘腹胀痛。

麦芽

别名／大麦・麦・大麦毛・大麦芽

◎《本草纲目》及文献记载麦芽：

主治消食和中。破冷气，去心腹胀满。开胃，止霍乱，除烦闷，消痰饮，破癥结，能催生落胎。补脾胃虚，宽肠下气，腹鸣者用之。消化一切米、面、诸果食积。

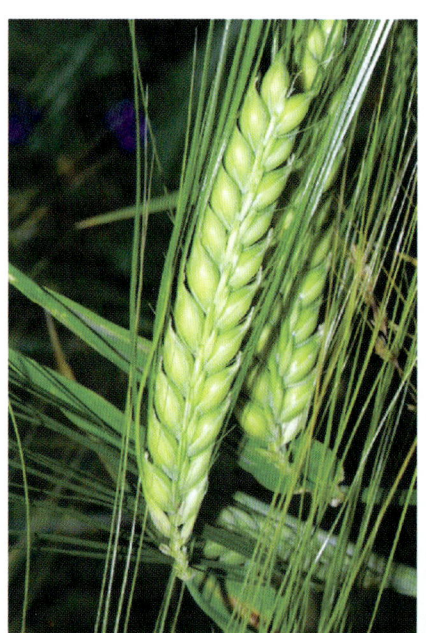
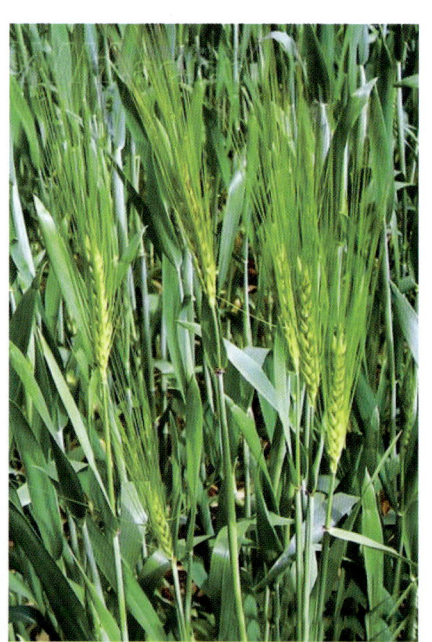
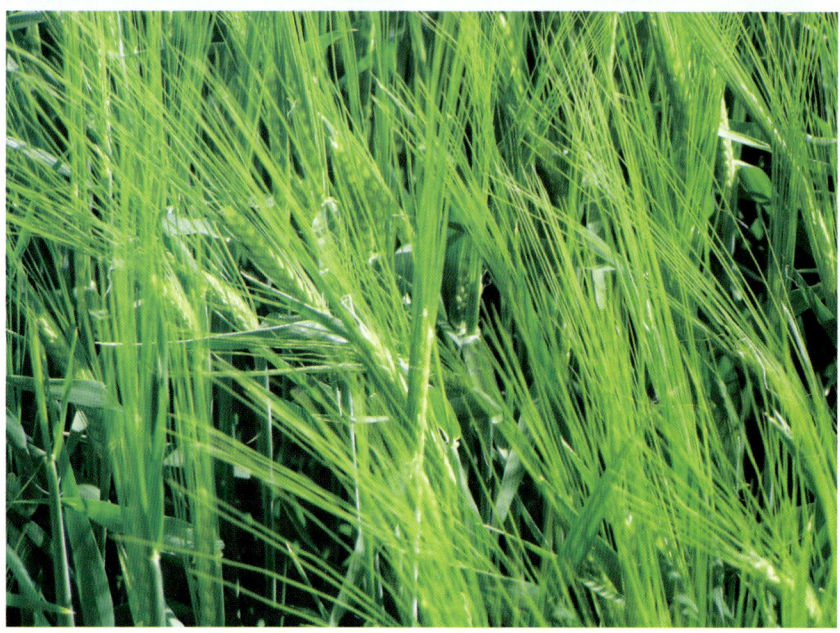

本草纲目附方

快膈进食
麦芽四两，神曲二两，白术、橘皮各一两，为末，蒸饼做成梧桐子大的丸。每次三五十丸，人参汤送下。

谷劳嗜卧（饱食便卧，得谷劳病，令人四肢烦重，欲卧）
大麦芽一升，椒一两（并炒），干姜三两，捣末。每次服一方寸匕，白开水下，日服三次。《肘后百一方》

产后腹胀（不通，转气急，坐卧不安）
麦芽一合，研为末，用酒调后服，良久后通转，神奇灵验。（李绛《兵部手集方》）

产后回乳
大麦芽二两，炒为末。每次服五钱，白开水送下。《丹溪纂要方》

产后秘塞（五至七天不通）
此病不要乱服药丸。应该用大麦芽炒黄制为末，每次服三钱，用沸开水调后服下，与粥间隔服用。《妇人良方》

腹中虚冷，食物全不消化，瘦弱疲乏，因此生百病
用大麦芽五升，小麦面半斤，豉五合，杏仁二升，都熬到又黄又香的程度，捣烂过筛糊成弹子大的丸，每次服一丸，用白开水送下。《肘后百一方》

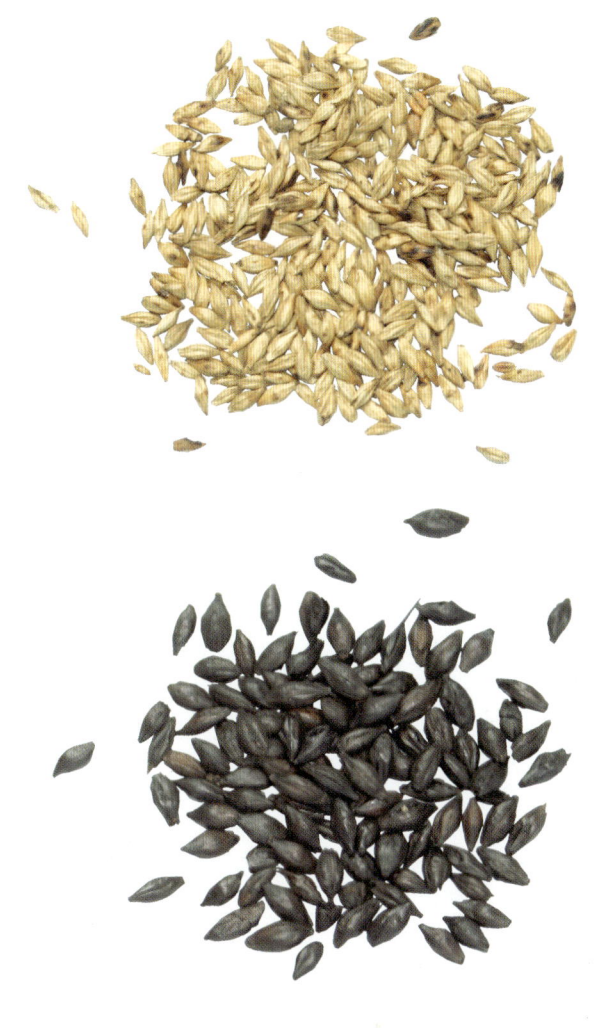

国医传世药方

婴童消食丸
方选源流：《婴童百问》消导方。
中药组成：炒麦芽15克、陈皮15克、砂仁15克、莪术15克、神曲15克、三棱15克、香附30克、乌梅30克、丁香3克、槟榔30克、炒枳壳30克。
炮制方法：上药研细末，面糊为丸，绿豆大，每服3克，紫苏煎汤送下。
功能主治：理气消食。适用于小儿消化不良。

四季药膳养生

麦芽赤豆粥
　　大麦芽60克，赤小豆40克。煮粥。每天2次服食。▶功能食积不消，脘腹胀痛。适用于脾肾两虚所导致的小儿水肿。

麦芽山楂饮
　　炒麦芽10克，炒山楂片6克。水煎取汁，调入红糖。▶功能和胃止呕，消食化滞。适用于呕吐酸腐，饮食停滞，脘腹胀满拒按等症。

麦芽消食粉
　　麦芽、鸡内金各30克，分别炒黄，研粉，混匀。1岁左右每服3克，白糖调味1克，开水送服，每天3次。3～5岁者酌增量。▶功能消食健脾。适用于小儿消化不良，脘腹胀满，食积不化，泄泻等症。

粟　　拉丁学名：Setaria italica (L.) Beauv.

科属　禾本科植物粟，其成熟果实经发芽干燥而成。

地理分布　全国各地普遍栽培。

采收加工　将粟粒用水浸泡后，保持适宜的湿度，待幼芽长到约5毫米时，低温晒干。

用法用量　煎服，9~15克。

药理作用　抗过敏，促进消化等。

性味归经　甘，平。归脾、胃经。

功能主治　健脾开胃，消食和中。用于食积不消，脾胃虚弱，腹胀口臭，食少不饥。炒谷芽偏于消食，用于食少不饥。焦谷芽善于化积滞，用于积滞不消。

谷芽

别名／蘖米·谷蘖·稻蘖·稻芽

◎《本草纲目》及文献记载谷芽：主治快脾开胃，下气和中，消食化积。

本草纲目附方

启脾进食

谷神丸：谷蘖四两，研末，加入姜汁、盐少许，和作饼，焙干，再加入炙甘草、砂仁、用麸炒过的白术各一两，为末。白开水冲服，或做成丸服。《澹寮方》

▲ 李时珍说：

"《名医别录》只说是蘖米，不说是粟作的。苏恭说凡是谷都可以生蘖，这是对的。有粟、黍、谷、麦、豆等各种蘖，都是用水泡胀，等生出芽再晒干去掉须，取其中的米炒后研末用，它们的功用都是主消导疏通。"

▲ 李时珍说：

"麦蘖、谷芽、粟蘖，都能消化疏导米、面及各种果子所导致的食积。曾见到造饴糖的也用它，由此可以类推了，一旦有食积的，它能消化，但没有食积而长久服用，就会消人元气，如果久服，必须同白术等药兼用，就没有害了。"

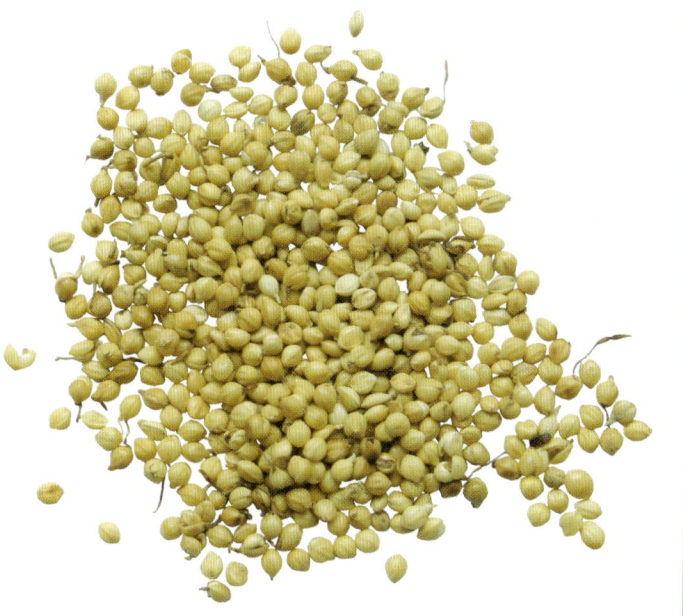

国医传世药方

清热代茶饮

方选源流：《慈禧光绪医方选议》消导方。
中药组成：炒谷芽15克、桑叶10克、竹茹7.5克、焦山楂15克、鲜芦根2枝、橘红4克。
炮制方法：水煎，代茶饮。
功能主治：补脾胃，清利头目。适用于食欲不振，头胀而眩，全身倦怠等症。

四季药膳养生

谷芽蒸露茶

谷芽。蒸露。多次饮用。▶功能健脾开胃，消食和中。适用于病后脾土不健。

谷芽姜汁饼

谷芽120克，姜汁6克，少量食盐。谷芽研磨为细末，加入姜汁、食盐，和匀制饼。每服5克，每天3次。▶功能宽中止呕，醒脾开胃。适用于消化不良，脘闷腹胀，食欲不振，呕恶等症。

鸡矢藤　　拉丁学名：Paederia scandens (Lour.) Merr.

科属　茜草科多年生草质藤本植物鸡矢藤或者毛鸡矢藤，其干燥地上部分入药。鸡矢藤属植物全世界约有25种，分布于亚洲热带地区。中国约有10种。入药用约有4种。

地理分布　1.鸡矢藤　溪边、河边、路边及灌木林中多有生长，常攀援在其他植物或岩石上，华北、长江流域及其以南各地多有分布。

2.毛鸡矢藤　主产于广东、江西、香港、广西、海南、云南等省区。

采收加工　9～10月采收，每年都可割取地上部分，晒或晾干。

用法用量　煎服，15～60克；外用适量，捣敷或煎水洗。

药理作用　抗惊厥，镇静，镇痛；抑制肠平滑肌收缩；抗菌等。

性味归经　甘、苦，微寒。归脾、胃、肝、肺经。

功能主治　化痰止咳，消食健胃，止痛，清热解毒。用于食积腹痛，小儿疳积，腹泻，热毒泻痢，痰热咳嗽，痈疮疖肿，咽喉肿痛，各种疼痛，烫火伤，神经性皮炎，湿疹，皮肤瘙痒。

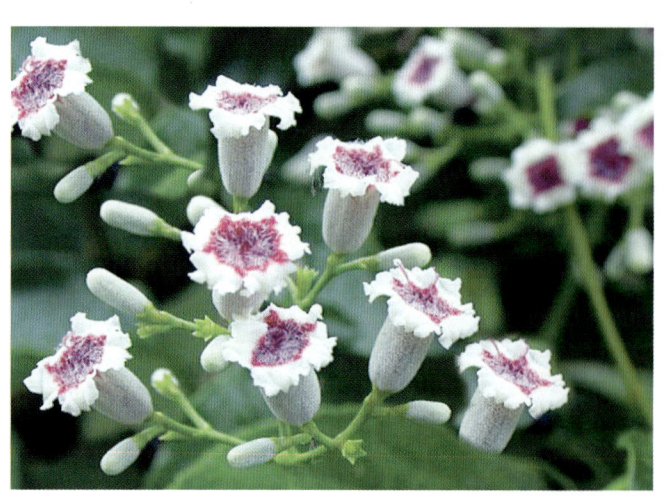

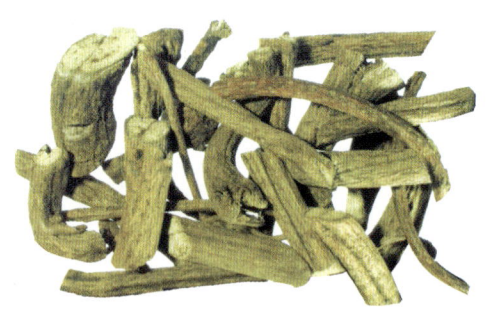

【鸡矢藤】

别名／鸡屎藤·臭藤根·毛葫芦·五香藤·白毛藤·鸡脚藤·解暑藤·雀儿藤

◎《岭南草药志》及文献记载鸡矢藤：

主治预防暑毒，消肠胃积滞，化五淋；固阴气耗散。用于痢疾，黄疸，肺痨咯血，咳嗽，百日咳，胃痛，大便下血，疝气偏坠，风寒湿痹，烫火伤，毒蛇咬伤。

国医传世药方

鸡矢藤消食方

方选源流：《奇方本草》消食方。

中药组成：鸡矢藤适量。

炮制方法：制成糖浆，用于轻症和无呕吐者。每次服50毫升，每天3次。

功能主治：解痉止痛，消食健胃。适用于胆道蛔虫病。

四季药膳养生

鸡屎藤根煲猪小肚

鸡屎藤根15克，猪小肚150克。猪肚切成小块，加水煲汤，放入食盐调味。饮汤食肚。▶功效健脾除湿，消食健胃。适用于食积腹胀，小儿疳积，食欲不振，消化不良等症。

鸡屎藤米糊

鲜鸡屎藤叶60克，大米30克。大米用清水泡软，一起放入陶盆内捣烂，加水、红糖煮成糊状服食。▶功效祛风解毒，解暑除湿，消食健胃。适用于肠炎，小儿食滞，眼结膜炎，暑疖，痱子过多等症。

家鸡　　拉丁学名：Gallus gallus domesticus Brisson

科属　雉科动物家鸡，其干燥沙囊内壁入药。
地理分布　全国各地均有饲养。
采收加工　全年采收杀鸡后，立即取出沙囊，剖开，趁热剥下内膜，洗净，干燥。
用法用量　煎服，3～9克；研末服，每次1.5～3克。
药理作用　加速放射性锶的排泄；促进消化等。
性味归经　甘、平。归肺、胃、小肠、膀胱经。
功能主治　涩精止遗，健胃消食。对食积不消，呕吐泻痢，遗精，小儿疳积，遗尿均有功效。

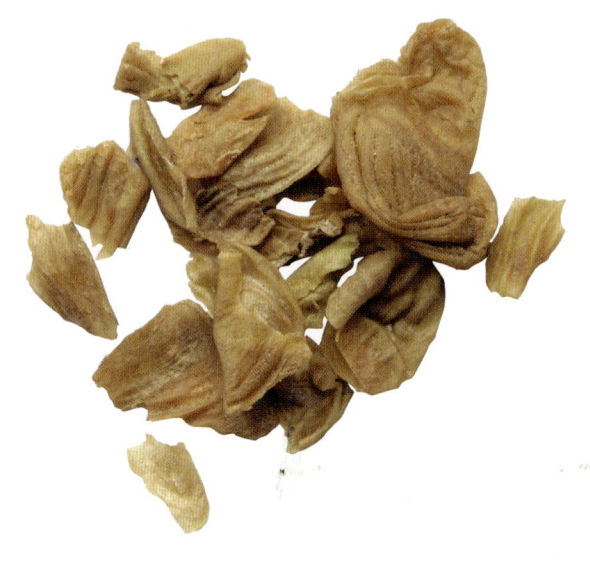

鸡内金

别名／鸡黄皮·鸡食皮·鸡合子·鸡中金·化石胆·化骨胆

◎《本草纲目》记载鸡内金：

　　主治小便频遗，除热止烦。止泄精并尿血，崩中带下，肠风泻血。治小儿食疟，疗大人淋漓、反胃，消酒积，主喉闭、乳蛾、一切口疮、牙疳、诸疮。

本草纲目附方

消导酒积
鸡内金、干葛等分，研末，用面糊成梧子大的丸，每次服五十丸，酒送服。《袖珍方》

鹅口白疮
烧鸡肫黄皮为末，乳服半钱。《子母秘录》

膈消饮水
鸡内金洗净晒干、栝楼根（炒）各五两，研末，糊成梧桐子大的丸。每服三十丸，温水下，一日三次。《圣济总录》

一切口疮
鸡内金烧灰敷疮，立效。《活幼新书》

国医传世药方

消积汤
方选源流：《奇方本草》消积方
中药组成：鸡内金5克，金钱草30克，茵陈20克，柴胡15克，郁金12克，大黄、姜黄各10克。
炮制方法：水煎服，每天1剂。
湿热加红藤30克，龙胆草5克，玄明粉10克；血瘀加桃仁、红花、三棱、莪术各10克；气滞加川楝子、枳壳、青皮、元胡、陈皮各10克；脾虚减少大黄的用量，加党参、苍术、黄芪、白术各10克，官桂5克。
功能主治：健脾开胃，消食化积。适用于胆石症。

四季药膳养生

鸡内金散
　　鸡内金18克。焙干研磨粉末，每次3克，温开水送服。▶功能止遗尿，消食积。适用于脘腹胀满，食积不化，及小便频数，小儿疳积，遗尿等症。

耳叶牛皮消

拉丁学名：Cynanchum auriculatum Role ex Wight

科属 萝藦科植物耳叶牛皮消，其块根入药。

地理分布 海拔3500米以下的山坡岩石缝中、路旁及灌木丛中、河流、墙边及水沟边潮湿地多有生长，华东、中南及陕西、河北、台湾、甘肃、四川、云南、贵州等地多有分布，山东、江苏也有栽培。

采收加工 早春幼苗未萌发前或11月地上部分枯萎时采收均可。挖出，洗净泥土，除去须根和残茎，晒干，或者趁鲜切片后晒干。

用法用量 煎服，5～10克；研末服，1～3克。

药理作用 降血脂；增强机体免疫力；抗肿瘤；抗氧化等。

性味归经 甘、苦，平。归脾、胃、肝经。

功能主治 理气止痛，消食健胃，催乳。用于脘腹胀满，食积纳呆，乳汁不下或不畅，肠鸣腹泻。

隔山消

别名／白首乌·隔山撬·白木香·野番薯·一肿三消·和平参·山花旗·张果老

◎《本草纲目》及文献记载隔山消：主治腹胀积滞。

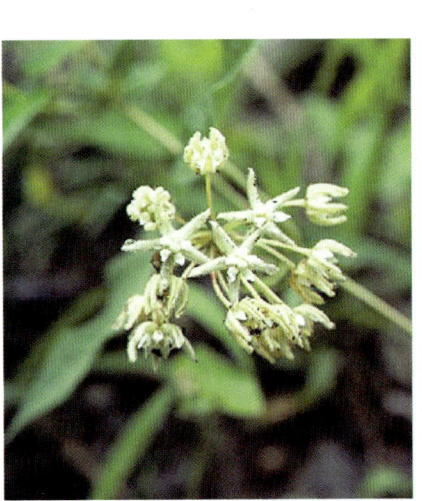
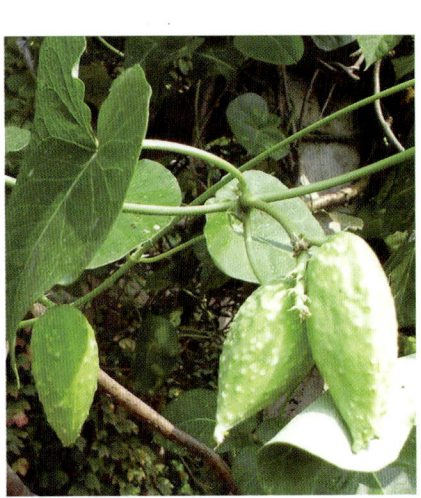
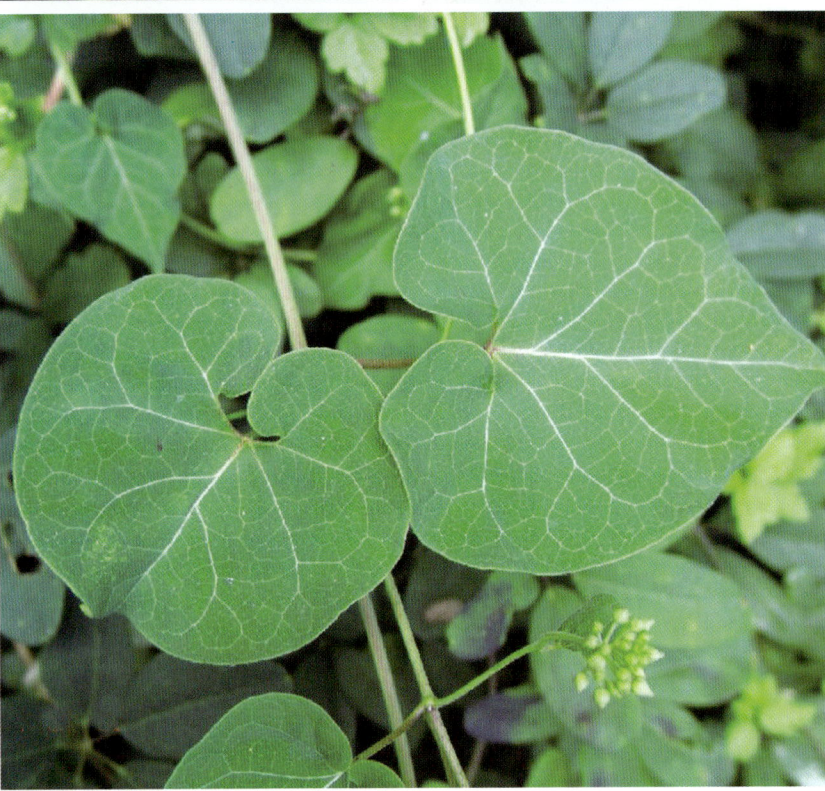

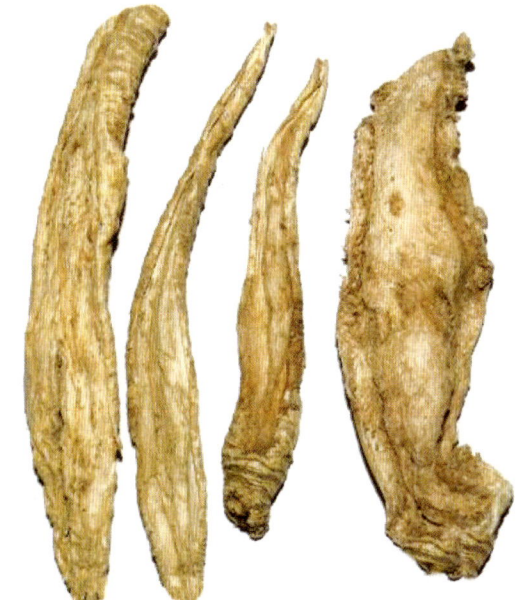

国医传世药方

理气消食方

方选源流：《奇方本草》消食方。

中药组成：隔山消、陈皮、土茯苓、厚朴各40克，神曲、山楂各90克。

炮制方法：研磨为末。每次冲服10克，每天3次。

功能主治：理气止呕，消食健胃。适用于呕吐。

理气通络方

方选源流：《奇方本草》消食方。

中药组成：隔山消、桑根、冬瓜子各12克，鸡矢藤30克。

炮制方法：将药物研为细末，调拌蜂蜜冲服，每天3次，每次5克。

功能主治：理气止痛，消食健胃。适用于肺脾气虚，肾阳虚弱，阴寒内生；排便困难，腹中冷痛等。

四季药膳养生

隔山消白糖饮

隔山消28克，白糖8克。隔山消加水煎煮后，加入白糖，取汁代茶用。每天5次。▶功能健脾消积，理气止痛。适用于小儿食积痞块。

隔山消炖猪肉

隔山消30克，鸡矢藤15克，猪肉适量。加水炖熟。▶功能理气止痛，消食健胃。适用于慢性胃病。适宜常服。

小儿厌食症药膳

隔山消、苦荞头、鸡矢藤各100克，烘干后研成细末；焦山楂、建曲各20克，麦芽、谷芽各30克，莱菔子15克，共研成细末；山药粉50克，面粉500克，与上两种药末混匀，加水揉和，加酵母粉适量发酵，发好后揉入白糖100克，上笼大火蒸熟；出笼切成块状，每块重约20克。饭前吃2块，可连吃1周以上。▶功能消食健胃。适用于小儿食伤脾胃，饮食积滞胃肠，腹胀腹痛，或恶心呕吐，腹泻烂渣样便，打呃嗝，消化不良症。

新疆阿魏

拉丁学名：Ferula sinkiangensis K.M.Shen

科属 伞形科植物新疆阿魏或阜康阿魏，其树脂入药。

地理分布 1.新疆阿魏 海拔850米左右的荒漠中和带砾石的黏质山坡上多有生长，主产于新疆伊宁。

2.阜康阿魏 海拔约700米的沙漠边缘地区黏质土壤的水沟边多有生长，主产于新疆阜康。

采收加工 春末夏初盛花期至初果期，分多次由茎上部往下斜割，收集渗出的乳状树脂，阴干后使用。

用法用量 1~1.5克，多入丸散和外用膏药。

药理作用 抗过敏；抗生育；抗炎；免疫抑制等。

性味归经 苦、辛，温。归脾、胃经。

功能主治 散痞，消积，杀虫。用于瘀血癥瘕，肉食积滞，虫积腹痛，腹中痞块。

阿魏

别名／熏渠·五彩魏·臭阿魏

◎《本草纲目》及文献记载阿魏：主治消肉积，杀小虫，故能解毒辟邪，治疟、痢、疳、劳、尸注、冷痛诸证。

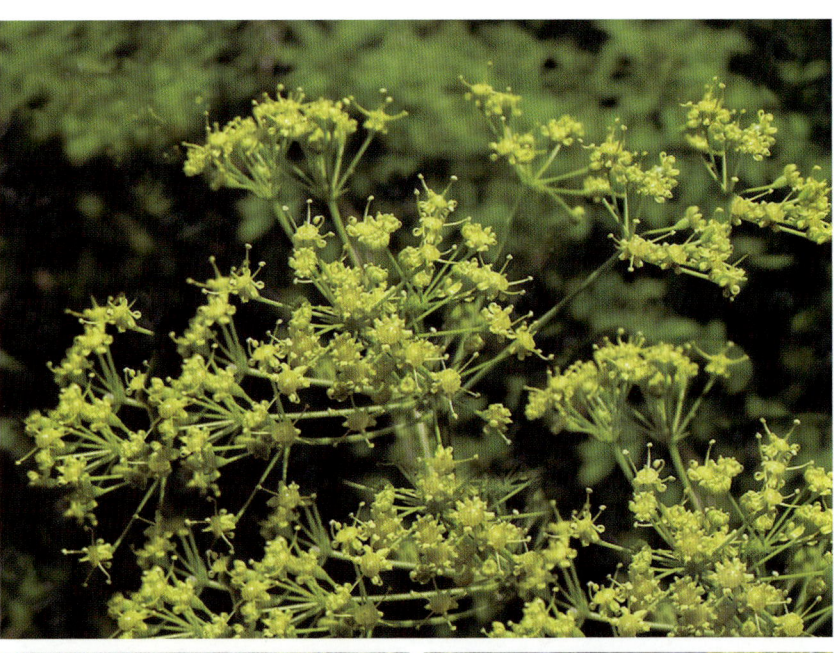

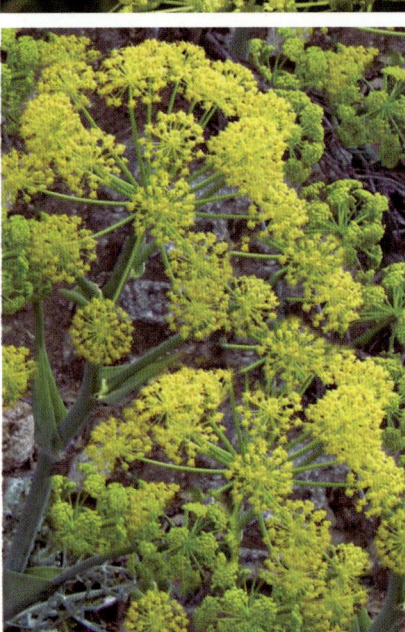
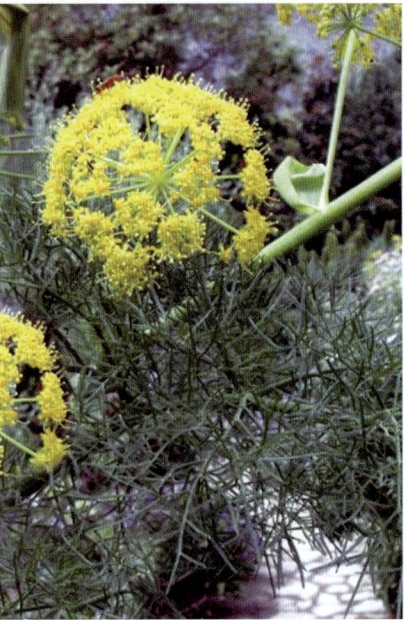

本草纲目附方

脾积结块
鸡蛋五个、阿魏五分、黄蜡一两，同煎化，分十次空腹以水送下。诸物不忌，腹痛无妨。十日后大便下血即愈。《保寿堂经验方》

腹内一般痞块
阿魏五钱、五灵脂（炒令烟尽）五钱，共研为末，调狗胆汁和成丸子，如黍米大。每次服三十丸，空腹以唾液送下。忌羊肉、醋、面。《肤寿精方》

避鬼除邪
取阿魏如枣大研为末，用牛奶或肉汤煎五六沸服用。到了傍晚，用奶服安息香如枣大小。患病时间长的，用药不过十天。忌一切菜。（唐·崔行功《纂要》）

恶疰腹痛，不能忍受的
阿魏末，热酒服一二钱，立止。《永类铃方》

牙齿虫病
阿魏、臭黄等分，研为末，制成糊丸，如绿豆大。每取一丸，以棉包裹纳入齿痛一侧的耳中，有效。《太平圣惠方》

尸疰中恶（接近过死尸，恶气入腹，终身不愈）
用阿魏三两，每次服二钱拌面裹作馄饨十余枚，煮熟吃，一天三次，服至二十一天，则永远根除。忌五辛、油物。《太平圣惠方》

小儿盘肠（内吊，腹痛不止）
用阿魏为末，大蒜半瓣炮熟研烂和，做成麻子大的药丸，每次用艾叶汤送服五丸。《总微论》

痞块有积
阿魏五钱，五灵脂（炒烟尽）五钱，为末，用黄雄狗胆汁和，做丸黍米大。空腹用唾液送下三十丸，忌羊肉、醋、面。《扶寿精方》

疟疾寒热
阿魏、胭脂各一粒豆大，研匀，用蒜膏和，覆（外敷）在虎口上，男左女右。《圣济总录》

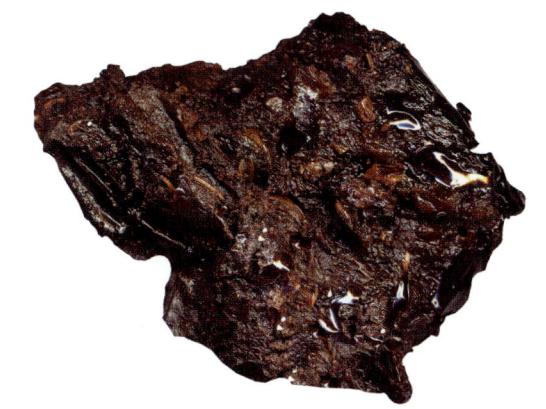

国医传世药方

阿魏消食膏

方选源流：《奇方本草》消食方。

中药组成：阿魏末10克，栀子末、红花末、白面粉各15克，蜂蜜45克，葱白18厘米，麝香1克。

炮制方法：共杵为膏，敷脐，每天换1次。

功能主治：消积杀虫，解表散寒。适用于小儿疳积，营养不良，多汗，睡眠不安，食少腹满，俯卧，手足心热。

四季药膳养生

阿魏小儿消积散

阿魏3克，炒麦芽、炒神曲、炒鸡内金各60克。共研细末，每次服10克，每天3次。以米汤送服效佳。▶功能散痞，消积，杀虫。适用于小儿疳积，头发枯焦，面黄肌瘦，腹大颈细。

温里药

【概念】

在中医药理论中,凡以温里祛寒为主要作用,用于治疗里寒证的药物,称为温里药,又称祛寒药。

【功效】

温里药大多味辛性温热,辛散温通,性热除寒,具有回阳救逆,温里散寒,温经止痛的功效。根据归经不同而有多种药效:归脾胃二经,具有散寒止痛,温脾暖胃的功效;归肾经,功效为温肾助阳,回阳救逆;归肺经,又有止咳平喘,温肺化饮的功效。

【药理作用】

中医科学研究证明,温里药主要具有强心,抗休克,镇静,镇痛,改善微循环,扩张血管,调节胃肠功能,抗炎,免疫调节,促进胆汁分泌的作用。

【适用范围】

温里药主要用于呕吐泄泻、脘腹冷痛、冷汗自出、胸痹疼痛、脉微欲绝、四肢厥逆等里寒证。现代中医称谓的急慢性胃肠炎,胃及十二指肠溃疡,胃下垂,胃扩张,心肌梗死,慢性结肠炎,心律失常,心力衰竭所导致的心源性休克等有一定的治疗作用。肉桂、附子、吴茱萸、干姜、香、小茴香、花椒、高良姜、胡椒、荜茇、荜澄茄为中医药方常用的温里药。

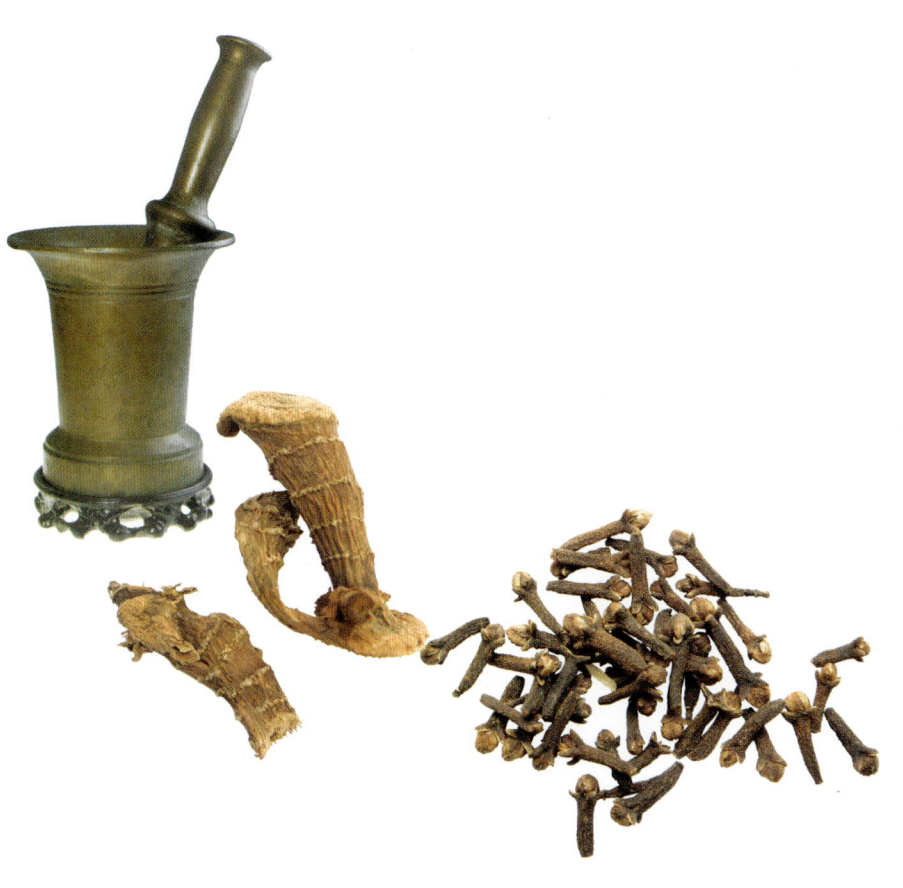

荜茇　　拉丁学名：Piper longum L.

科属　胡椒科植物荜茇，其干燥成熟果穗入药。胡椒属植物全世界约有1900多种，分布于热带地区。中国约有59种。入药用约有20种。

地理分布　海拔约600米的疏林中多有生长。分布于云南东南至西南部，广东、福建和广西有栽培。

采收加工　果穗由绿变黑时采收，除去杂质后，晒干。

用法用量　煎服，1.5~3克。

药理作用　解热，镇痛，镇静；降血脂；松弛肠管平滑肌；抗心肌缺血；耐缺氧；抑菌等。

性味归经　辛，温。归脾、胃、肾、膀胱经。

功能主治　行气止痛，温中散寒。用于脘腹冷痛，寒疝腹痛，胃寒呕逆，小便浑浊，寒湿郁滞。

荜茇

别名／毕勃·荜拨·荜拨梨·阿梨

◎《本草纲目》及文献记载荜茇：

主治温中下气，补腰脚，杀腥气，消食，除胃冷，阴疝痃癖。霍乱冷气，心痛血气。水泻虚痢，呕逆醋心，产后泄痢，与阿魏和合良。得诃子、人参、桂心、干姜，治脏腑虚冷肠鸣泄痢，神效。治头痛，鼻渊，牙痛。

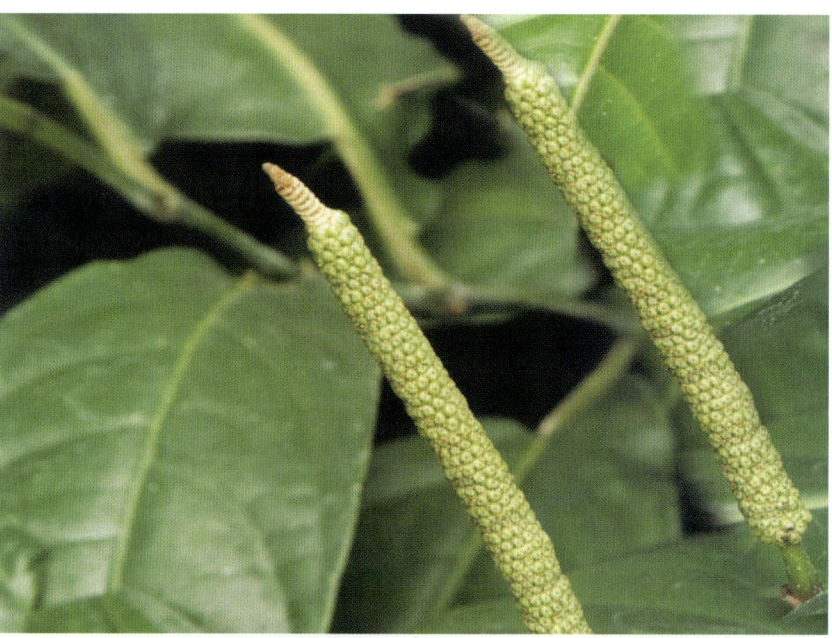

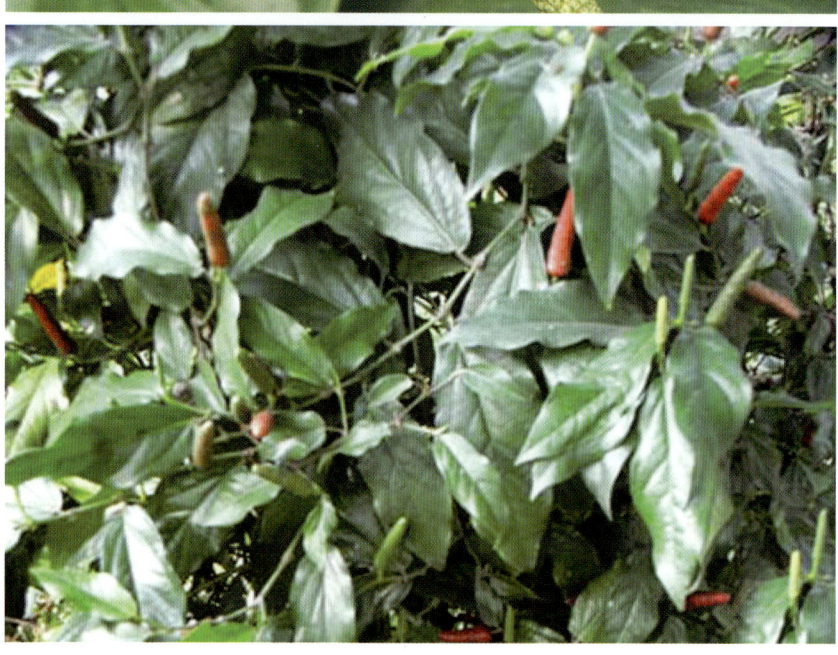

本草纲目附方

冷痰恶心
荜茇一两，研为末，饭前服半钱，用米汤送下。《圣惠方》

暴泄身冷（自汗，欲呕，小便清）
荜茇、肉桂各二钱半，高良姜、干姜各三钱半，研末，糊丸梧子大。每服三十丸，姜汤送下。《和剂局》

胃冷口酸，流清水，心下连脐痛
荜茇半两，厚朴姜汁浸炙一两，为末，入热鲫鱼肉，和丸绿豆大。每次服二十丸，饮米汤送服。《余居士选奇方》

鼻流清涕
荜茇末吹之，有效。《卫生易简方》

偏头风痛
将荜茇制成末，让患者口中含温水，根据头痛的左右部位，在鼻中吸入少许药末，有疗效。《经验后方》

风虫牙痛
用荜茇、胡椒各等份，制成末，化蜡做成麻子大的药丸，每次用一丸塞到龋洞中。《圣济总录》

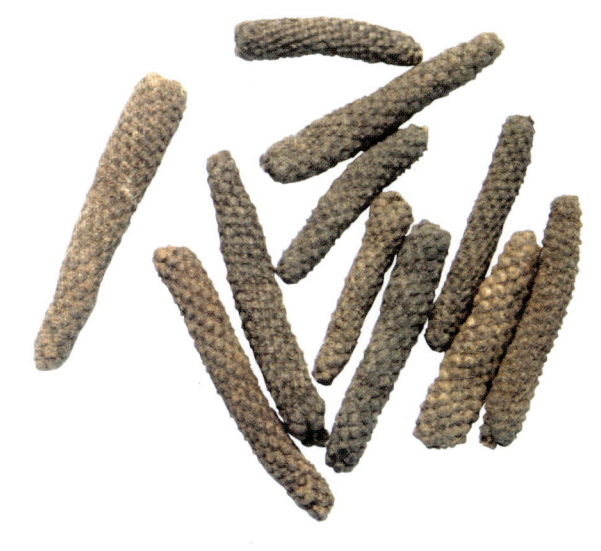

四季药膳养生

荜茇炖羊蹄
荜茇30克，羊蹄4个，羊头1个，干姜30克，胡椒10克，葱白50克，食盐10克，豆豉30克。羊头、羊蹄去毛洗净，放入锅内，适量加水，炖至五成熟时，放入干姜、荜茇、豆豉、葱白、食盐，小火炖至熟烂。食肉饮汤。▶功能行气止痛，温中散寒，温补脾胃。适用于久病体弱，脾胃虚寒，腹胀腹痛等症。

荜茇砂仁烧黄鱼
荜茇15克，陈皮、砂仁、胡椒各10克，鲜黄鱼1条。调料适量。将鱼洗净，药装入鱼腹中，并放入盐、葱、酱油各适量，待素油烧热时放入锅内煎熟，加水适量炖羹食用。▶功能行气开胃，益气补中。适用于食道癌、胃癌的辅助治疗。

荜茇粥
荜茇6克，沙糖3克，糯米50克，胡椒2克。荜茇研细末；沙糖、糯米加水煮粥，取荜茇末、胡椒调入粥中，慢火煮7分钟。早晚餐温热食，5天为1疗程。▶适用于呕吐清水，胃寒冷痛，虚寒冷痢，肠鸣水泻等症。凡是属一切实热证及阴虚有火者忌食。不能长久食。

国医传世药方

荜茇防风解表方

方选源流：《奇方本草》解表方。

中药组成：荜茇、细辛、川花椒各10克，白芷、防风各5克。

炮制方法：上药先煮川花椒、荜茇、白芷、防风5分钟后，再放入细辛，续煎10分钟去渣取汁，待温凉适度时漱口，一般在疼痛的时候漱之为好，切勿服下。1天内可漱口多次。

功能主治：辛温解表，止痛通络，清热解毒。适用于风火牙痛。

肉桂 拉丁学名：Cinnamomum cassia Presl

科属 樟科植物肉桂，其干燥树皮入药。樟属植物全世界约有240种，分布于热带、亚热带、亚洲东部地区及澳大利亚和太平洋诸岛。中国约有45种。入药用约20种。

地理分布 常绿阔叶林中多有生长，但多为栽培。台湾、福建、云南、广东、广西等地的热带及亚热带地区有栽培，其中广西栽培数量最多。

采收加工 多于秋季剥取，阴干。

用法用量 煎服，1～4.5克，不宜久煎。

药理作用 促进唾液与胃液分泌；解除胃肠平滑肌痉挛；抗溃疡；增强心肌收缩力；抗血小板聚集；增加冠脉流量；抗肿瘤；增强免疫功能；抗炎；抗菌等。

性味归经 辛、甘、大热。归肾、脾、心肝经。

功能主治 补火助阳，散寒止痛，引火归元，活血通经。用于阳痿，腰膝冷痛，宫冷，肾虚作喘，阳虚眩晕，心腹冷痛，目赤咽痛，寒疝，虚寒吐泻，经闭，奔豚，痛经。

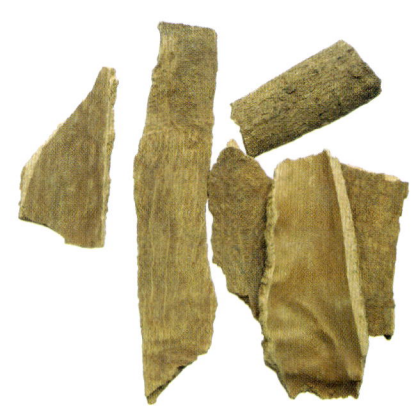

【肉桂】

别名／牡桂·大桂·筒桂·辣桂·玉桂

◎《本草纲目》及文献记载肉桂：

> 主治寒痹，风喑，阴盛失血，泻痢，惊痫。治风僻失音喉痹，阳虚失血，内托痈疽痘疮，能引血化汗化脓，解蛇蝮毒。

本草纲目附方

中风失音
桂着舌下，咽汁。《千金方》

心腹胀痛，气短欲绝
桂二两，水一升二合，煮八合，一次服下。《肘后方》

小儿遗尿
桂末、雄鸡肝等分，捣丸小豆大。温水调下，一日三次。《外台秘要》

国医传世药方

十四味建脾汤

方选源流：《太平惠民和剂局方》温里方。

中药组成：肉桂、当归、白芍药、白术、炙甘草、人参、麦门冬、川芎、炮附子、肉苁蓉、半夏、炙黄芪、茯苓、熟地黄各等分。

炮制方法：上药共研为粗末。每服9克，加生姜3片，大枣1枚，水煎，食前温服。亦可改作汤剂水煎服，各药用量按常规剂量酌定。

功能主治：补气养血，健脾温肾。适用于气血不足，脾肾脾虚，积劳虚损，形体羸瘠，短气嗜睡，发热头痛，咳嗽喘急，恶心呕吐，面色苍白，四肢冰冷，小腹疼痛，夜卧汗多，心悸梦多，夜尿频多，大便滑利。

四季药膳养生

肉桂米粥

肉桂2克，红糖6克，粳米100克。将肉桂煎取浓汁，去渣；用粳米，加水煮成稀粥，调入桂浆，放入红糖，稍煮一沸。每天早晚温热服食，5天为1疗程。▶适用于肾阳不足，四肢发凉，小便频数，脘腹冷痛，大便稀薄，饮食减少，消化不良以及风寒湿痹等症。

姜　　拉丁学名：Zingiber officinale Rose.

科属　姜科植物姜，其干燥根茎入药。姜属植物全世界约有79种，分布于亚洲的热带和亚热带地区。中国约有13种，入药用约有2种。

地理分布　我国东南部、中部到西南部各地广为栽培。

采收加工　冬季采挖，除去须根以及泥沙，晒干后低温干燥。

用法用量　煎服，3~9克。

药理作用　抗炎；镇静，镇痛；抗凝血；促进肾上腺皮质激素合成和释放；抗缺氧；抑制胃液分泌，止呕等。

性味归经　辛，热。归脾、胃、肾、心、肺经。

功能主治　回阳通脉，温中散寒，温肺化饮。用于脘腹冷痛，肢冷脉微，呕吐泄泻，痰饮喘咳。

本草纲目附方

心脾冷痛
用干姜、高良姜等分，炮研末，糊丸梧子大。每食后，橘皮汤下三十丸。《和剂局方》

虚劳不眠
干姜研末，白开水送服三钱，微出汗就好了。《千金方》

赤眼涩痛
白姜末，用水调贴足心，甚妙。《普济方》

虎狼伤人
干姜末敷伤口。《肘后方》

痛疽初起
干姜一两，炒紫研末，醋调敷四周，留下疮头，自愈。《诸症辨疑》

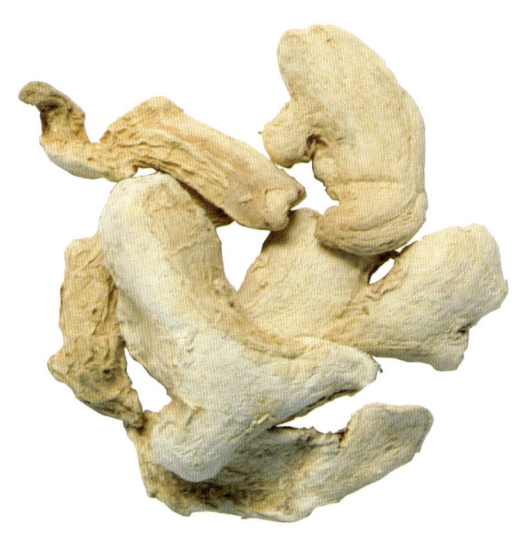

国医传世药方

健脾祛寒丸

方选源流：《伤寒论》温里方。

中药组成：干姜、人参、炙甘草、白术各90克。

炮制方法：上药共研细末，炼蜜为丸。每服6~9克，日服2~3次，开水送下。亦可改为汤剂水煎服，用量按原方比例酌定。

功能主治：温中祛寒，补气健脾。适用于中焦虚寒，腹痛吐泻，畏寒肢冷，不思饮食，霍乱；阳虚失血；小儿慢惊，病后喜唾涎沫，胸痹。

干姜

别名／白姜·均姜

◎《本经》及文献记载干姜：

主治胸满咳逆上气，温中止血，出汗，逐风湿痹，肠澼下痢。主心下寒痞，目睛久赤。

四季药膳养生

干姜清酒

干姜末20克，清酒600毫升。温酒至热，将姜末投酒中。多服，很快能治愈。▶功能温中散寒。适用于治疗老人冷气逆心痛结，肢冷脉微，举动不得等症。

丁香

拉丁学名：Syzygium aromaticum (L.) Merr. et Perry

科属 桃金娘科植物丁香，其干燥花蕾入药。蒲桃属植物全世界约有496种，分布于非洲、大洋洲及亚洲热带地区。中国约有68种，入药用约有11种。

地理分布 我国海南、广东、广西、云南等地有栽培。原产马来群岛及非洲。

采收加工 当花蕾由绿色转为红色时采摘，晒干。

用法用量 煎服，1～3克。

药理作用 抗胃溃疡，促进胃液分泌；促进胆汁分泌；止泻；镇痛；抗凝血；抗缺氧；抗病原体等。

性味归经 辛，温。归脾、胃、肺、肾经。

功能主治 补肾助阳，温中降逆。用于脾胃虚寒，呃逆呕吐，心腹冷，食少吐泻，肾虚阳痿。

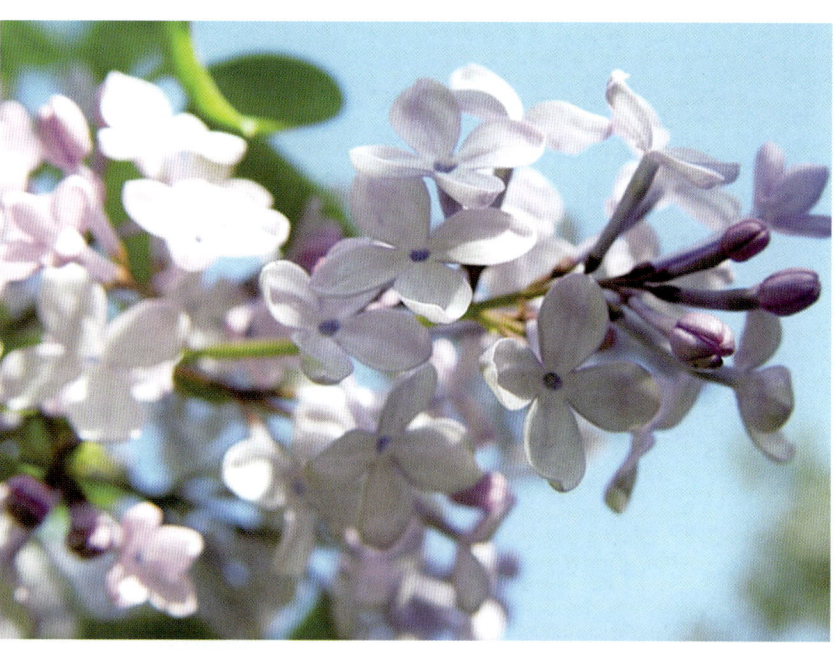

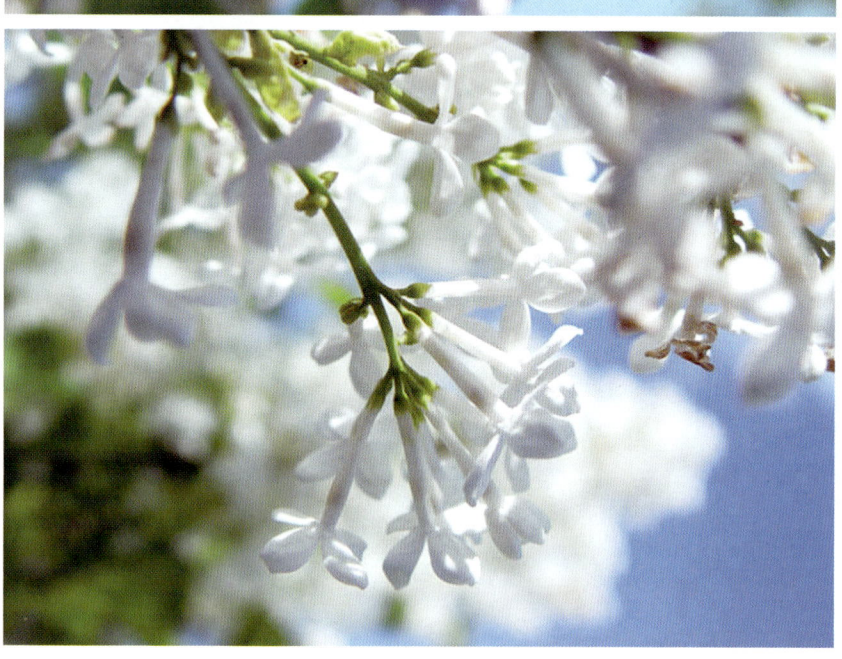

丁香

别名／丁子香・支解香・瘦香娇・宁极・雄丁香・公丁香・如宇香・索瞿香・百里馨

◎《本草纲目》及文献记载丁香：

主治温脾胃，止霍乱拥胀，风毒诸肿。杀虫辟恶去邪，治奶头花，止五色毒痢，疗五痔。治口气冷气，冷劳反胃，鬼疰蛊毒，杀酒毒，消疮癣，疗肾气奔豚气，阴痛腹痛，壮阳，暖腰膝。虚哕，小儿吐泻，痘疮胃虚，灰白不发。

本草纲目附方

反胃吐食
母丁香一两研为粉末，用盐梅加入捣和，做成芡子大的丸。每次噙一丸。《袖珍方》

母丁香、神曲（炒）各等分，研为粉末，用米汤服一钱。《太平圣惠方》

小儿吐泄
丁香、橘红各等分，炼蜜制成黄豆大的丸，米汤服下。《刘氏小儿方》

伤寒呃逆及哕逆不定
用丁香一两，干柿蒂（焙干）一两，研为粉末，每次服一钱，煎人参汤送下。《简要济众方》

唇舌生疮
将丁香研末，用棉包裹含口中。《外台秘要》

婴儿吐乳（小孩百日或一周岁内吐乳，粪呈青色）
乳汁一碗，放入丁香十枚、陈皮（去白）一钱，煎沸多次后，细细送服。《小儿方》

朝食暮吐
丁香十五枚，研为末，加甘蔗汁、姜汁调成丸，如莲子大，含化咽下。《摘玄方》

鼻中息肉
用棉包裹丁香塞鼻内。《太平圣惠方》

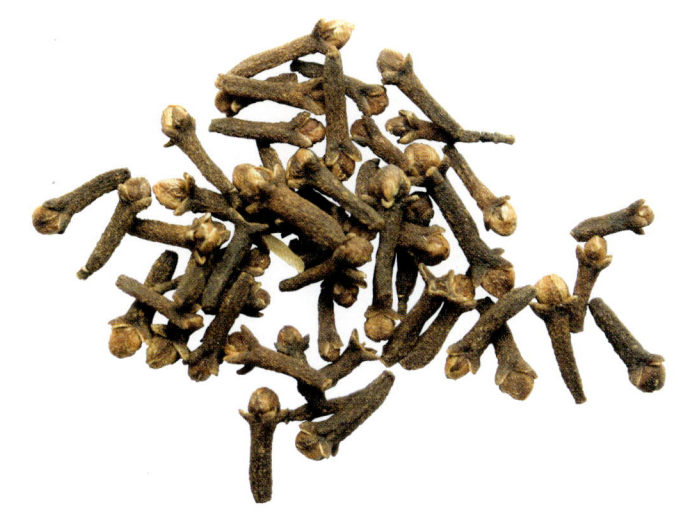

国医传世药方

秘方化滞丸
方选源流：《福幼编》温里方。

中药组成：丁香、青皮、陈皮、木香、黄连、半夏曲各7.5克，三棱、莪术各14.4克、乌梅肉15克，巴豆肉18克。

炮制方法：上药为末，和丸黍米大，每服3克。通利以热汤送下，磨积以陈皮汤服下，止泄则饮冷水。

功能主治：理气化痰，磨积导滞。适用于久坚沉痼，暴积乍留，腹中积聚，胀痛不适，大便不通、泻下不爽，脉沉实。

四季药膳养生

丁香莲子糯米粥
公丁香37粒，糯米250克，煨姜1片，白莲子(去心)37粒。丁香、莲子煮烂后去渣，加入煨姜、糯米煮粥。随量食用。▶功效温中散寒，补肾助阳，温中降逆。适用于呃逆呕吐，心腹冷等症。

丁香山楂煮酒
丁香3粒，山楂8克，黄酒80毫升。黄酒放在瓷杯中，加丁香、山楂，把瓷杯放在有水的蒸锅中加热蒸炖10分钟，趁热饮酒。▶功效温中散寒，补肾助阳。适用于感寒腹痛，腹胀，吐泻等症。

丁香煨梨
丁香15粒，大梨1只。梨洗净去核，入丁香，外用菜叶包裹，在蒸熟食。▶功效温中止呕，益胃。适用于胃气虚弱或胃寒所致的反胃吐食，药物不下等。

茴香 拉丁学名：Foeniculum vulgare Mill.

科属 伞形科植物茴香，其干燥成熟果实入药。茴香属植物全世界约有4种，分布于亚洲西部，欧洲及美洲。中国只有1种，可入药。

地理分布 我国各地均有栽培。原产于地中海地区。

采收加工 秋季果实初熟时采割植株，晒干后，打下果实，除去杂质。

用法用量 煎服，3～6克。

药理作用 抗胃、十二指肠溃疡；促进平滑肌蠕动；促进胆汁分泌；松弛气管平滑肌；性激素样作用等。

性味归经 辛，温。归肝、肾、脾、胃经。

功能主治 散寒止痛，理气和胃。用于痛经，食少吐泻，脘腹胀痛，寒疝腹痛，睾丸偏坠，少腹冷痛，睾丸鞘膜积液。盐小茴香暖肾散寒止痛。对寒疝腹痛，睾丸偏坠，经寒腹痛均有疗效。

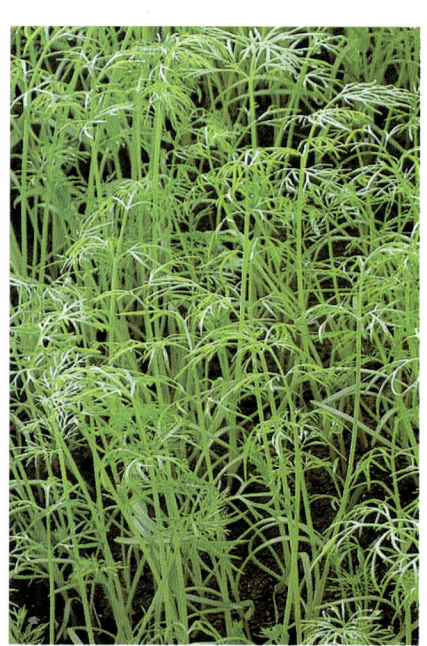
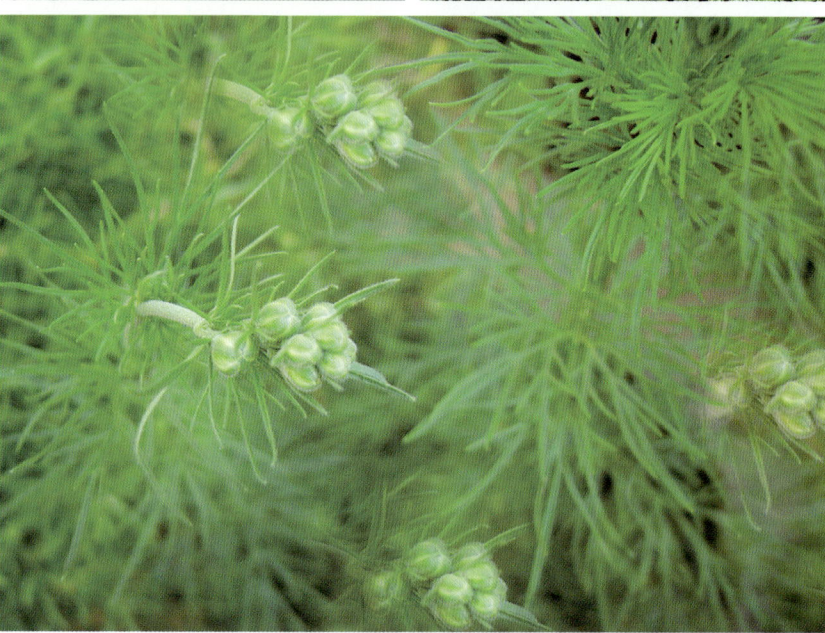

小茴香

别名／茴香・茴香子・野茴香・大茴香・谷茴香・谷香・香子・小香

◎《本草纲目》及文献记载小茴香：

主治小儿气胀，霍乱呕逆，腹冷不下食，两胁痞满。

本草纲目附方

开胃进食
二两茴香、四两生姜，捣烂和匀，放在干净的器皿中，用湿纸盖住放置一夜，第二天放在银器或石器中用文火、武火炒到焦黄时研成细末，用酒调和后糊成梧子大的丸，每次服十到二十五丸，温酒送下。《经验后方》

疝气入肾
把茴香炒热做成两个药包，更换着贴熨。《简便方》

避除口臭
把茴香煮成羹或是生吃都见效。《食医心境》

蛇咬久溃
将小茴香捣成末涂敷患处。《千金方》

肾虚腰痛
将茴香炒过，研细，切开猪肾，掺末入内，裹湿纸中煨熟，空腹以盐酒送下。（戴原礼《要诀》）

胁下刺痛
小茴香一两（炒）、枳壳五钱（麸炒），共研为末。每次服二钱，盐酒调服。《袖珍方》

瘴疟发热，连及背、颈项时
把茴香子捣汁服下。（孙真人方）

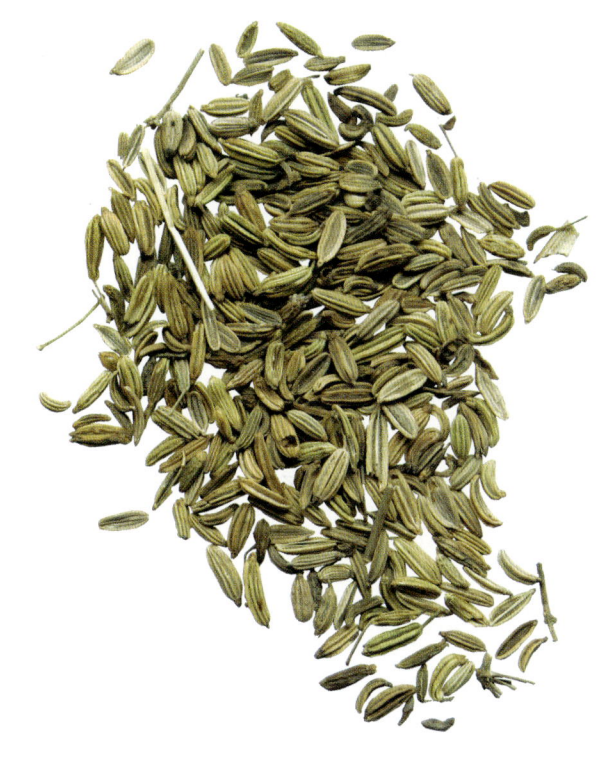

国医传世药方

三层茴香丸

方选源流：《景岳全书》理气方。

中药组成： 茴香30克、川楝子30克、木香30克、沙参30克。

炮制方法： 上药研细末，米糊为小丸如绿豆大，每服20~30克，日服3次，空腹温酒或盐汤送服。亦可作汤剂水煎服，用量按原方比例酌定。

功能主治： 温肾散寒，理气疏肝，消疝止痛。适用于寒疝，脐腹疼痛，睾丸偏大，阴囊肿胀重坠，有碍行步，外肾冷硬如石，苔白，脉沉弦。

四季药膳养生

小茴香红烧蛋

小茴香10克、鸭蛋10个，调料适量。鸭蛋煮熟。冷后剥去壳，加酱油、小茴香烧至入味，调入味精。每服鸭蛋1~3个，每天3次，温热食。▶功能散寒止痛，理气和胃。适用于小儿疝气痛及睾丸、膀胱痛等。

小茴香丸

小茴香、胡椒各15克。共研成细面，酒糊成丸。每次服5克,温酒送下。▶功能散寒理气止痛。适用于疝气胀满、小腹冷痛等。

小茴香黄酒

小茴香(炒黄、为粗末)20克。用黄酒300毫升烧滚冲，停一刻，去渣。酌量饮用。▶功能理气散寒。适用于白浊，俗名"骗白"，又名"下淋"，精道受风寒。

胡椒　　拉丁学名：Piper nigrum L.

科属　胡椒科植物胡椒，其干燥近成熟或成熟果实入药。胡椒属植物全世界约有1900多种，分布于热带地区。中国约有59种。入药用约有20种。

地理分布　我国福建、广东、台湾、广西、海南、云南等地有栽培。原产东南亚，现广植于热带地区。

采收加工　秋末至次年春天果实呈暗绿色时采收，晒干，为黑胡椒；果实变红时采收，用水浸泡多天，擦去果肉，晒干，为白胡椒。

用法用量　煎服，0.6~1.5克，研粉吞服。外用适量。

药理作用　促进胆汁分泌，抑制中枢神经，抗炎等。

性味归经　辛，热。归胃、大肠经。

功能主治　下气，温中散寒，消痰。用于胃寒呕吐，腹痛泄泻，癫痫痰多，食欲不振。

胡椒

别名／昧履支·浮椒·玉椒

◎《本草纲目》及文献记载胡椒：

主治下气温中去痰，除脏腑中风冷。去胃口虚冷气，宿食不消，霍乱气逆，心腹卒痛，冷气上冲。调五脏，壮肾气，治冷痢，杀一切鱼、肉、鳖、蕈毒。去胃寒吐水，大肠寒滑。暖肠胃，除寒湿，反胃虚胀，冷积阴毒，牙齿浮热作痛。

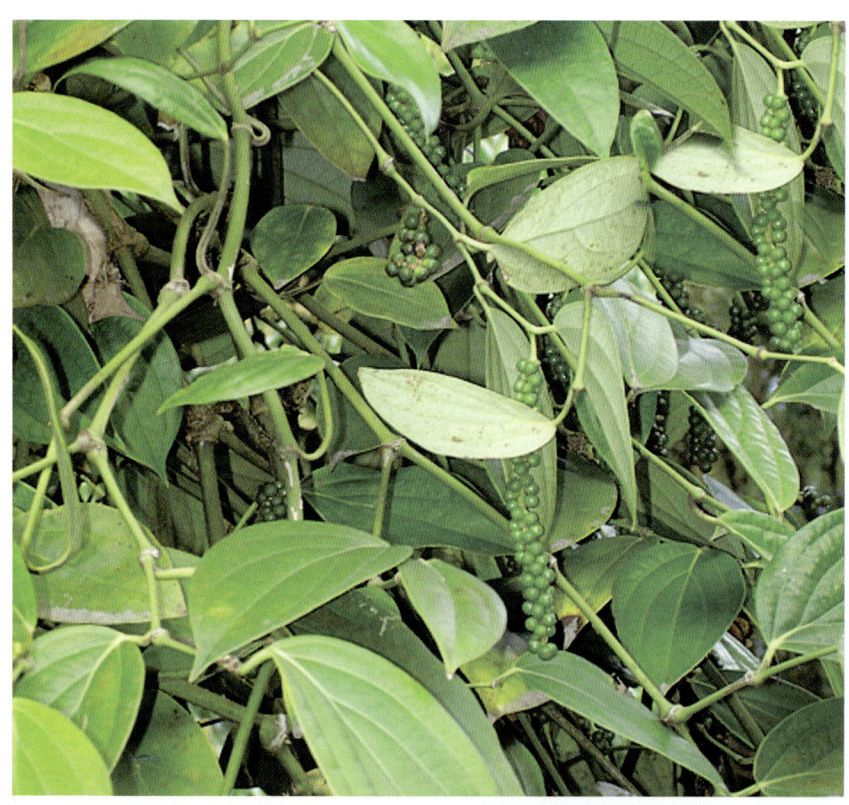

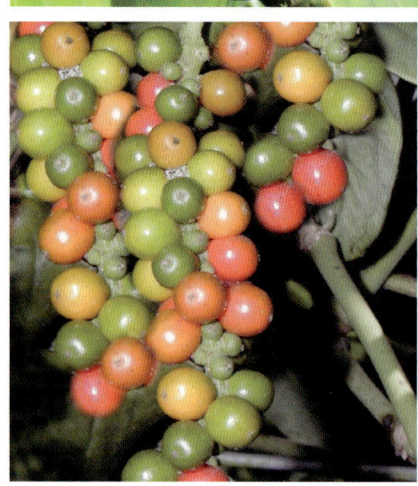
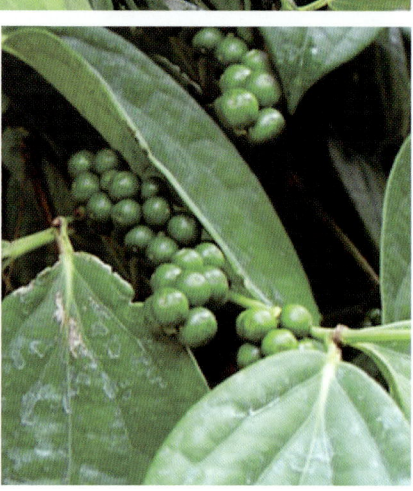

本草纲目附方

心腹冷痛
胡椒二十粒，清酒送服。有人说根据年龄大小，一岁加一粒。《食疗本草》

心下大痛者
取胡椒四十九粒、乳香一钱，研匀，男用生姜汤，女用当归酒送下。《寿域方》

反胃吐食
1.将胡椒在醋中泡过，取出晒干，反复七次，研为末，加酒调成丸，如梧子大。每次服三四十丸，醋汤送下。（戴原礼）
2.胡椒七钱半、煨姜一两，水煎，分两次服。《太平圣惠方》

伤寒咳逆，日夜不止
因为寒气攻入胃中。胡椒三十粒(打碎)、麝香半钱，加酒一杯，煎取半杯，热服。《太平圣惠方》

小儿虚胀
塌气丸：把胡椒一两、蝎尾半两，研成细末，用面糊成粟米大的药丸。每次服用三十五丸，用陈米汤服下。一方加入半两莱菔子。《钱乙小儿方》

房劳阴毒
把胡椒七粒，葱心二寸半、麝香一分捣烂，用黄蜡把它们溶和，做成条子插入阴道内，过一会儿出了汗病便痊愈。(孙思邈《集效方》)

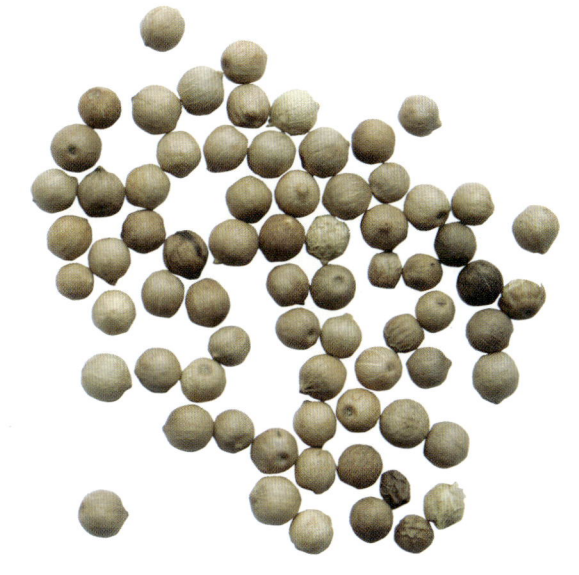

国医传世药方

温中健脾丸

方选源流：《全生指迷方》温里方。
中药组成：胡椒15克、干姜30克、白术60克、半夏30克、细辛15克。
炮制方法：上药共为细末，炼蜜为丸，如梧桐子大。每服30粒，以米汤送下，食前服。亦可改作汤剂水煎服，各药用量按原方比例酌减。
功能主治：温中散寒，健脾化痰。适用于脾咳，口觉剌冷，咳嗽气喘，痰多清稀，中脘隐冷，恶寒，脉紧。

四季药膳养生

胡椒煨鸡蛋

胡椒8粒，鸡蛋1枚，烧酒适量。鸡蛋打1个小孔，胡椒为末，放入蛋中，湿纸封口后，用湿白面团包裹壳外4毫米厚，木炭火中煨熟，去面、壳。每次服1枚，空腹烧酒送服，每天3次。▶功能温中止泻。适用于寒泻等症。

胡椒羊肚

白胡椒4克，羊肚1个。猪肚翻转里外清洗干净，放入白胡椒，头尾用线扎紧，加水慢火烧1小时，饮汤食肉，连食数次。▶功能健脾和胃，温中止痛。适用于呕吐食物，胃寒反胃，脘腹冷痛，脘腹隐痛，脾胃虚寒，便溏肢冷，慢性胃炎属虚寒者，胃下垂。吐血患者不宜服用。

胡椒乌枣散

白胡椒8粒，大枣4个，乌梅2个。乌梅和白胡椒一同研磨成粉末，再将枣去核，共捣一处。每天3次，饭后用醋送服；或男子用酒送服，女子用醋送服。▶功能温中散寒，制酸止痛。适用于胃痛吞酸，胃酸过多型、十二指肠溃疡等症。

高良姜

拉丁学名：Alpinia officinarum Hance

科属 姜科植物高良姜，其干燥根茎入药。山姜属植物全世界约有249种，分布于亚洲热带地区。中国约有45种。入药用约有11种。

地理分布 荒坡灌木丛及疏林中多有生长。分布在台湾、雷州半岛、海南、广西、云南等地。也可栽培。

采收加工 夏末秋初采挖，除去须根及残留的表皮，洗净，然后切段，晒干待用。

用法用量 煎服，3~6克。

药理作用 抑制胃肠平滑肌蠕动；镇痛；抗溃疡；提高耐缺氧能力；抗菌；抗血栓形成等。

功能主治 消食止痛，温胃散寒。用于脘腹冷痛，胃寒呕吐，嗳气吞酸。

高良姜

别名／膏凉姜·良姜·蛮姜·小良姜·海良姜

◎《本草纲目》及文献记载高良姜：

主治暴冷，胃中冷逆，霍乱腹痛。下气益声，好颜色。煮饮服之，止痢。治风破气，腹内久冷气痛，去风冷痹弱。转筋泻痢，反胃呕食，解酒毒，消宿食。含块咽津，治忽然恶心，呕清水，逡巡即瘥。若口臭者，同草豆蔻为末，煎饮。健脾胃，宽噎膈，破冷癖，除瘴疟。

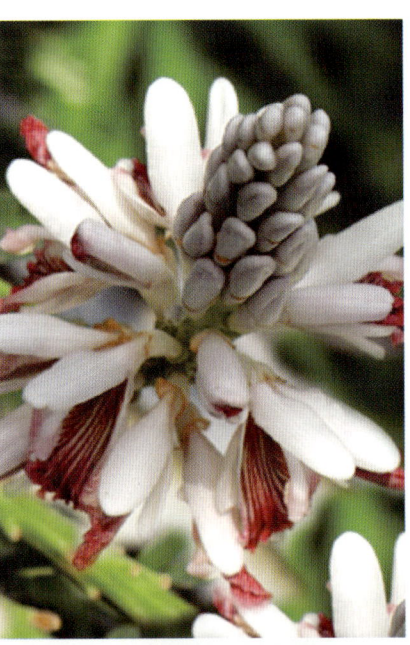
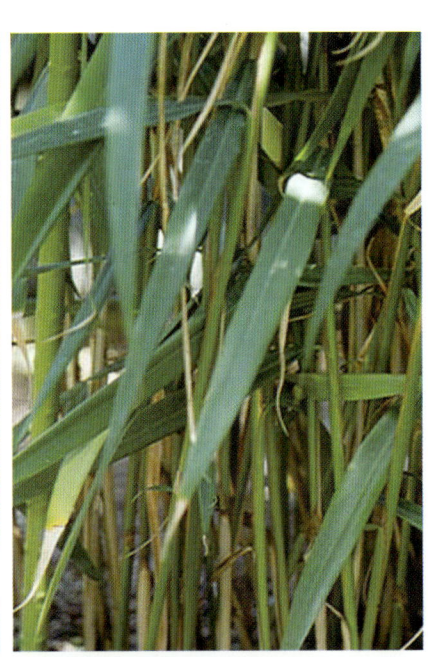
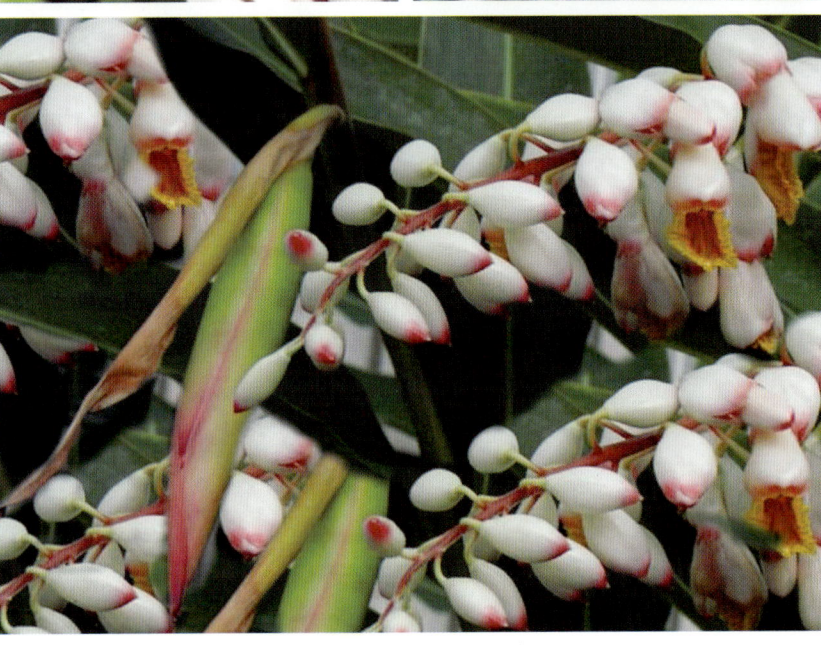

本草纲目附方

霍乱吐泻

高良姜（炙焦出香味）五两，加酒一升，煮三四沸，一次服完。也可治疗腹痛中恶。《外台秘要》

心脾冷痛（即胃痛）

高良姜丸：高良姜四两切片，分成四份：一两以陈米半合炒黄，去米；一两以陈壁土半两炒黄，去土；一两以巴豆三十四粒炒黄，去豆；一两以斑蝥三十四个炒黄，去蝥。另取吴茱萸一两，酒浸一夜后，同高良姜一起再炒，共研为末，以浸吴茱萸的酒调药做成丸子，如梧子大。每次服十五丸，空腹以姜汤送下。

霍乱呕吐（呕吐严重，不停止）

冰壶汤：将高良姜生切二钱，取一枚大枣，水煎以后冷服，就可以止住呕吐。《普济方》

养脾温胃

具有去冷消痰，宽胸下气的作用，可以治疗心脾疼痛和一切冷物所导致的损伤。用等量的高良姜、干姜，炮后研成末，用面糊做成梧桐子大的丸，每次饭后用橘皮汤送下十五丸，孕妇不要服用。《和剂局方》

头痛吹鼻

将生高良姜研成粉后，频繁吹入鼻孔。《普济方》

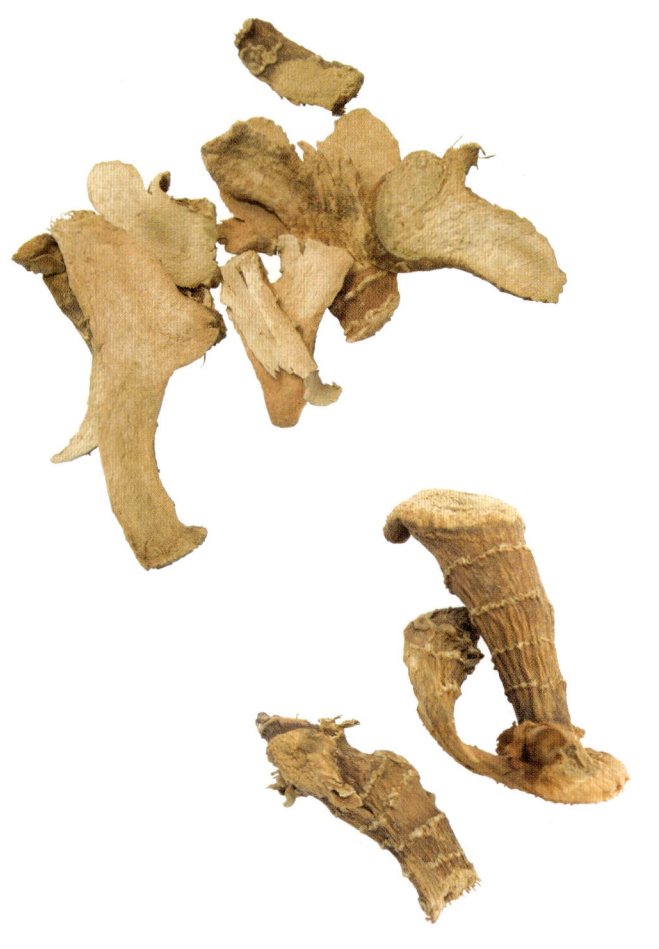

国医传世药方

高良姜理气汤

方选源流：《备急千金要方》温里方。

中药组成：高良姜15克、厚朴6克、当归9克、桂枝6克。

炮制方法：水煎服。

功能主治：温中祛寒，理气止痛，和血养营。适用于寒凝气滞，心腹胀痛，两胁支满，畏寒喜暖，恶心嗳气，不思饮食，烦闷疲乏，舌苔白滑或薄白，脉象沉弦。

四季药膳养生

高良姜粳米粥

高良姜20克，南粳米50克，红枣2枚，砂糖适量，葱白2根。高良姜晒干研粉，红枣、南粳米、葱白、砂糖放入沙锅内，加水煮成粥，取高良姜粉5克，调入粥中，再煮片刻，视粥稠为最佳。早晚温热服食，5天为1个疗程。▶适用于脾胃中寒，脘腹冷痛，呕吐清水，胃寒气逆等症。肝胃火郁的胃痛呕吐者忌服。

高良姜炖鸡块

高良姜、陈皮、草果、胡椒各4克，公鸡1只，调料适量。各味药装入纱布袋内，扎口；鸡去毛以及内脏，洗净，切块，放入锅内，加水、药袋和适量葱、姜、盐、酱油，醋少量。小火煨炖，熟烂，任意食用。▶功能温中益气补虚。适用于体虚瘦弱，腹部冷气窜痛等症。

花椒　　拉丁学名：Zanthoxylum bungeanum Maxim.

科属　芸香科植物花椒或青椒，其成熟干燥果皮入药。花椒属植物全世界约有248种，分布于大洋洲、非洲、亚洲及北美洲的热带和亚热带地区。中国约有38种。入药用约有18种。

地理分布　1.花椒　生长在阳光充足的地方，温暖肥沃处较适合栽培。分布于西南、中南及河北、辽宁、陕西、甘肃、山东、安徽、江苏、江西、浙江、西藏等地。

2.青椒　生于林缘、灌木丛及坡地石旁。分布于辽宁、河南、河北、江苏、山东、浙江、安徽、湖南、江西、广西、广东等地。

采收加工　秋季采收成熟果实，晒干后，除去种子以及杂质。

用法用量　煎服，3～6克。外用适量，煎汤熏洗。

药理作用　抗胃溃疡，双向调节肠平滑肌；镇痛；抗腹泻；局部麻醉；抗肝损伤；抗炎；杀螨，抗菌等。

性味归经　辛，温。归脾、胃、肾经。

功能主治　杀虫止痒，温中止痛。对脘腹冷痛，呕吐泄泻，蛔虫症，虫积腹痛有疗效；外治湿疹瘙痒。

花椒

别名／秦椒·蜀椒·南椒·巴椒·陆拨·汉椒·川椒·点椒

◎《本草纲目》及文献记载花椒：主治散寒除湿，解郁结，消宿食，通三焦，温脾胃，补右肾命门，杀蛔虫，止泄泻。

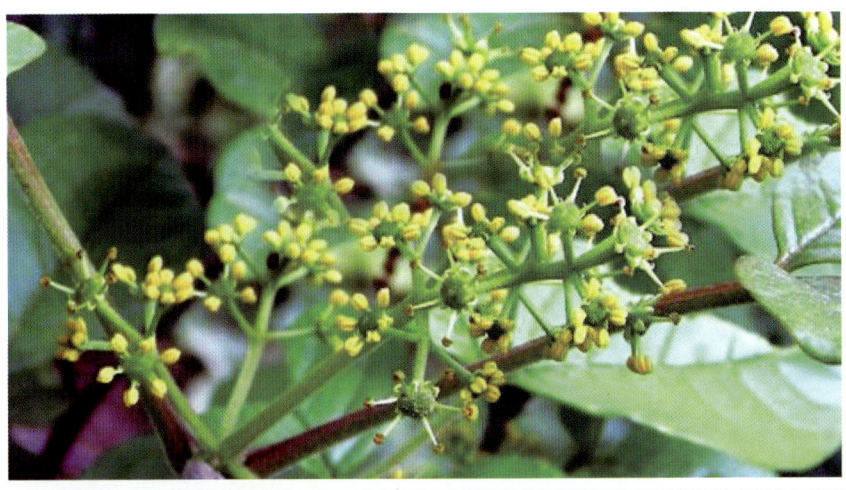

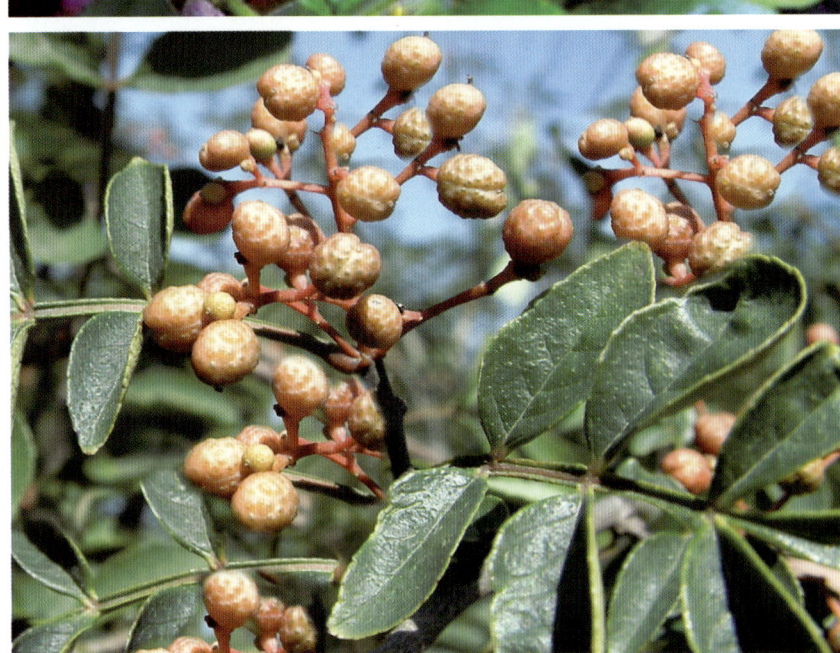

本草纲目附方

膏瘅尿多（这样的患者喝水少）
秦椒一分炮出汗，瓜蒂二分，同研为末，每次服一匙，水送下。一天服三次。《伤寒类要》

手足心肿，风邪所致
椒和盐末等分，醋调匀敷肿处。《肘后方》

久患口疮
取秦椒适量，拣去闭口的颗粒，然后用水清洗，再面拌匀煮为粥，空腹下，以饭压下。重者可多服几次，以愈为度。《食疗本草》

牙齿风痛
用秦椒煎醋含漱。（孟诜《食疗本草》）

损疮中风
用面粉作馄饨时，把秦椒包在里面，在灰中烤热，使椒红裂开口，封在疮上，冷却后立即更换。《食疗本草》

百虫入耳
把椒末一钱，用半杯醋浸泡良久，在耳中稍稍滴一些，虫就会自动出来。《读十全方》

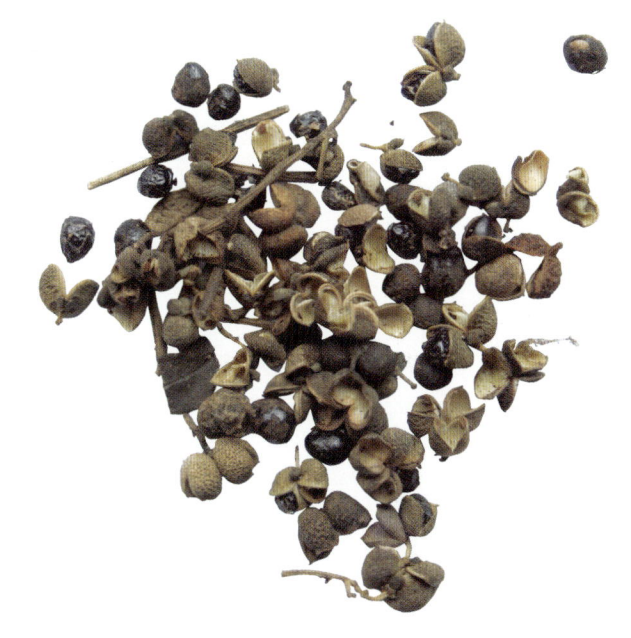

国医传世药方

大建中汤

方选源流：《金匮要略》温里方。
中药组成：蜀椒6克、干姜12克、饴糖30克、人参8克。
炮制方法：先将前3味水煎2次，取汁，兑入饴糖，分2次温服。
功能主治：温中补虚，降逆止痛。适用于中阳衰弱，阴寒内盛，心胸中大寒痛，呕不能食，腹中寒上冲皮起，见有头足，上下痛而不可触近，舌苔白滑，脉细紧，甚至肢厥脉伏，腹有漉漉声。

四季药膳养生

花椒火腿汤

花椒6克，火腿肉150克。火腿切成薄片，和花椒加水一起煮汤，撇去浮油，适量葱、姜、盐、酱油，调味食用。▶功能温中止痛，健脾开胃。适用于腹中冷痛，脾胃虚寒，呃逆呕吐等症。

花椒绿豆汤

花椒6克，绿豆50克。水煎温服。▶功能温中止呕。适用于反胃呕吐，胃气上逆等症。

花椒红糖水

花椒6克，加水500毫升，煎到250毫升，放入红糖50克溶化。于断奶当天趁热1次服用，每天1次，连用3天。▶适用于回乳。

止血药

【概念】

在中医药理论中,凡以制止体内外出血为主要作用,用于治疗各种出血病症的药物,称为止血药。

【功效】

止血药均入血分,因肝藏血、心主血、脾统血,故本类药物以归肝、心、脾经为主,尤其以归肝、心二经者为多。均具有止血作用。

【药理作用】

中医科学研究表明,止血药主要具有促进血液凝固,收缩局部血管,缩短凝血时间,促进血小板聚集,降低血管脆性,改善血管壁功能,抑制毛细血管通透性以及抗病原微生物,抗炎,镇痛的作用。

【适用范围】

止血药主要用治咳血、咯血、吐血、衄血、尿血、便血、紫癜、崩漏以及外伤出血等体内外各种出血病症。对现代临床所称的支气管扩张、慢性支气管炎、肺结核、支气管结核、肺炎、尘肺引起的咳血,胃十二指肠溃疡、食道及胃底静脉曲张、血液病等引起的呕血,鼻出血、牙龈出血、舌出血、耳道出血、紫癜所导致的衄血症,肾肿瘤、肾炎、肾损伤等引起的尿血,子宫功能性出血疾病、子宫癌、子宫肌瘤、盆腔炎以及流产引起的崩漏下血等有一定的治疗作用。

【药物分类】

根据止血药的药性和功效的不同,主要分为凉血止血药、化瘀止血药、收敛止血药和温经止血药四类。

凉血止血药味多甘苦,性属寒凉,入血分,能清泄血分的热而止血,主要用于血热妄行所导致的各种出血症。大蓟、小蓟、槐花、地榆、白茅根、侧柏叶、苎麻根、羊蹄为中医药方常用的凉血止血药。

化瘀止血药既能止血,又能化瘀,具有止血而不留瘀的特点,主要用于血不循经的出血、瘀血内阻病症。部分药物还能止痛、消肿,还可用治跌打损伤、瘀滞心腹疼痛、经闭等病症。中医药方常用的化瘀止血药有茜草、三七、花蕊石、蒲黄、降香等。

收敛止血药大多味涩,或为炭类,或为质黏,因此能收敛止血,广泛用于各种出血病症。中医药方常用的收敛止血药有白及、紫珠、仙鹤草、棕榈炭、藕节。

温经止血药性属温热,能益脾阳,温内脏,固冲脉而统摄血液,具有温经止血的功效。主要用于冲脉失固、脾不统血的虚寒性出血病症。艾叶、炮姜等为中医药方常用的温经止血药。

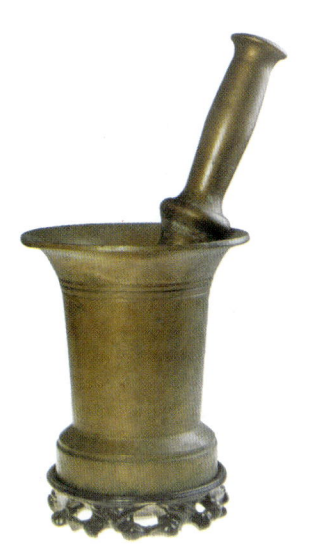

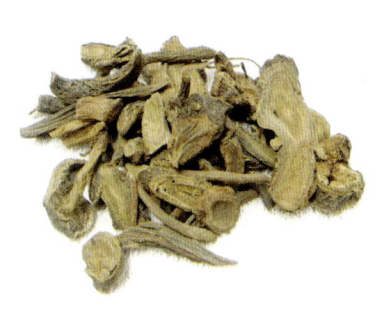

刺儿菜 拉丁学名：Cephalanoplos segetum (Bge.) Kitam

科属 菊科植物刺儿菜，其干燥地上部分入药。蓟属植物全世界约有250多种，分布于欧亚大陆及美洲地区。中国约有49种，入药用约有11种。

地理分布 野生于河旁、山坡及田间、荒地。分布于除广西、广东、西藏、云南外的全国各地区。

采收加工 每年5～6月盛花期，割取全草，晒干后使用。

用法用量 煎服，4.5～9克；外用鲜品适量，捣烂敷患处。

药理作用 增强心肌收缩力，止血，抗菌等。

性味归经 甘、苦，凉。归心、肝经。

功能主治 祛瘀消肿，凉血止血。用于吐血，衄血，尿血，崩漏下血，便血，痈肿疮毒，外伤出血。

小蓟

别名／青刺蓟·千针草·刺蓟菜·刺儿菜·青青菜·刺角菜·刺萝卜·小蓟姆·猫蓟

◎《本草汇言》及文献记载小蓟：主治凉血止血，保新血，去陈血之药也。

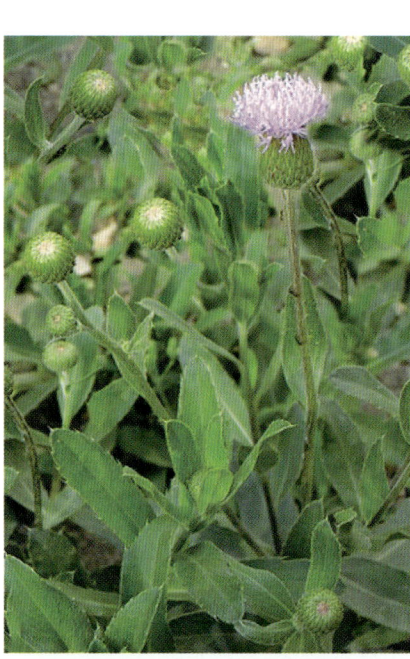
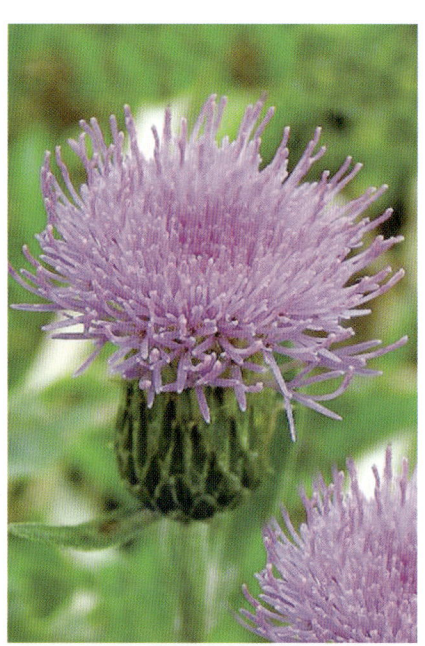
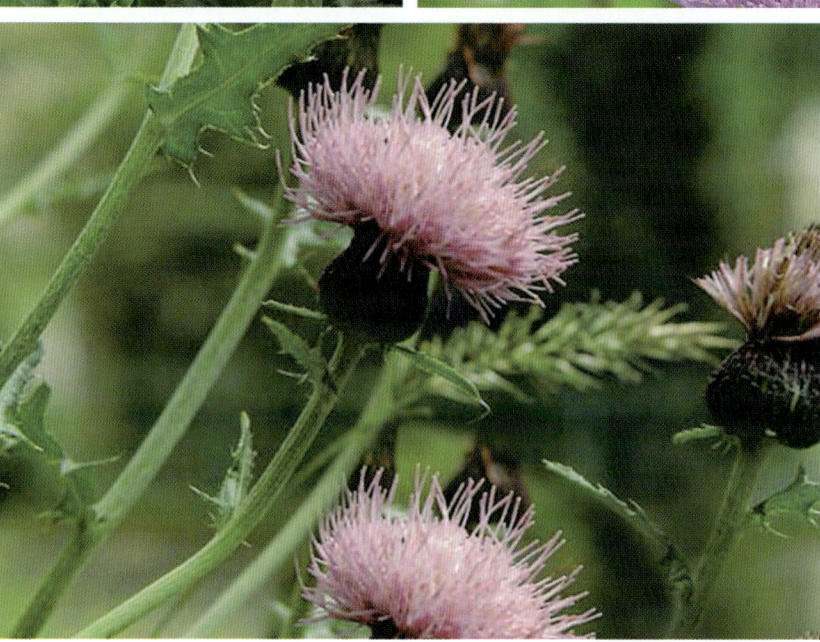

本草纲目附方

心热吐血
将刺蓟叶、根捣烂绞汁，每次服二小碗。《圣惠方》

舌硬出血
用刺蓟捣汁和酒服。或取干蓟研末，冷水送服。《普济方》

小产流血过多
用小蓟根叶、益母草各五两，加水二大碗，煎取一小碗，分两次服，一日服完。《圣济总录》

刀伤流血不止
用小蓟苗捣烂敷伤处。《食疗本草》

辛泻鲜血
小蓟叶捣烂取汁，温服一升。《梅师方》

鼻塞不通
一把小蓟，二升水，煮后取一升，分两次服用。《外台秘要》

妇女阴痒
小蓟煮成汤，每天外洗三次。《普济方》

癣疮作痒
刺蓟叶捣烂取汁服。《千金方》

▲**苏恭说：**
"大、小蓟叶子虽然相似，但药的功力有差别。大蓟长在山谷，根可以治疗痈肿；小蓟长在平原或沼泽地区，不能消肿，但二者都能破血。"

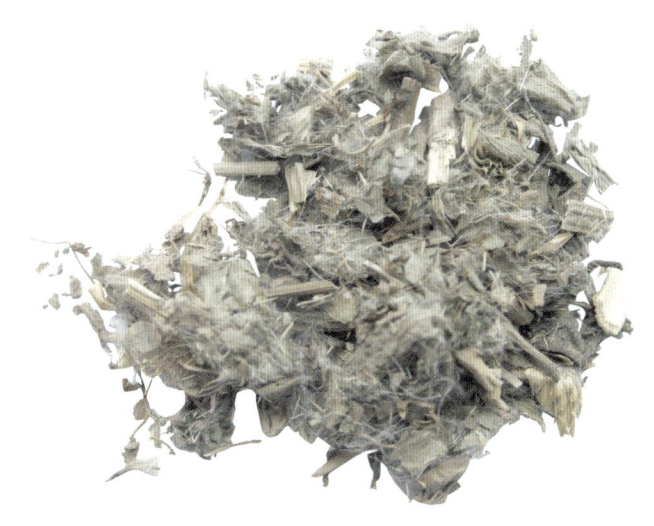

国医传世药方

小蓟止血通淋饮

方选源流：《济生方》止血方。
中药组成：小蓟15克、藕节9克、蒲黄9克、生地黄30克、木通9克、滑石15克、淡竹叶9克、炙甘草6克、当归6克、山栀子9克。
炮制方法：水煎服。
功能主治：凉血止血，利水通淋。适用于下焦瘀热，血淋，尿中带血，小便涩痛，尿频，或尿血，舌红脉数。

四季药膳养生

小蓟根汁

鲜小蓟根150克。小蓟根洗净、捣烂、绞取汁液后服用，或用沸水冲服。▶功能祛瘀消肿，凉血止血。适用于血热导致的衄血、便血、吐血，或血热所引发的月经先期、月经过多等。

小蓟根茶

小蓟根30~60克。研磨成粗末，煎水取汁。代茶多次饮用。▶功能祛瘀消肿，凉血止血。适用于咳血、吐血、尿血等症。

小蓟饮

小蓟(全草)、益母草各60克。洗净，加水煎汤，去渣再煎至浓稠的时候服用。▶功能祛瘀止血。适用于胎堕后或者产后瘀血不尽。

小蓟茶

小蓟全草(去根)80克。煎水，取汁。代茶多次饮用。▶适用于高血压病。用量为200克以上有一定的副作用，如头昏目眩等。因此，治疗高血压病时要掌握适当的剂量。

蓟　　拉丁学名：Cirsium japonicum DC.

科属　菊科植物蓟，其干燥地上部分或根入药。蓟属植物全世界约有250多种，分布于欧亚大陆及美洲地区。中国约有49种，入药用约有11种。

地理分布　在山坡、草地、路旁有野生。全国大部分地区都有出产，河北、陕西、山东、浙江、江苏、福建、江西、湖北、台湾、广东、湖南、广西、四川、贵州、云南等地有分布。

采收加工　于夏秋季盛花时割取地上部分，鲜用或晒干。根部秋季挖掘，除去泥土、残茎，洗净后，晒干。

用法用量　煎服，9～15克；外用鲜品适量，捣烂敷患处。

药理作用　降压，止血，抗菌等。

性味归经　甘、苦，凉。归心、肝经。

功能主治　祛瘀消肿，凉血止血。用于吐血，衄血，便血，尿血，外伤出血，崩漏下血，痈肿疮毒。

大蓟

别名／刺蓟·山牛蒡·鸡项草·野红花·牛触嘴·虎蓟

◎《全国中草药汇编》及文献记载大蓟：凉血止血，散瘀消肿。主治衄血，咯血，吐血，尿血，产后出血，肝炎，肾炎，乳腺炎，跌打损伤，外伤出血，功能性子宫出血，痈疖肿毒。

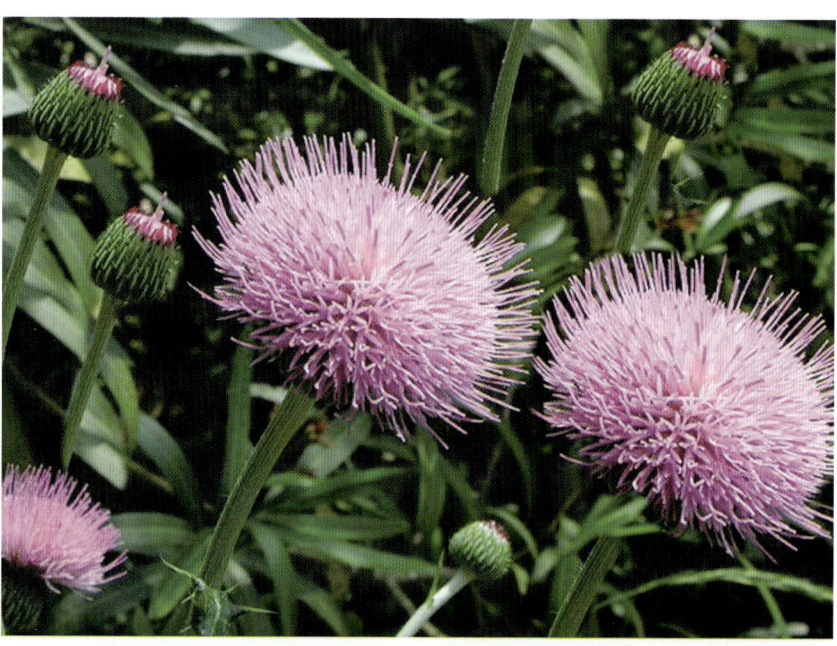

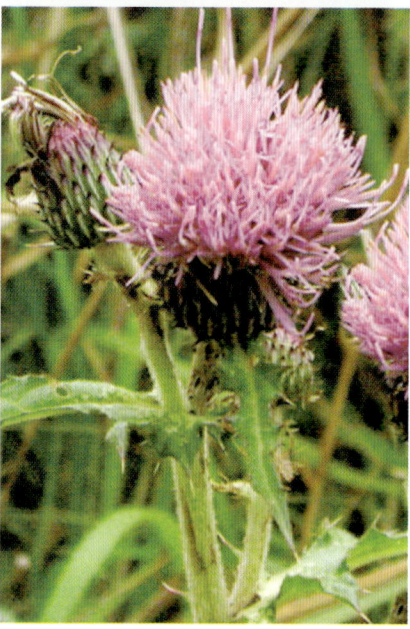

本草纲目附方

崩中下血
用大小蓟根一升，泡在酒一斗中，经过五天，取酒常饮适量。亦可用酒煎蓟根服或用生蓟捣汁温服。《千金方》

小便热淋
用马蓟根捣汁饮服。《圣惠方》

疔疮恶肿
大蓟四两、乳香一两、明矾五钱，共研为末。每次服二钱，酒送下。以出汗为见效。《普济方》

诸瘘不合
虎蓟根、猫蓟根、酸枣根、枳根、杜衡各一把，三分斑蝥，炒后制成末，做成象枣一般大的蜜丸，每天服一次，并把小药丸放入到疮内。《肘后方》

▲苏颂说：
"小蓟到处都有，俗名青刺蓟，二月长出苗，长到二、三寸时，连根都可以做菜，吃起来味道很美，四月份长到一尺多高，有很刺，茎中心长出花，头象红蓝花但呈青紫色，北方的人叫它千针草，四月份采集苗，九月份采根，都要阴干后入药用。大蓟的苗、根与小蓟很象，只不过有点肥大罢了。"

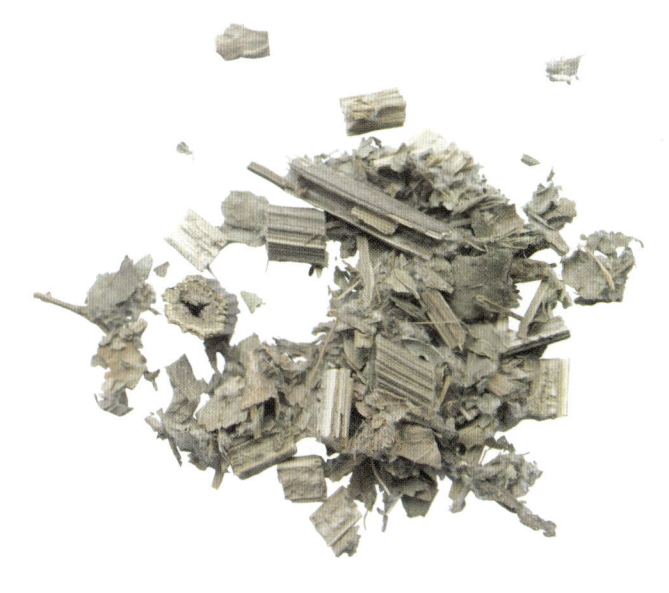

国医传世药方

十灰凉血清热散
方选源流：《十药神书》止血方。
中药组成：大蓟、小蓟、侧柏叶、茜根、牡丹皮、荷叶、茅根、大黄、山栀、棕榈皮各等分。
炮制方法：各药烧灰存性，为末，藕汁或萝卜汁磨京墨适量，调服9克。亦可作汤剂水煎服，用量按原方比例酌定。
功能主治：凉血止血，清热祛淤。适用于血热妄行，呕血、吐血、咯血、嗽血、出血鲜红，舌质红，脉数。

四季药膳养生

大蓟胡桃枝茶
　　鲜大蓟、鲜胡桃枝各50～100克，冰糖适量。水煎，取汁放冰糖使溶解。代茶多次饮。▶适用于瘰疬。

大蓟速溶饮
　　鲜大蓟2500克，白糖500克。大蓟洗净、切碎，中火水煮1小时，去渣取汁，慢火浓缩成浸膏。待温，加入白糖，冷却和晾干，轧粉装瓶。每次10克，用滚开水冲开，温服，每天4次。▶功能清热凉血止血。适用于血热妄行的衄血、吐血、尿血、便血、崩漏等。失血非因热者不宜食用。

大小蓟饮
　　鲜大小蓟根茎各30～60克。洗净，捣取汁。分2次服用。▶功能清热凉血止血。适用于热证引发的吐血、尿血、便血等。

地榆 拉丁学名：Sanguisorba officinalis L.

科属　蔷薇科植物地榆或长叶地榆，其干燥根入药。地榆属植物全世界约有29种，分布于亚洲、欧洲和北美洲的温带地区。中国约有6种。入药用约有4种。

地理分布　1.地榆　在海拔30～3000米的草原、草甸、灌木丛中、山坡草地及疏林下有野生。分布于东北、西北、华北、西南、华东以及河南、湖北、湖南、广西等地。
2.长叶地榆　野生于海拔100～3000米的山坡草地、灌木丛中、溪边及疏林中。中南、华东、西南及黑龙江、河北、辽宁、山西、甘肃等地有分布。

采收加工　于春天发芽前，秋天枯萎前后挖出，除去地面上的茎叶，洗净晒干，可趁新鲜切片干燥。

用法用量　煎服，9～15克；外用适量，研末涂敷患处。

药理作用　抗炎；止血；促进伤口愈合；抗菌；止吐等。

性味归经　苦、酸、涩，微寒。归肝、大肠经。

功能主治　解毒敛疮，凉血止血。用于痔血，便血，血痢，水火烫伤，崩漏，痈肿，疮毒。

地榆

别名／白地榆·鼠尾地榆·西地榆·地芽·野升麻·红地榆

◎《本草纲目》及文献记载地榆：主治捣汁涂虎、犬、蛇、虫伤，除下焦热，治大小便血证。

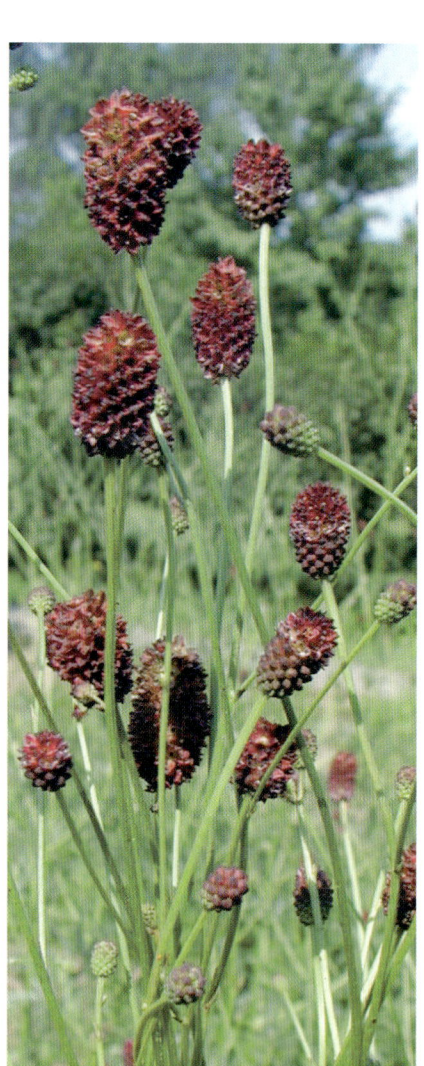
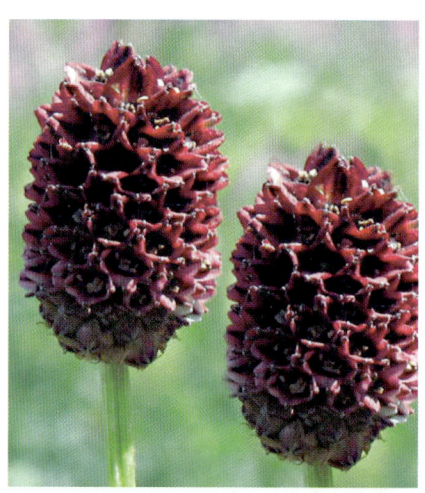
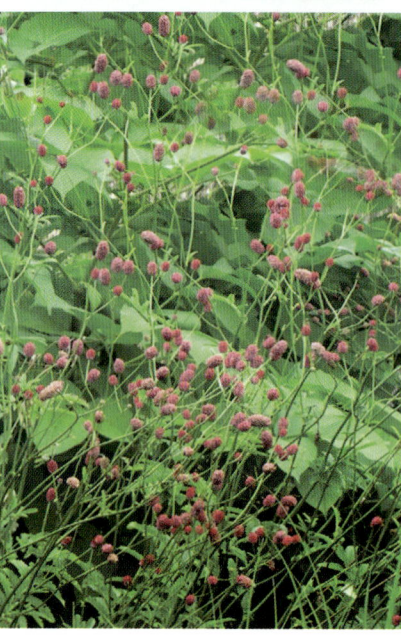

本草纲目附方

男女吐血
地榆三两，加米醋一升，煮沸十余次，去渣，饭前热服一合。《圣惠方》

毒蛇螫人，犬咬伤
将新鲜地榆根捣汁饮下，并外搽伤口。《肘后方》

小儿湿疮
地榆煎成浓汁洗疮，一天两次。《千金方》

血痢不止
地榆晒干，研细。每次服二钱，掺在羊血上炙熟食下。又方：单用地榆煎汤，每次服三合。《圣济总录》

小儿疳痢
将地榆煮汁，熬成饴糖状，给小儿服用即可。《肘后方》

赤白下痢
一斤地榆，三升水，煮取一升半，去除渣滓；再煎成稠饧，过滤后，空腹服下三合，每日二次。《海上方》

久病肠风，痛痒不止
五钱地榆，一两苍术，二钟水，煎一钟，空腹服下，每日服一次。《活法机要》

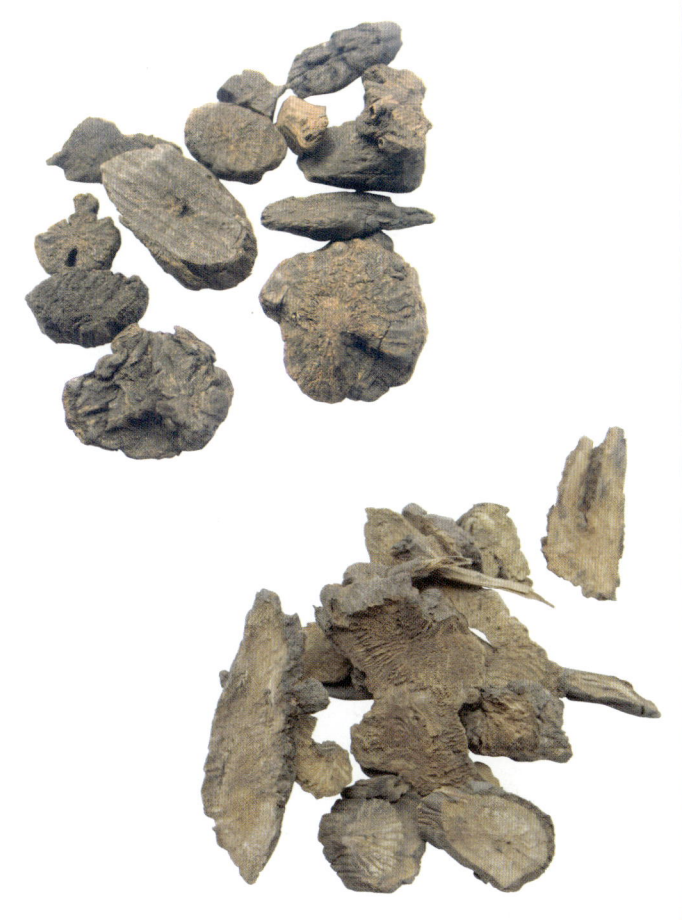

国医传世药方

地榆化淤散
方选源流：《太平圣惠方》止血方。
中药组成：地榆30克、当归30克、赤芍30克、槟榔30克、黄芩30克、黄芪30克、枳壳30克。
炮制方法：上药共研为散，每用12克，水煎服。亦可用饮片作汤剂，水煎服，用量按原方比例酌情增减。
功能主治：清热理气，行淤敛疮，凉血止血。适用于痔疮疼痛，出血不止，口苦，舌红绛，苔黄腻，脉滑数。

四季药膳养生

地榆菖蒲酒
地榆50克，当归40克，菖蒲20克，黄酒600毫升。上药捣为细末，同酒煎取1杯，去渣。食前分3次温饮。▶功能解毒敛疮，凉血止血。适用于产后血崩。

地榆酒
地榆60克，黄酒400毫升。地榆研细末，黄酒煎服，每次6克。▶功能解毒敛疮，凉血止血。适用于月经过多，或过期不止，经血色深红或紫红，质地黏稠有块，心烦口渴，腰腹胀痛，面红唇干，舌质红，小便短赤，苔黄，脉滑数。

地榆叶茶
地榆叶10克。研粗末，开水冲泡。代茶饮。▶功能清解暑热。适用于暑热证。

槐 拉丁学名：Sophora japonica L.

科属 豆科植物槐，其干燥花及花蕾入药。槐属植物全世界约有68种，分布于温带和热带地区。中国约有20种，入药用约有8种。

地理分布 于屋边、路边多有栽种。全国各地普遍栽培。全国各地均产，以华北平原和黄土高原为多。

采收加工 夏季花蕾形成或开放时采收，及时干燥，除去枝、梗和杂质。前者称"槐米"，后者习称"槐花"。

用法用量 煎服，5~9克。

药理作用 止血，凝血；利尿；抗菌等。

性味归经 苦，微寒。归肝、大肠经。

功能主治 清肝泻火，凉血止血。用于痔血，便血，血痢，崩漏，衄血，吐血，头痛眩晕，肝热目赤。

槐花
别名／槐蕊

◎《本草纲目》及文献记载槐花：

主治五痔，心痛眼赤，杀腹脏虫，及皮肤风热，肠风泻血，赤白痢，并炒研服。凉大肠。炒香频嚼，治失音及喉痹，又疗吐血、衄血，崩中漏下。

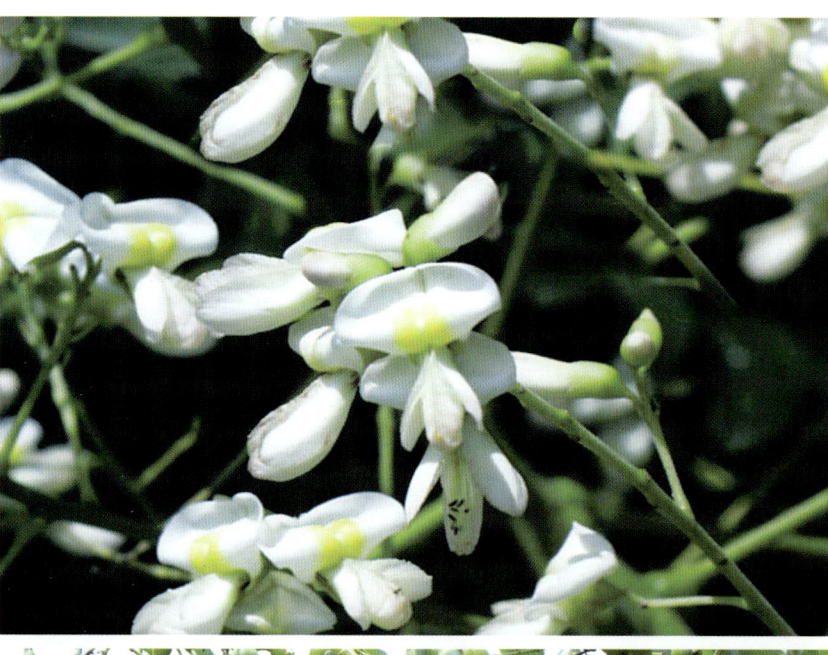

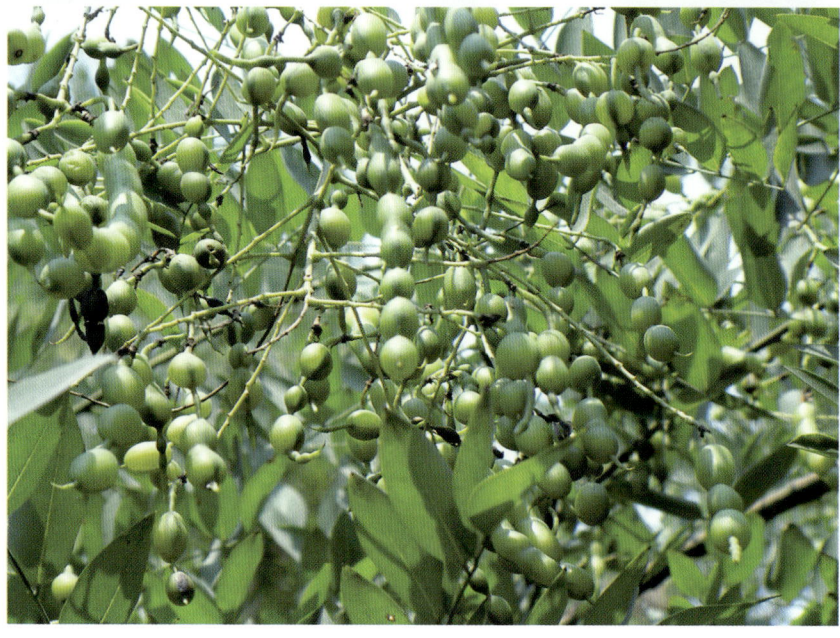

本草纲目附方

咯血、唾血
槐花炒后研细，每次服三钱，糯米汤送下。服药后须静卧一两个小时。《朱氏方》

鼻血不止
槐花、乌贼骨等分，半生半炒，研为末，吹入鼻内。《普济方》

尿血
槐花(炒)、郁金(煨)各一两，共研为末。每次服二钱，淡豉汤送下。立效。《篋中秘宝方》

便血（大肠下血）
槐花、荆芥穗等分，研为末，每次以酒送服一匙。《经验方》

酒毒下血
槐花（半生半炒）一两，山栀子（焙）五钱，研为末，用新汲水服二服。《经验良方》

吐血不止
槐花烧存性，入麝香少许研末，调均匀，用糯米汤饮下三钱。《普济方》

外痔有一寸多长
用槐花煎汤，反复地擦洗并服用。数日便会自动缩回。《集简方》

白带不止
槐花（炒）、牡蛎（煅）等分，为末。每次酒服三钱，可取得效果。《摘玄方》

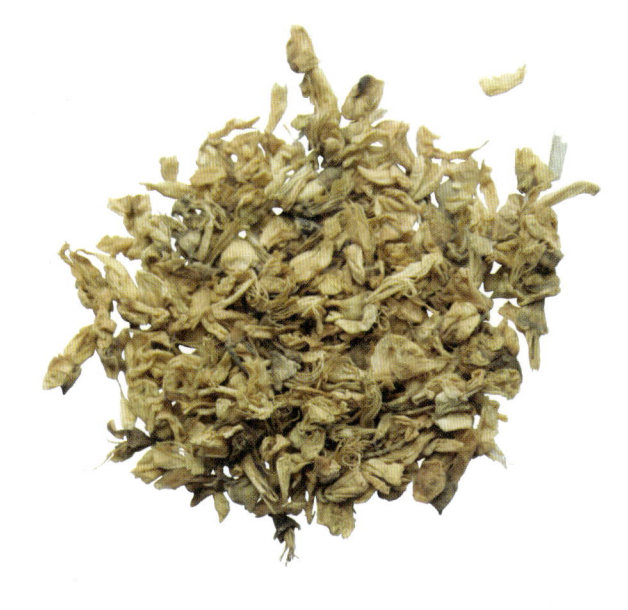

国医传世药方

槐花凉血散

方选源流：《本事方》止血方。

中药组成：槐花12克、柏叶12克、枳壳6克、荆芥穗6克。

炮制方法：水煎服。

功能主治：清肠止血，疏风下气。适用于肠内脏毒下血，便前便后出血，粪中带血，痔疮出血，血色鲜红或晦暗。

四季药膳养生

槐花酒

槐花110克，黄酒500毫升。将槐花微炒黄，趁热入酒，煎沸十余次，去渣。热服取汗。疮毒未成者2、3服，已成者1、2服。▶功能清肝泻火。适用于疮毒已成未成，但焮痛者。

槐花糕

鲜槐花100克，鲜茅根30克，玄参20克，玉米面1000克，白糖适量。茅根、玄参水煎，提取药液2次；槐花清水洗净。用药液调和玉米面，加槐花和白糖，拌匀后摊在蒸锅屉上，蒸成发糕。食用。▶功能清肝泻火，补中健胃，凉血化斑。适用于血热内蕴之皮肤发斑，伴有大便干结，咽喉疼痛，小便色黄等症。

槐花薏粳粥

槐花10克，冬瓜仁20克，薏米30克，粳米60克。槐花、冬瓜仁加水煮汤，去渣后再放入薏米、粳米煮粥。每天1剂，连服8剂。▶适用于实热所致的慢性盆腔炎。

侧柏　　拉丁学名：Platycladus orientalis (L.) Franco

科属　柏科植物侧柏，其干燥枝梢及叶子入药。侧柏属植物全世界仅有侧柏1种，可入药。分布于中国和朝鲜半岛。

地理分布　在湿润肥沃地野生，石灰岩山地也有生长。分布于东北南部，内蒙古南部，经华北到广东、广西北部，甘肃、陕西、贵州、四川、云南。全国大部分地区均有生长。

采收加工　全年均可采收，以夏秋季采收者为佳。剪下大枝，干燥后取其小枝叶，扎成小把，放于通风处风干。不宜曝晒。

用法用量　煎服，6～12克；外用适量。

药理作用　镇咳，祛痰，平喘；止血；镇静；抗病原体；降血压等。

性味归经　苦、涩，寒。归肺、肝、脾经。

功能主治　生发乌发，凉血止血。用于衄血，吐血，咯血，便血，血热脱发，崩漏下血，须发早白。

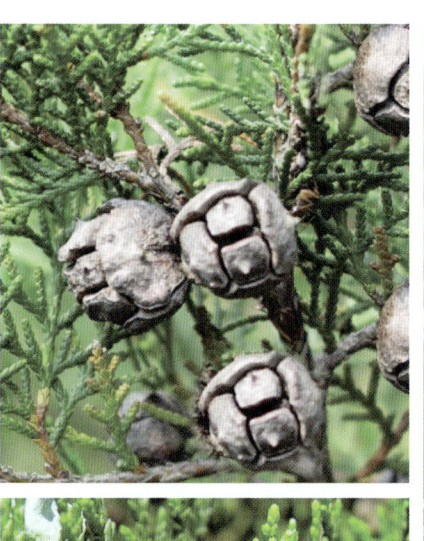
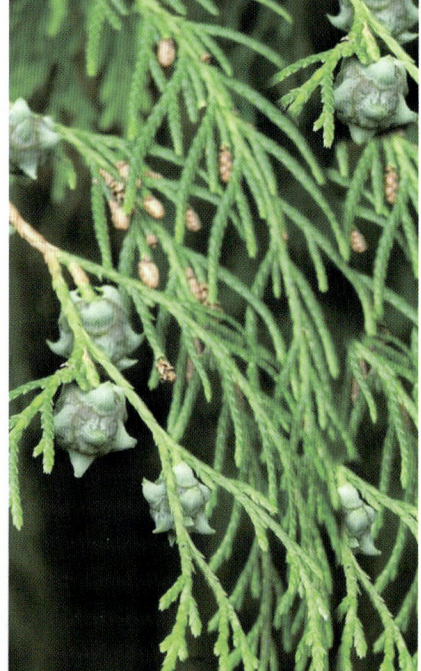
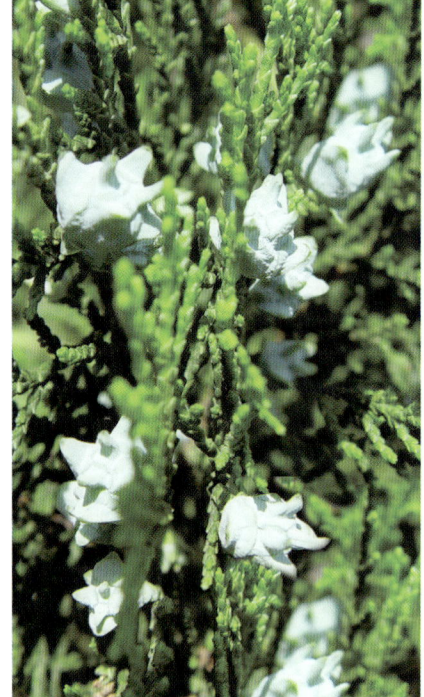
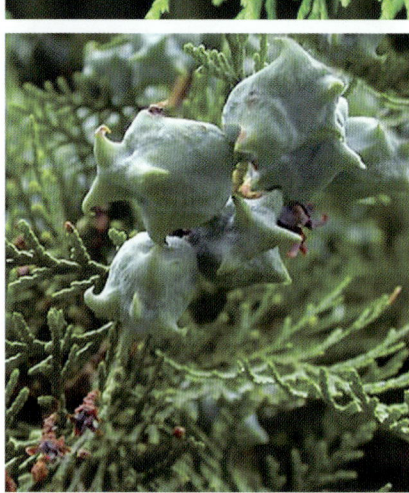

侧柏叶

别名／柏叶、扁柏叶

◎《本草纲目》及文献记载侧柏叶：

主治吐血衄血，痢血，崩中，赤白，轻身益气，令人耐寒暑，去湿痹，止饥。治冷风历节疼痛，止尿血。傅汤火伤，止痛灭瘢。服之，疗蛊痢，汤常服，杀五脏虫，益人。

本草纲目附方

中风不省，流涎，口噤不开，手足下垂
从得病之日，就喝这种药，可使风退气和，不留如同废人一样之后遗症。柏叶一把去掉枝干，连根葱白一把研成葱泥，无灰酒一升，煎一二十沸，温服。如果病人平常不会喝酒，可分成四、五次服用，然后才可服用其他药。《杨氏家藏方》

鼻血不止
柏叶、榴花共研为末，吹入鼻中。《普济方》

尿血
柏叶、黄连焙后研细，每次以酒送服三钱。《济急方》

头发不生
将柏叶阴干研末，和麻油涂搽头皮。《食忌》

月经不断
侧柏叶（炙）、芍药等分，每取三钱，加水、酒各半煎服。对未婚妇女，取柏叶、木（炒至微焦）等分，研为末。每次服二钱，米汤送下。《圣济总录》

汤火烧灼
用生柏叶捣汁涂抹患处并包扎，两三天便能止痛灭瘢。《图经本草》

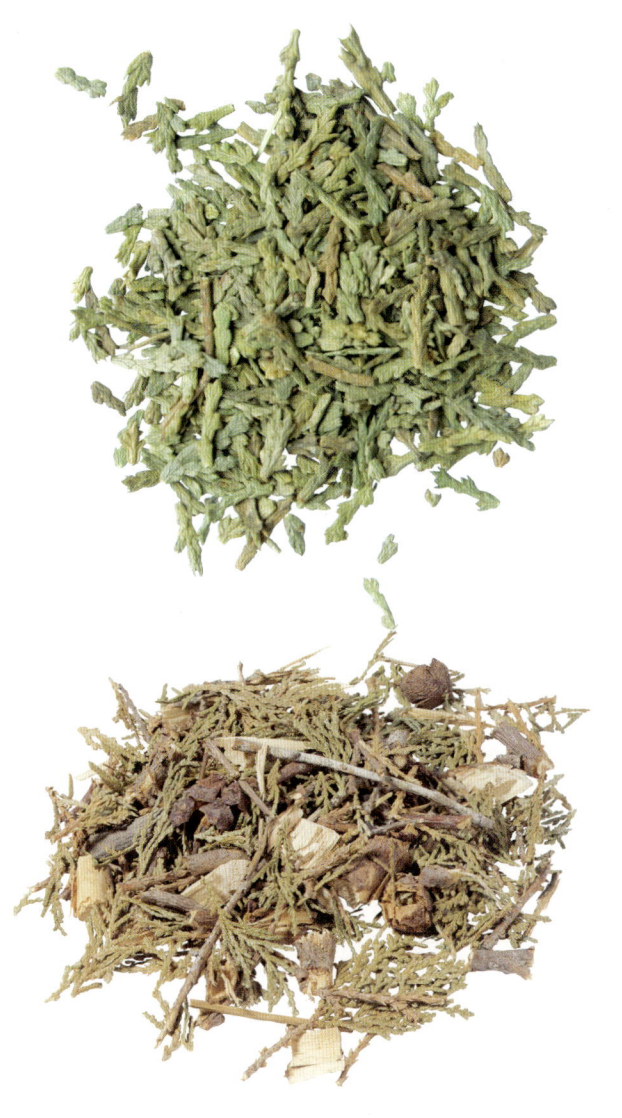

国医传世药方

四生养阴生津丸
方选源流：《妇人良方》止血方。
中药组成：生柏叶12克、生艾叶9克、生荷叶9克、生地黄15克。
炮制方法：原方用法，将上述4药各等分捣烂为丸，每服1丸，约30克，水煎服。现多用鲜药捣法凉服或温服；亦可用饮片，作汤剂，水煎服。
功能主治：凉血止血，养阴生津。适用于血热妄行，吐血，衄血，血色鲜红，口干咽燥，舌红或绛，脉弦数。

四季药膳养生

侧柏叶粳米粥
侧柏叶500克，红糖适量，粳米适量。侧柏叶洗净捣汁，拌入粳米粥，然后加入红糖矫味。乘温热慢慢食用。▶功敩凉血止血。适用于吐血。

侧柏叶红枣茶
侧柏叶，红枣，煎浓汤，取汁。代茶多饮。▶功敩清热润肺，化痰止咳，凉血。适用于肺热咳嗽，干咳或痰稠不易咳出者。

侧柏叶茶
侧柏叶15克。切碎，水煎，取汁。代茶多饮，至血压正常。▶适用于高血压病。

白茅

拉丁学名：Imperata cylindrica Beauv.var.major (Nees) C.E.Hubb.

科属 禾本科植物白茅，其干燥根茎入药。白茅属植物全世界约有9种，分布于热带和亚热带地区。中国约有3种。入药用仅1种。

地理分布 野生于路旁向阳干草地及山坡上。东北、华东、华北、西南、中南及陕西、甘肃等地都有分布。全国大部分地区均产，以华北地区产量最多。

采收加工 春秋季节采挖，除去鳞片状的叶鞘和地上部分，洗净，鲜用或扎把晒干。

用法用量 煎服，9～30克；鲜品30～60克。

药理作用 利尿，促凝血，抗炎。

性味归经 甘，寒。归肺、胃、膀胱经。

功能主治 清热利尿，凉血止血。用于衄血，血热吐血，尿血，黄疸，热病烦渴，热淋涩痛，水肿；急性肾炎水肿。

白茅根

别名／茅根·兰根·茹根·地菅·地筋·白茅菅·白花茅根·茅草根

◎《本草纲目》及文献记载白茅根：

主治劳伤虚羸，补中益气，除瘀血血闭寒热，利小便。久服利人。主妇人月经不匀，通血脉淋沥。下五淋，除客热在肠胃，止渴坚筋，妇人崩中。伤寒哕逆，肺热喘急，水肿黄疸，解酒毒。止吐衄诸血，

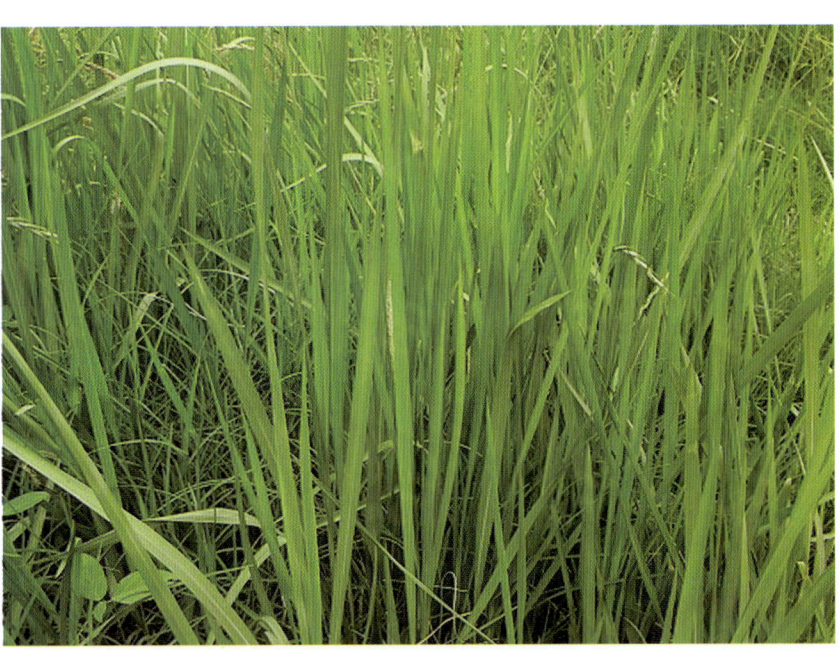

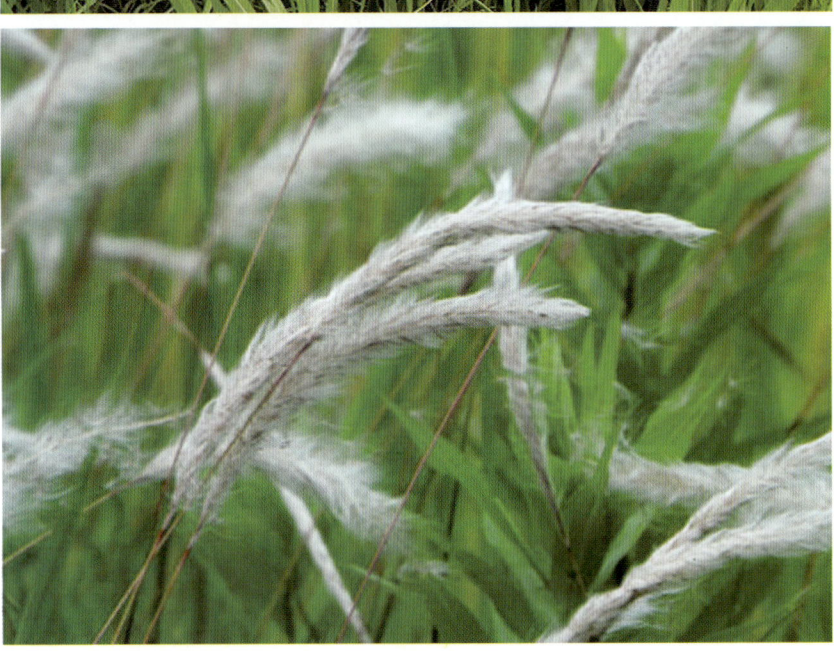

本草纲目附方

反胃，食肉即吐
茅根、芦根各二两，水四升，煮取二升，一次服下。《圣济总录》

体虚水肿（小便不利，但饮水很多）
白茅根一大把、小豆三升，加水三升煮干。去茅食豆，水随小便排出。《肘后方》

肺热气喘
生茅根一把，捣碎，水二碗，煮取一碗，饭后温服，三服病愈。《圣惠方》

五种黄病（黄疸、谷疸、酒疸、女疸、劳疸）
出黄汗的，是大汗出时入水中所导致，身体微肿，出汗如黄檗汁。生茅根一把切细，猪肉一斤，同煨汤吃。《肘后方》

解中酒毒，害怕导致五脏溃烂
取茅根汁，饮用一升。《千金方》

小便热淋
四升白茅根，一斗五升水，煮取五升，冷暖适度时饮下，每日服三次。《肘后方》

小便出血
用茅根煎汤，经常饮用疗效好。《谈野翁方》

劳伤尿血
取等量的茅根、干姜，加入一匙蜂蜜，二钟水，煎成一钟，每日服一次。

鼻衄不止
将茅根制成末，用米泔水服下二钱。《圣惠方》

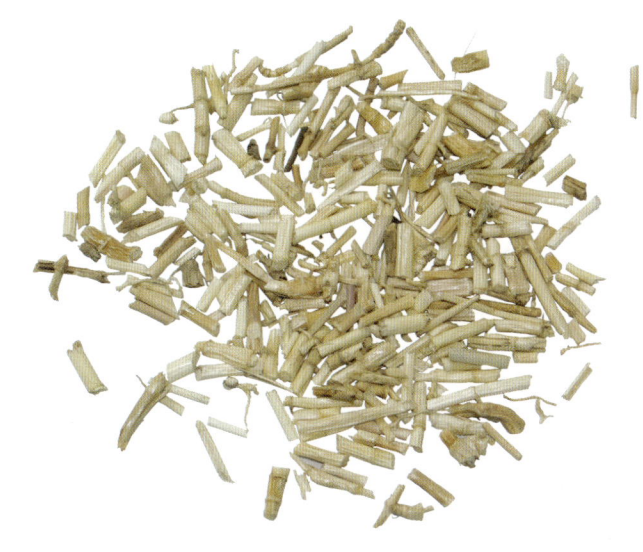

国医传世药方

三鲜凉血通淋饮

方选源流：《医学衷中参西录》止血方。
中药组成：鲜茅根120克、鲜小蓟根60克、鲜藕节120克。
炮制方法：水煎服。
功能主治：凉血止血，利尿通淋。适用于虚劳症，痰中带血，出血鲜红，量多有块，兼有虚热。

四季药膳养生

白茅根炖猪皮

白茅根60克，猪皮500克，冰糖适量。白茅根布包水煎，取汁，再用汁代水，煎煮去毛洗净的猪皮，炖到汤汁黏稠时，放冰糖调拌均匀。每天1剂，分4～5餐食，连服数剂。▶功能清热解毒，凉血止血。适用于血小板减少性紫癜属热毒郁营型者，皮肤出现紫斑，或有牙衄、鼻衄、便血、尿血、小便黄赤等症。

茅根鸡

鲜茅根60克，母鸡1只。将母鸡宰杀后去毛及内脏，洗净，和茅根一起放入锅内加水炖煮至烂熟，加入少许食盐调味。▶功能安胎。适用于胎动不安，胎漏等。

白茅根茶

鲜茅根250克。加水2000毫升，煎成1200毫升，加糖适量。每天分3次服用或代茶饮，不限时，多饮。连服10天为1个疗程。▶功能清热解毒。适用于乳糜尿。

羊蹄　　拉丁学名：Rumex japonica Houtt.

科属　蓼科植物羊蹄，其干燥根入药。

地理分布　山野、路旁、湿地等地野生。在我国东北、华东、华北、中南各地也有分布。

采收加工　栽种2年后，秋季当地上叶变黄时，挖出根部，洗净鲜用或切片晒干。

用法用量　煎服，10～15克；鲜品30～50克，也可绞汁去渣服用；外用适量。

药理作用　抑菌；降血压；缩短凝血时间；促进胆汁分泌等。

性味归经　苦、涩，寒。归心、肝、大肠经。

功能主治　解毒杀虫，凉血止血，泻下。用于咯血，吐血，紫癜，衄血，疮疡，疥癣，大便秘结，烫伤。

别名／羊蹄大黄・牛舌头・牛舌大黄・山萝卜・野萝卜

◎《全国中草药汇编》及文献记载羊蹄：主治清热解毒，止血，通便，杀虫。主治鼻出血，功能性子宫出血，血小板减少性紫癜，慢性肝炎，肛门周围炎，大便秘结；外用治外痔，急性乳腺炎，黄水疮，疖肿，皮癣。

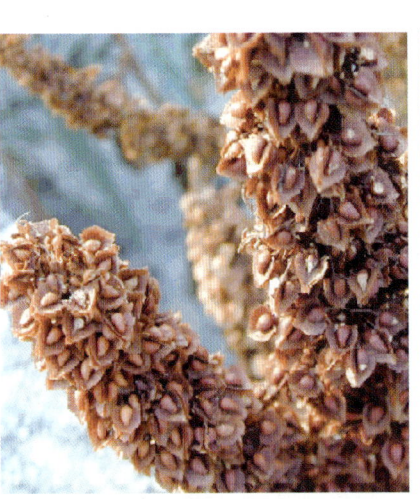
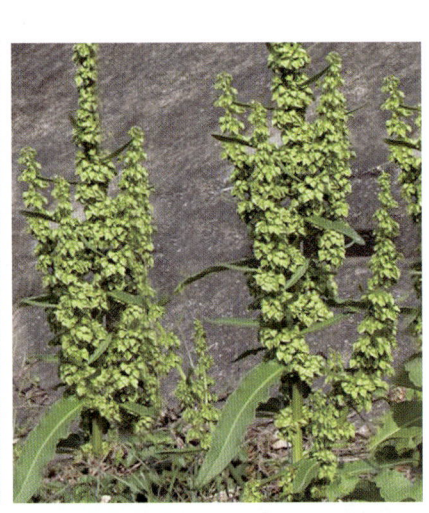
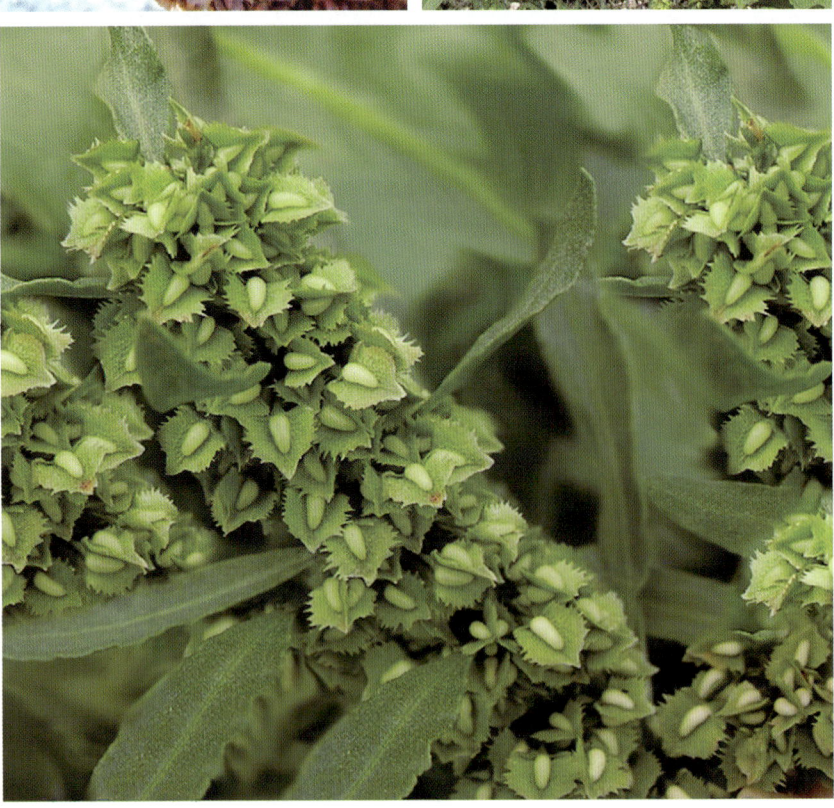

本草纲目附方

便秘
羊蹄根一两,加水一大碗,煎取六成,温服。《圣惠方》

肠风下血,便血
将羊蹄根洗净,切细,加连皮老姜各半碗,上锅炒成红色,倒入无灰烟,用碗盖上,片刻滤去渣,即可取适量饮服。《永类方》

顽癣
1.将羊蹄根绞出汁,加轻粉少许,调成膏涂于患处,三五次即愈。《简要济众方》
2.治细癣:取羊蹄根五升,在桑柴火上煮沸四五次,取汁洗癣,同时将羊蹄汁配以明矾末涂搽。《千金方》

疬疡风驳
用羊蹄草根,放在生铁上,加好醋研磨,涂在患处,不久刮掉再涂,反复多次,如果加入少量硫黄,效果会更好,每天这样涂用。《圣惠方》

头风白屑
将羊蹄草根晒干杵碎末,和羊胆汁调和,涂贴在患处,就会除根。《圣惠方》

疥疮有虫
将羊蹄根捣碎,与猪油调和,加入少量食盐,每天涂用。《外台秘要》

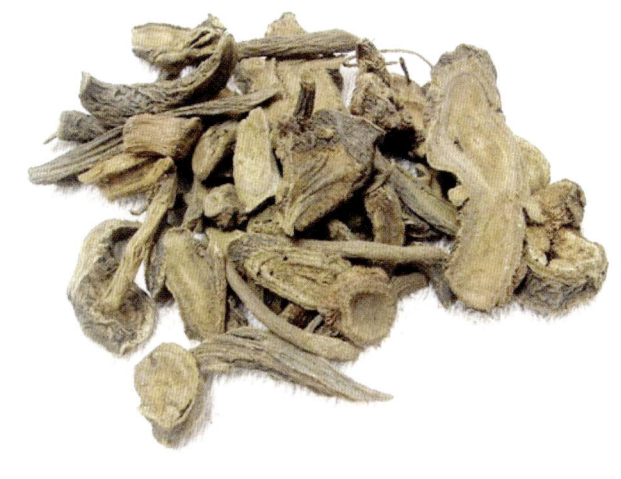

国医传世药方

泻下通络方
方选源流:《奇方本草》通络方。
中药组成:羊蹄草、旱莲草、滑石、茯苓各18克,玉竹22克,车前草12克,三七末(冲)、琥珀末(冲)各2克。
炮制方法:加水煎沸15分钟,滤出药液,再加水煎20分钟,去渣,两煎药液调兑均匀,分服,每天1剂。
功能主治:泻下通络。适用于泌尿系结石,肾结石。

四季药膳养生

土大黄酒
羊蹄根(土大黄)、土槿皮各180克,制川乌、槟榔、百部、海桐皮、白鲜皮、苦参各30克,蛇床子、千金子、地肤子、番木鳖、蛇衣、大枫子各15克,蜈蚣末9克,白信、斑蝥(布包)各6克。上药加入高粱酒2.5升,密封于瓶内,浸半月后去药渣。用时以毛笔蘸药水外涂。▶功能杀菌止痒。适用于体癣、股癣、神经性皮炎。

寒硝膏
土大黄、硝石、黄连、汉防己、玄参、甘草、川大黄各30克,寒水石、赤小豆各60克,半夏、白蔹、木香、附子、丁香、榆白皮、莽草各2克。上药研为细面,用时以生蜜60克、地黄汁60毫升调成膏。摊于生绢上贴敷患处。▶适用于痈疮,关节欲结成肿疡(痈、脓肿)。

苦白酒
羊蹄根(土大黄)、皂角刺各20克,苦参、白鲜皮各10克,白部30克,川楝子、扁蓄、蛇床子、石榴皮、藜芦各10克,白酒2升。将上药浸于白酒内,6天后启用。每晚临睡前用纱布块蘸此药酒搽全身皮肤,每天1次,连用10天。▶主治疥疮。

三七

拉丁学名：Panax notoginseng (Burk.) F.H.Chen

科属 五加科植物三七，其干燥根及根茎入药。人参属植物全世界约有10种，分布于北美洲和亚洲东部。中国约有8种，均可入药。

地理分布 海拔400~1800米的山坡及森林下的人工大棚有种植。主产于云南和江西；广西、贵州、广东、湖北等地也有少量种植。

采收加工 夏末秋初开花前，选生3~6年以上者，挖取根部，洗净，分开主根、支根及茎基，干燥。

用法用量 3~9克；研粉吞服，一次1~3克。外用适量。

药理作用 止血；溶栓；抑制血小板聚集；促进造血干细胞增殖；负性频率作用；抗心律失常；降压；抗动脉粥样硬化；提高耐缺氧能力；抗休克；抗脑缺血；镇痛；中枢抑制；增强免疫；抗炎；抗肝损伤；延缓衰老；抗肿瘤；降血脂；降血糖，促进蛋白合成等。

性味归经 甘，微苦，温。归肝、胃经。

功能主治 消肿定痛，散淤止血。用于衄血，咯血，便血，外伤出血，崩漏，跌打损伤，胸腹刺痛，淤血肿痛。

【三七】

别名／山漆·金不换·血参·参三七·田三七·田漆·田七·滇三七

◎《本草纲目》及文献记载三七：

主治止血，散血，定痛。金刃箭伤，跌扑杖疮，血出不止者，嚼烂涂，或为末掺之，其血即止。亦主吐血，衄血，下血，血痢，崩中，经水不止，产后恶血不下，血晕，血痛，赤目，痈肿，虎咬蛇伤诸病。

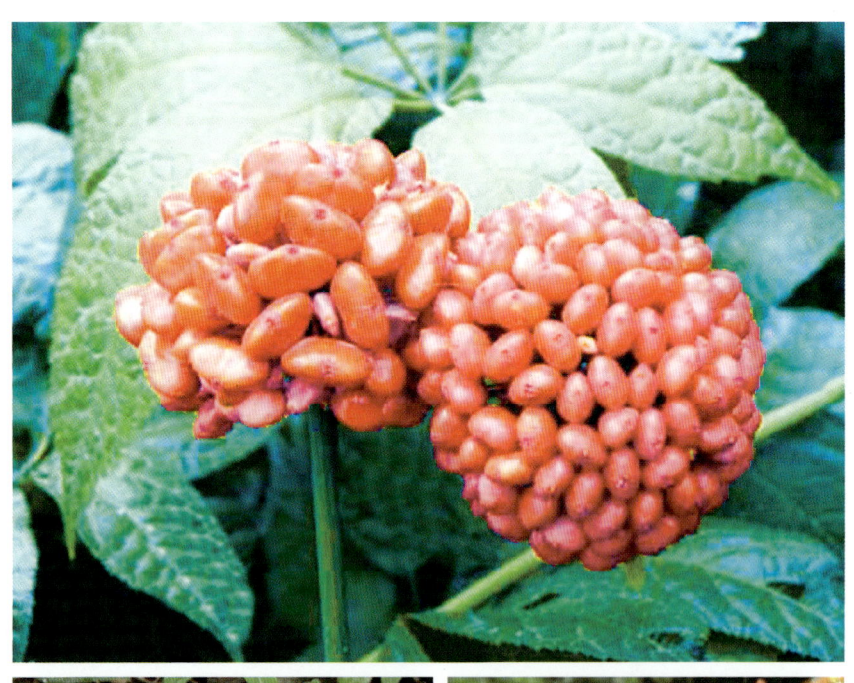

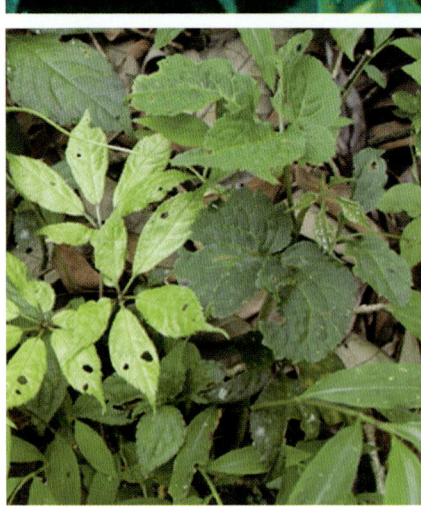

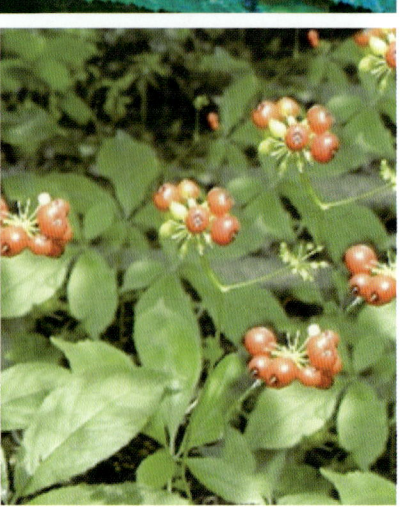

本草纲目附方

吐血、衄血（鼻出血）不止
三七一钱，口嚼以米汤送下。《濒湖集简方》

大肠下血，妇女血崩
将三七研细末，用淡白酒调一至二钱服用。三服即可痊愈。加五分三七在四物汤中，也可以。（同上）

无名痈肿，疼痛不止
用三七根磨米醋，调和后涂患处，就可使痈肿消散；如痈已破，则用三七研细粉末干涂。（同上）

虎虫咬伤
用三七研细，每次以米汤送服三钱。另取三七嚼涂伤处。（同上）

重度赤眼
三七根磨汁涂在眼睛周围，很见效。（同上）

产后血多
将三七研成粉末，用米汤服下一钱。（同上）

赤痢血痢
三七三钱，研成细末，用米泔水调和服下，就可痊愈。（同上）

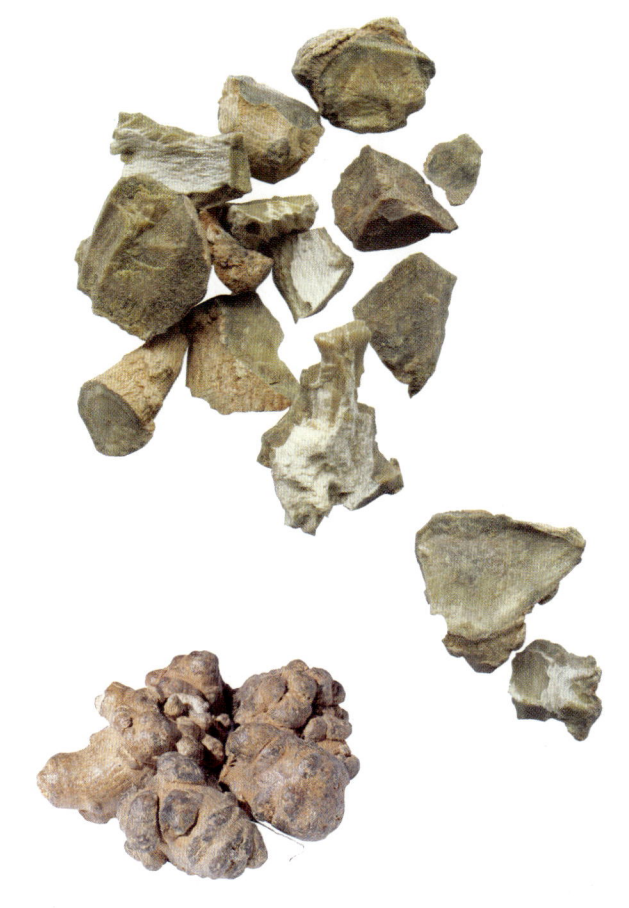

国医传世药方

三七止血汤
方选源流：《奇方本草》活血方。
中药组成：三七粉6克(冲服)，丹参30克，郁金、赤芍药、生山楂、川芎、当归、防风、黄芪各10克。
炮制方法：加水煎沸15分钟，滤出药液，再加水煎20分钟，去渣，两煎药液兑匀，分服，每天1剂。
功能主治：消肿祛淤，止痛止血。适用于眼底出血。

四季药膳养生

三七蒸鸡
三七25克，母鸡1只，料酒、葱、姜、食盐、味精各适量。将鸡煺毛、剁爪、去内脏，洗净，剁成小块装入盆中；把三七片放入鸡盆中，葱姜摆在鸡上，注入适量的清水，加入盐、料酒，上笼蒸约2小时取出，趁热食用。▶功能补血。适用于贫血，面色萎黄，久病体弱等。

三七藕蛋羹
三七粉6克，鸡蛋1个，鲜藕汁1杯。鲜藕汁加水煮沸；鸡蛋打散，放入三七粉调匀，放入沸汤中，稍加盐。每天2次。▶功能凉血化淤止血。适用于胃出血。

化血丹
三七6克、血余炭3克、煅化慈石9克。共研细末，分2次冲服；亦可作汤剂水煎服。▶功能化淤止血。适用于咯血，吐血，衄血，便血。

茜草　　拉丁学名：Rubia cordifolia L.

科属　茜草科植物茜草，其干燥根以及根茎入药。茜草属植物全世界约有70多种，分布于欧亚大陆、地中海沿岸、非洲、喜马拉雅地区及美洲热带。中国约有35种。入药用约有15种。

地理分布　在山坡路旁、田边、沟沿、灌木丛及林缘多有生长。分布于全国大部分地区。

采收加工　于11月挖取根部，洗净后，晒干。

用法用量　煎服，6~9克。

药理作用　抑制血小板聚集；止血；祛痰，镇咳；升高白细胞；抗肿瘤；抗菌等。

性味归经　苦，寒。归肝经。

功能主治　祛淤，通经，凉血，止血。用于吐血，衄血，崩漏，经闭淤阻，外伤出血，跌打损伤，关节痹痛，淤血肿痛。

茜草

别名／血见愁·地苏木·活因丹·八仙草·锯子草·四轮草·红茜根

◎《本草纲目》及文献记载茜草：

主治寒湿风痹，黄疸，补中。治六极伤心肺，吐血泻血。止鼻洪尿血，产后血运，月经不止，带下，扑损淤血，泄精，痔瘘疮疖排脓。酒煎服。通经脉，治骨节风痛，活血行血。

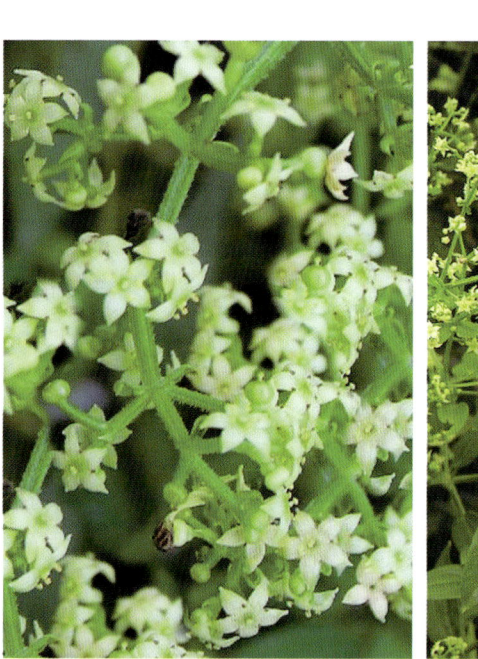
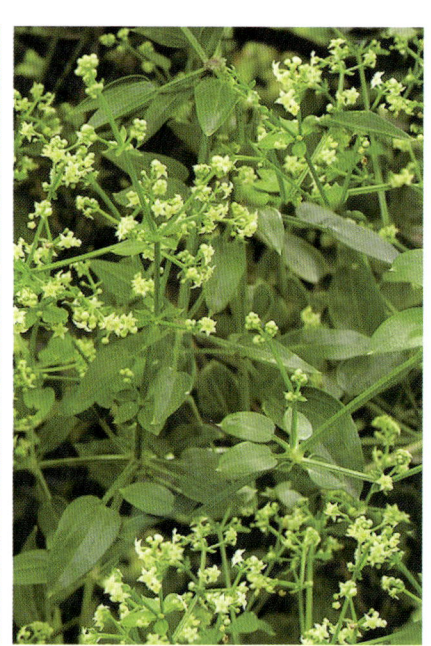
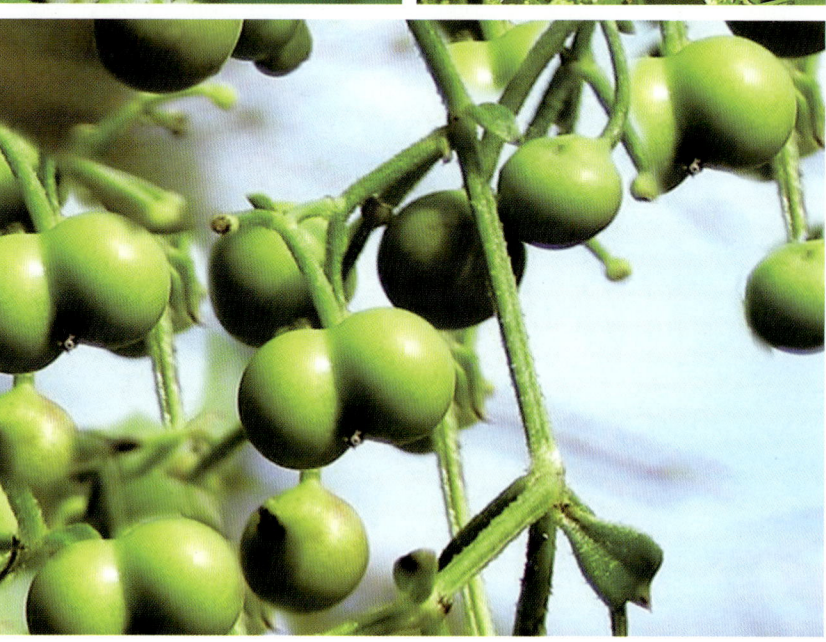

本草纲目附方

吐血不止

茜根一两，捣成末。每次服二钱，水煎，冷服。用水调末二钱服亦可。（周应《简要济众方》）

五旬行经

妇女五十岁以后，月经不止的，当作败血论治。用茜草根一两，阿胶、侧柏叶、炙黄芩各五钱，生地黄一两，小儿胎发一枚并烧成灰，分为六贴，每贴用水一盏半，煎取七分，放入小儿胎发灰服下。（唐瑶《经验方》）

脱肛

茜根、石榴皮各一把，加酒一碗，煎取七成，温服。《圣惠方》

黑髭乌发

用茜草根一斤，生地黄三斤，捣碎取其汁。用水五大碗，煎茜根绞汁，将滓再煎熬三次。将茜根汁和地黄汁，微火慢煎成为膏状，装盛在瓶中，每天空服用温酒服下半匙，一月之后须发乌黑如漆。禁忌萝卜、五辛。《圣济总录》

蝼蛄漏疮

将茜草根烧成灰，取千年石灰等分量，混合研为末，用油调和敷贴在疮上。《儒门事亲》

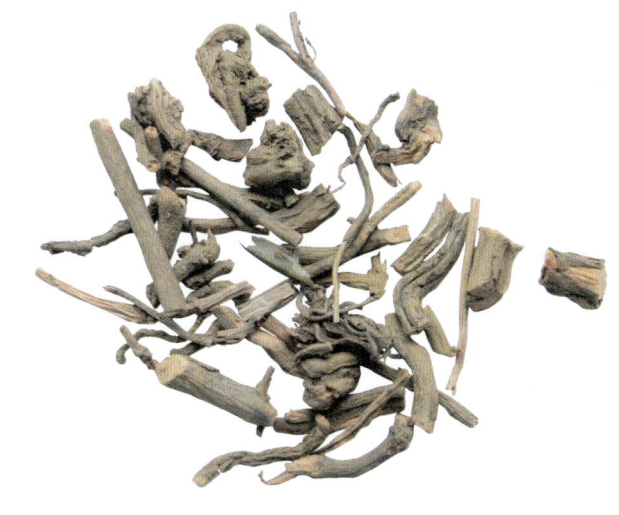

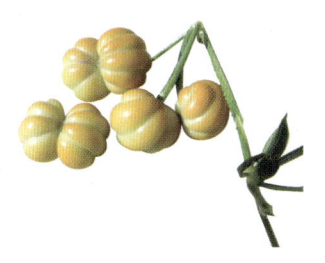

国医传世药方

安冲化淤汤

方选源流：《医学衷中参西录》止血方。

中药组成：茜草9克、川续断12克、生杭芍18克、白术18克、生龙骨18克、生黄芪18克、海螵蛸12克、生牡蛎18克、生地18克。

炮制方法：水煎服。

功能主治：益气健脾，滋阴补肝，安冲摄血。适用于脾气虚弱，妇女月经过多，经行日久，过期不止或不时漏下，色淡质稀。

四季药膳养生

茜草酒

鲜茜草根40克，高粱白酒1000毫升。茜草根洗净，浸于白酒中，6天后服用。每天1次，空腹热服。第1次喝七八分醉，盖被取汗。以后的量减少。▶适用于关节疼痛。

茜草根茶

茜草根60克。加水煎煮，取汁代茶饮。日服2次。▶适用于闭经。

茜草根甘草茶

茜草根60克，炒生地30克，生甘草4克。捣碎，沸水冲泡闷15分钟，代茶饮用，每日1剂。▶适用于各种大出血。

水烛香蒲   拉丁学名：Typha angustifolia L.

科属　香蒲科植物水烛香蒲、东方香蒲或者同属植物，其干燥花粉入药。香蒲属植物全世界约有15种，分布于欧亚大陆和北美洲的温带及热带地区。中国约有10种。入药用约有5种。

地理分布　1.水烛香蒲　生于浅水处。分布于华北、东北、华东、西北及河南、广西、湖北、贵州、四川、云南等地。
2.东方香蒲　生于沼泽中或水旁。分布于东北、华东、华北以及湖南、陕西、贵州、广东、云南等地。

采收加工　夏季采收蒲棒上部的黄色雄花序，晒干后碾轧，筛取花粉。

用法用量　煎服，5~9克，包煎；外用适量，敷患处。

药理作用　扩张血管，增强冠脉血流量；缩短凝血时间；抗心律失常；降血脂；兴奋子宫；提高耐缺氧能力；抗动脉粥样硬化；抗炎；抗菌等。

性味归经　甘，平。归肝、心经。

功能主治　化淤，止血，通淋。用于衄血，吐血，咯血，崩漏，经闭，痛经，外伤出血，跌打损伤，脘腹刺痛，血淋涩痛，淤血肿痛。

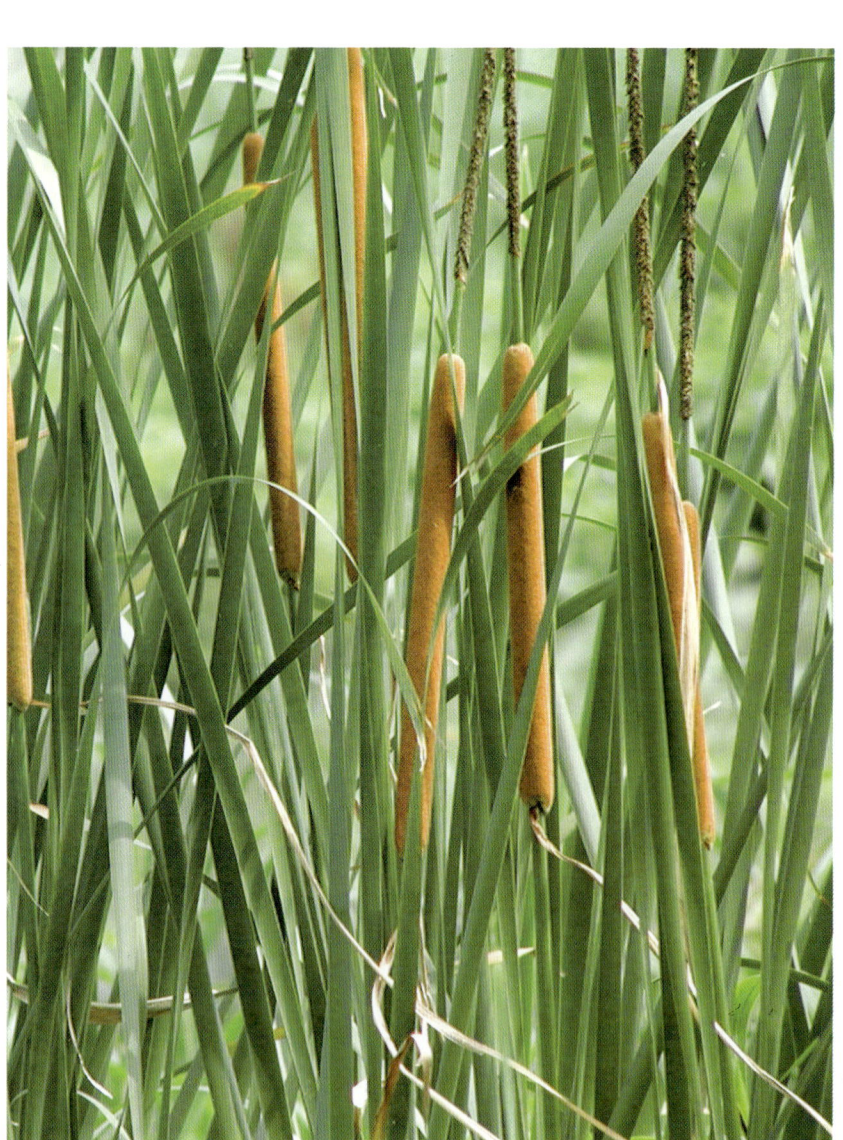

蒲黄

别名／蒲厘花粉·蒲花·蒲棒花粉·蒲草黄

◎《本草纲目》及文献记载蒲黄：

主治心腹膀胱寒热，利小便，止血，消瘀血。久服轻身益气力，延年神仙。治痢血，鼻衄吐血，尿血泻血，利水道，通经脉，止女子崩中。妇人带下，月候不匀，血气心腹痛，妊妇下血坠胎，血运血瘕，儿枕急痛，颠扑血闷，排脓，疮疖游风肿毒，下乳汁，止泄精。凉血，活血，止心腹诸痛。

本草纲目附方

吐血唾血
蒲黄末二两，每日温酒或冷水服三钱。《简要济众方》

金疮出血
蒲黄半两，热酒灌下。《危氏方》

幼儿吐血
蒲黄末，每服半钱，生地黄汁调服，根据患儿大小加减药量。《简要济众方》

关节疼痛
蒲黄八两，熟附子一两，为末。每服一钱，凉水送下，日服一次。《肘后方》

产后血淤
蒲黄三两，水三升，煎取一升，一次服完。《梅师方》

重舌生疮
用蒲黄末敷贴，不过三次就会治愈。《千方方》

肺热衄血
用蒲黄、青黛各一钱，用刚汲取的井水送服。或者除去青黛，加入同等分量的油发灰，用生地黄汁调服。《简便单方》

阴下湿痒
将蒲黄研为末，敷贴三、四次就好。《千金方》

儿枕血瘕
取蒲黄三钱，用米汤送服。《产宝方》

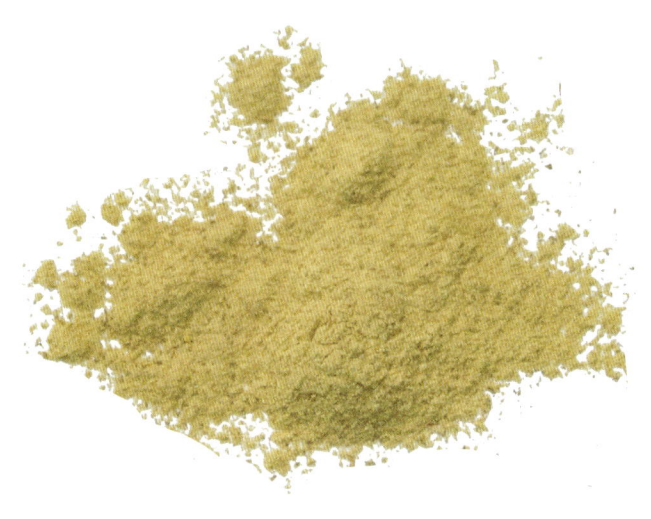

国医传世药方

蒲黄化淤散
方选源流：《金匮要略》止血方。
中药组成：蒲黄12克、滑石6克。
炮制方法：上药共研粗末，每服3克，日服3次；亦可用饮片作汤剂，水煎服。
功能主治：化淤泄热，止血通淋。适用于小便不利，茎中疼痛。

四季药膳养生

蒲黄蜜玉竹
生蒲黄、香油各6克，鲜玉竹500克，蜂蜜40克，白糖10克，淀粉10克。把鲜玉竹去须根洗净，切成2厘米长的段。炒锅放火上，放入香油、白糖炒成黄色，加适量开水，并将蜂蜜和蒲黄加入，再放入玉竹段，烧沸后用小火焖烂，捞出玉竹段。锅内汁加一滴香精，用少许淀粉勾芡，浇在玉竹段上即成。味道清甜适口。▶功能清润肺胃，活血散淤，止痛。适用于口腔溃疡。

行气镇痛汤水
生蒲黄、元胡、五灵脂、白芍各9克，广木香、厚朴、乳香(后下)各6克，沉香15克，瘦猪肉适量。以上各药洗净，同瘦肉共置瓦煲，加清水6碗，煲存2碗，早晚饭后饮服。▶功能化淤行气、消积止痛。适用于肠癌进行辅佐治疗。

降香檀 拉丁学名：Dalbergia odorifera T. Chen

科属 豆科植物降香檀，其树干和根的干燥心材入药。黄檀属植物全世界约有99种，分布于美洲、非洲、亚洲的热带和亚热带地区。中国约有27种。入药用约有13种。

地理分布 在山地林中生长。分布于海南，云南有栽培。

采收加工 全年均可采收，除去边材，阴干后使用。

用法用量 煎服，9～15克，入煎剂宜后下；外用适量，研细末敷患处。

药理作用 镇痛，镇静；抑制血栓形成等。

性味归经 辛，温。归肝、脾经。

功能主治 止痛，行气活血，止血。用于肝郁胁痛，脘腹疼痛，跌扑损伤，胸痹刺痛，外伤出血。

降香

别名／降真香·紫藤香·降真·花梨母

◎《本草纲目》及文献记载降香：

主治烧之，辟天行时气，宅舍怪异。小儿带之，辟邪恶气。疗折伤、金疮，止血定痛，消肿生肌。

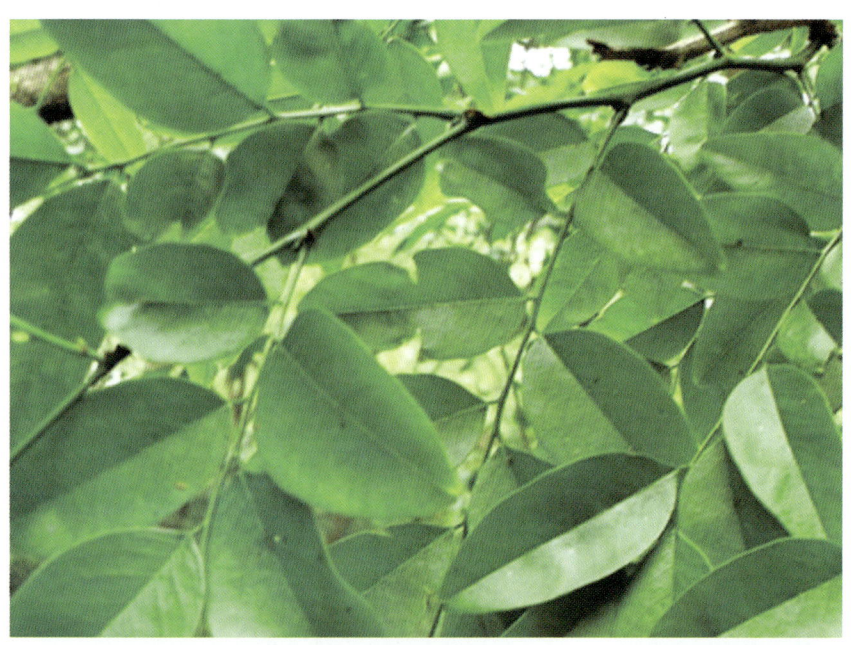

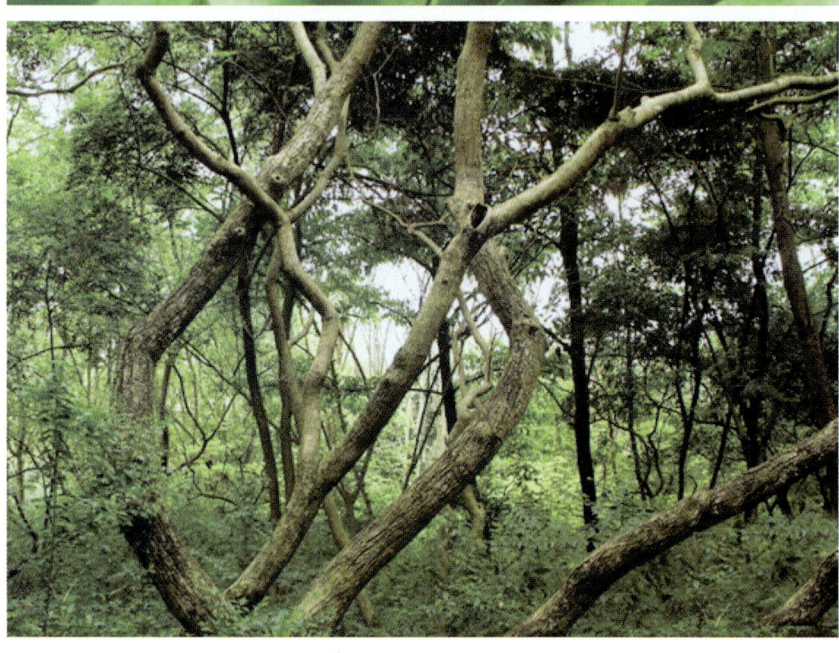

本草纲目附方

痈疽恶毒
取降真香末、枫乳香等分，研末为丸，点燃熏患处。《集简方》

金疮出血
降真香、五倍子、铜花等分研末，贴敷于患处。《医林集要》

▲ **李时珍说：**

"降香，在《唐本草》和宋《开宝本草》中都没有收录。宋代的唐慎微编撰《经史证类备急本草》一书中才增补了降真香，但是没有注明它的功用。现在治疗骨折外伤、金疮的医家多用它的节，说是可以代替没药、血竭。根据《名医别录》上说：周密被海盗用刀砍伤，血流不止，筋骨都像断了一样，用花蕊石散不见效。军士李高用紫金散贴之，血止痛定。第二天结痂像铁一样坚硬，于是便好，并且没有瘢痕。问其使用的什么药方，他说把紫藤香用瓷瓦片刮下来研成末，即为紫金散。说紫藤香就是降真香中最好的。罗天益《卫生宝鉴》也收录了这个药方，说效果非常好。"

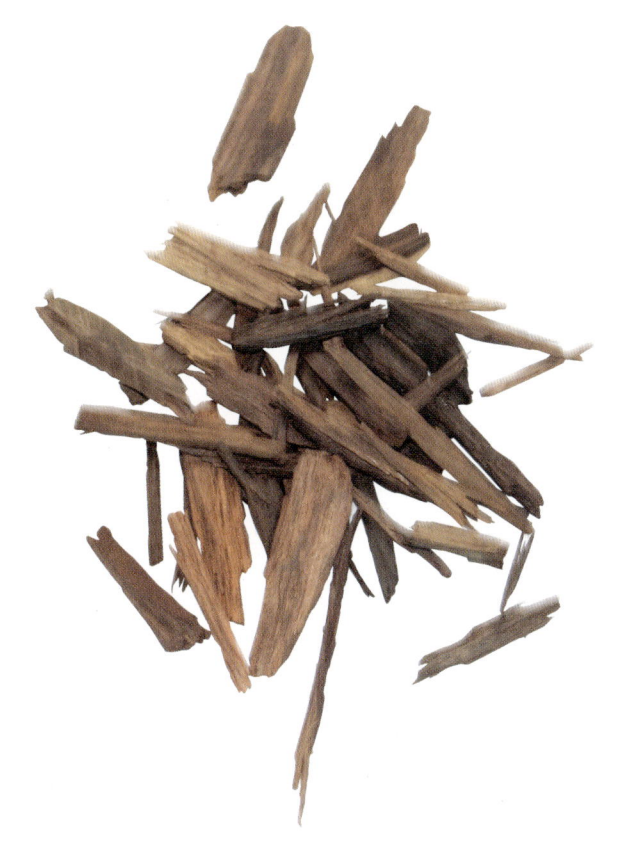

国医传世药方

十香化瘀行气丸

方选源流：《常用中成药》理气方。

中药组成： 降香30克、木香60克、沉香60克、丁香15克、檀香30克、乳香90克、藿香45克、香附30克、甘草30克、乌药30克。

炮制方法： 上药共研粗末，蜜丸，每粒6克，每服1丸，日服2次，开水化开服用。

功能主治： 行气止痛。适用于气滞郁结，脘腹胀痛。

四季药膳养生

猪脊红枣莲子汤

降香、生甘草各15克，猪脊骨1具，红枣120克，莲子90克。一同加水，以小火烧烂，加姜、盐调味。分多次饮。▶适用于骨折中后期。

降香止痛精

降香、两面针各30克，细辛14克，豆豉姜、广藿香、香附各150克，花椒、石菖蒲、香加皮、鸡骨香、九里香各100克，小叶双眼龙15克，荆三棱、高良姜、莪术各50克，黑老虎250克，黄芩、栀子各25克，樟脑15克，薄荷脑2克，将前16味捣碎，以75度白酒，密封浸泡7天，全部取出置蒸馏器中进行蒸馏，收集含醇量20%以上的蒸馏液。黄芩、栀子各以3倍量的75度白酒浸渍1天，取出过滤取用。再将蒸馏液与浸渍液合并混匀，加入樟脑、薄荷脑搅拌溶解，过滤即得。分瓶装。口服。每次服5毫升，每天服2次。亦可外用，涂擦患部。▶功能行气止痛。适用于跌打肿痛、吐泻腹痛、风湿骨痛及风火牙痛。

白及

拉丁学名：Bletilla striata (Thunb.) Reichb.f.

科属 兰科植物白及，其干燥块茎入药。白及属植物全世界约有6种，分布于缅甸北部、朝鲜半岛、中国及日本。中国约有4种。入药用约有4种。

地理分布 野生于山野、山谷较潮湿处。分布于河北、山西、河南、甘肃、陕西、江苏、山东、浙江、安徽、福建、江西、湖北、台湾、广东、湖南、四川、广西、贵州、云南等地。主产于贵州、湖南、四川、安徽、湖北、浙江、河南、陕西。

采收加工 8～11月采挖，将块茎浸入水中约1小时，洗净泥土，除去须根，经蒸煮到内面无白心时取出，晒或炕至表面干硬不黏结时，用硫黄熏后，炕干或晒干，然后摘去残须，使表面呈光洁淡黄白色，筛去杂质。

用法用量 煎服，6～15克；研粉吞服3～6克。外用适量。

药理作用 缩短出血、凝血时间；抗肿瘤；保护胃黏膜；抗菌等。

性味归经 苦、甘、涩，微寒。归肺、肝、胃经。

功能主治 收敛止血，消肿生肌。用于吐血，咳血，外伤出血，皮肤皲裂，疮疡肿毒；溃疡病出血，肺结核咳血。

白及

别名／甘根·连及草·羊角七·千年棕·君求子·白鸡儿·利知子

◎《本草纲目》及文献记载白及：

主治性涩而收，得秋金之令，故能入肺止血，生肌治疮也。

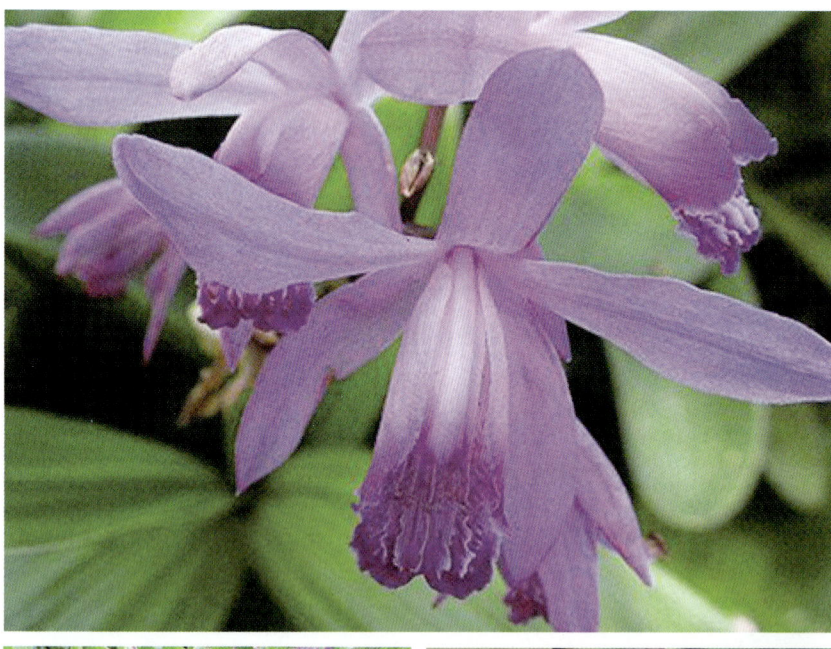

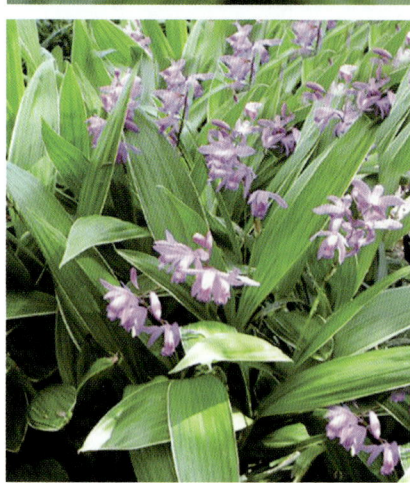

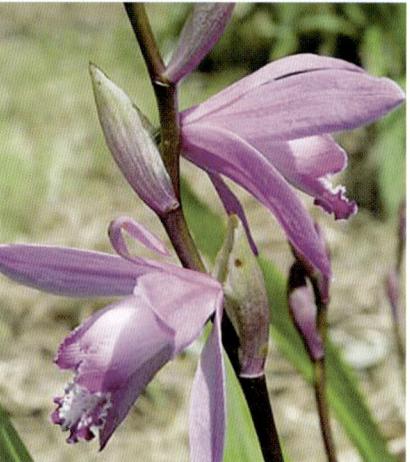

本草纲目附方

妇女阴脱
白及、川乌药等分，研为末，薄布包一钱，纳入阴道中，腹内感觉热即止。每天用一次。《广济方》

疔疮、肿疮
白及末半钱，与水混合，去清水，将药摊在厚纸上贴于患处。《袖珍方》

跌打骨折
用白及末二钱，酒调服。《永类方》

刀伤
白及、煅石膏等分，研为末，撒伤口上。《济急方》

鼻衄不止
用唾液调和白及末，涂在鼻根处，同时用水服下一钱，立即能止住。《经验方》

心气疼痛
取白及、石榴皮各二钱，制成末。炼蜜做成黄豆大的药丸，每次服用三丸，艾醋汤送下。《生生编》

重舌鹅口
取白及末，用乳汁调和后涂在足心处。《圣惠方》

手足皲裂
将白及末用水调后塞搽在皲裂处。不要接触水。《济急方》

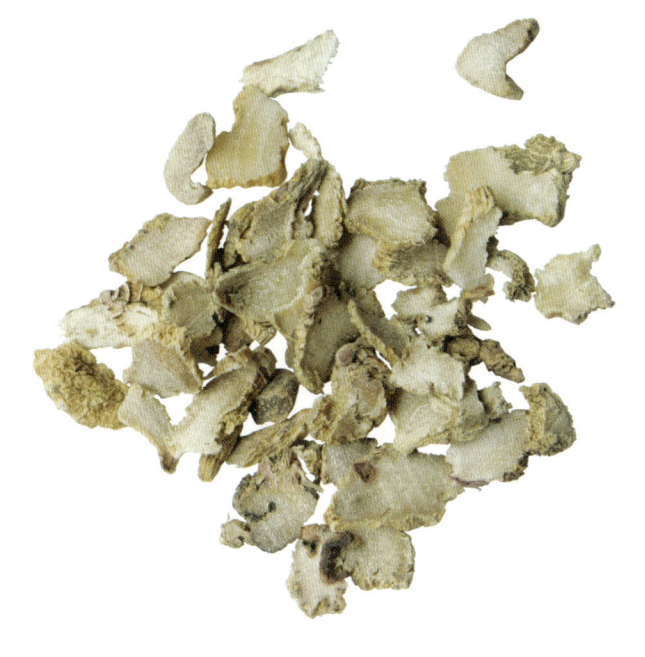

国医传世药方

白及枇杷润肺丸
方选源流：《证治准绳》止咳平喘方。
中药组成：白及30克、枇杷叶15克、生地30克、藕节15克、蛤粉炒阿胶15克。
炮制方法：上药共研末，水泛为丸，每服6克，日服2～3次。亦可改作汤剂，各药用量按常规剂量。
功能主治：滋阴润肺，止咳止血。适用于咳嗽咯血，口干舌燥，舌质红，脉细数。

四季药膳养生

白及肺片
白及片30克，猪肺200克。将洗净的猪肺和白及一同放入瓦罐中，加黄酒煮熟，吃肺饮汤。▶功效补肺止咳，止血生肌。适用于肺痿，气息短促，咳吐浊唾涎沫；肺痈，咯吐腥臭浊痰，咳嗽胸痛，甚则脓血相兼，气急喘促等症。

白及蛋花
白及粉6克，鸡蛋1个。鸡蛋去壳，放入白及粉搅匀，早起用沸水冲成蛋花服用。▶功效滋阴养血，收敛止血。适用于肺痨咳嗽，痰中带血等症。

白及牛奶
白及粉5克，牛奶250克，蜂蜜40克。将牛奶煮沸后，调入蜂蜜、白及粉。顿服。▶功效补虚益胃，收敛止血。适用于胃及十二指肠溃疡。

裸花紫珠　　拉丁学名：Callicarpa formosana R. Browm

科属　马鞭草科植物裸花紫珠、杜虹花或白棠子树及同属多种紫珠，其地上部分入药。

地理分布　1.裸花紫珠　野生于1200米以下的山坡谷地和溪旁灌木丛中。安徽、江苏、江西、浙江、河南、福建、广西、广东、贵州、四川、云南有分布。江西、江苏、广东、广西、贵州、云南为主产区。

2.杜虹花　野生于海拔1590米以下的平地、山坡、溪边树林中及灌木丛中。江西、浙江、台湾、福建、广西、广东、云南多有分布。主产于浙江、福建、江西、广东、广西。

3.白棠子树　海拔600米以下的低山丘陵灌木丛中有野生。分布于华东、华南及河北、台湾、湖北、河南、贵州。江苏、山东、浙江、安徽、福建、江西、湖北、河南、广东是主产区。

采收加工　7～8月份采收，晒干后使用。

用法用量　煎服，10～15克；研粉1.5～3克；外用适量。

药理作用　抗菌，止血等。

性味归经　苦、涩，凉。归肝、肺、胃经。

功能主治　清热解毒，收敛止血。用于衄血，咯血，呕血，便血，尿血，烧烫伤，外伤出血，热毒疮疡。

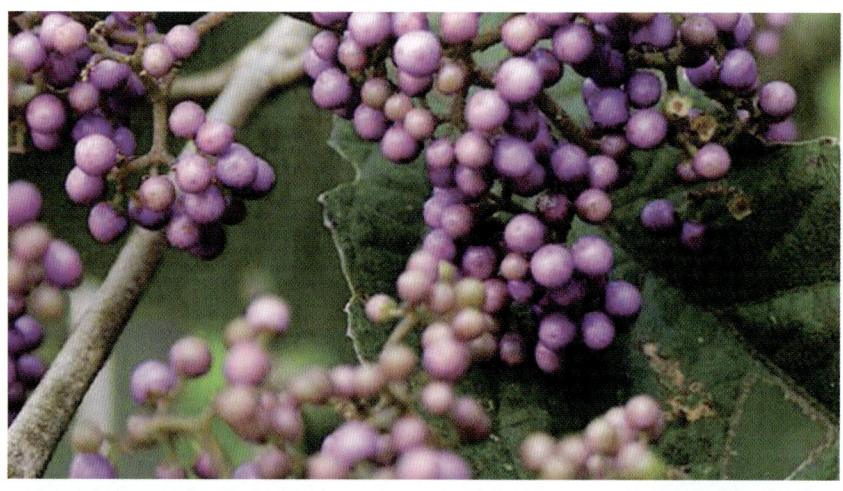

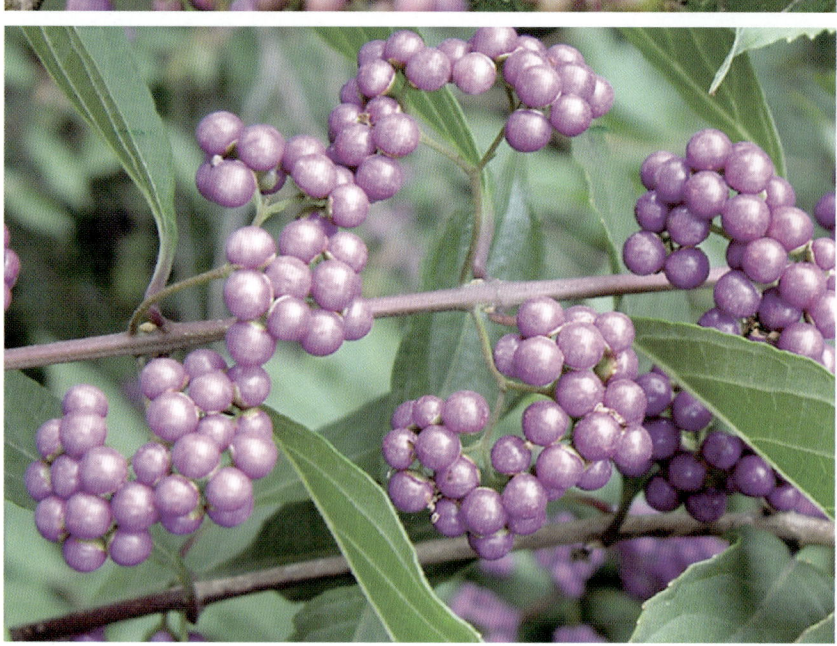

紫珠

别名／紫珠草・紫荆

◎《本草纲目》及文献记载紫珠：

主治破宿血，下五淋，浓煮汁服。通小肠。解诸毒物，痈疽喉痹，飞尸蛊毒，肿下瘘，蛇、虺、虫、蚕、狂犬毒，并煮汁服。亦以汁洗疮肿，除血长肤。活血行气，消肿解毒，治妇人血气疼痛，经水凝涩。

本草纲目附方

妇人血气
紫荆皮为末,醋糊丸樱桃大。每服一丸,酒化服。《熊氏补遗》

鼻中疳疮
紫荆花阴干为末,外贴患处。《卫生易简方》

痔疮肿痛
紫荆皮五钱,用新水于饭前煎服。《直指方》

产后诸淋
紫荆皮五钱,半酒半水煎,温服。《熊氏补遗》

狂犬咬伤
紫荆皮末,用沙糖调和涂于咬伤处,涂时注意留口以便退肿。同时口中仍嚼咽杏仁去毒。《仙传外科》

伤眼青肿
紫荆皮用小便浸七日,晒干研末,用生地黄汁、姜汁调和外敷,若不肿则用葱汁调药末。《永类方》

发背初生,一切痈疽都治
单用紫荆皮为末,用酒调和后外敷于患处周围,痈疽则自然聚拢变小而不扩散,内服柞木饮子。《仙传外科》

鹤膝风挛
紫荆皮三钱,用老酒煎服,一日两次。《直指方》

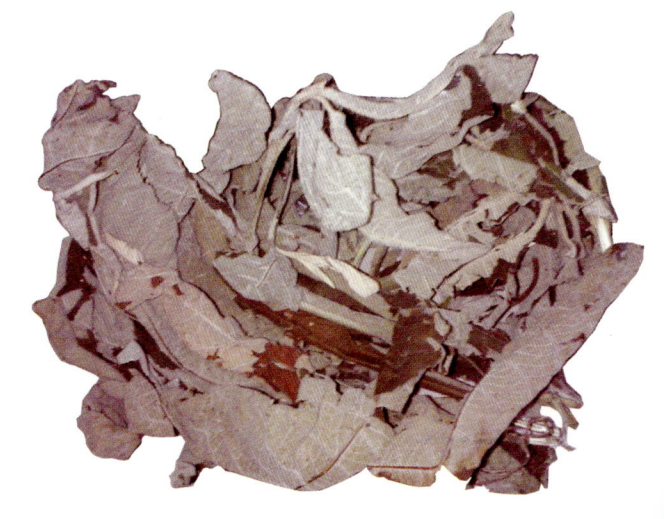

国医传世药方

收敛止血方

方选源流:《奇方本草》止血方。
中药组成: 紫珠叶50克,化血丹20克。
炮制方法: 研为细末,每天3次,每次服5克,用鸡蛋清兑温开水调服。一般服用3天即可见效。
功能主治: 清热解毒,收敛止血。适用于肺癌,咯血。

四季药膳养生

紫珠茶
干紫珠末2克。加冷开水冲泡,每4小时1次。▶适用于肠胃出血。

紫珠草茶
紫珠草8克。研磨成粗末,煎煮,取汁,代茶多饮。▶对肝硬化食道静脉曲张破裂出血有疗效。

益气凉血汤
紫珠草、乌贼骨粉各30克,炙黄芪15克,党参、全当归、地榆炭、槐花炭各12克,蒲黄、炒阿胶各20克,生大黄末3克,三七末6克。将药末和匀分3次温水调服。其余药物水煎服。每天1剂。▶功能补气摄血,祛瘀收敛。

菟丝紫珠粥
紫珠米100克,菟丝子、茯苓、黑芝麻各15克,石莲肉10克,食盐适量。将以上药物洗干净,与紫珠米加适量水,在旺火上煮开后,移至微火上煮成粥,加少许食盐。每天2次,可服15天。▶功能滋阴补肾,乌发美发。

莲　　拉丁学名：Nelumbo nucifera Gaertn.

科属　睡莲科植物莲，其干燥根茎节部入药。莲属植物全世界有2种，分布于美洲、大洋洲和亚洲。中国仅1种，可入药。

地理分布　水泽、湖沼、池塘及水田内有生长，野生或栽培。全国大部分地区均有生产。

采收加工　秋冬和春初挖取根茎(藕)，洗净后，切下节部，除去须根后，晒干。

用法用量　煎服，9～15克。

药理作用　缩短凝血时间。

性味归经　甘、涩，平。归肝、肺、胃经。

功能主治　消淤，止血。用于咯血，吐血，尿血，衄血，崩漏。

藕节

别名／光藕节·藕节巴

◎《本草纲目》及文献记载藕节：主治捣汁饮，主吐血不止，及口鼻出血。消瘀血，解热毒。产后血闷，和地黄研汁，入热酒、小便饮。能止咳血，唾血，血淋，溺血，血痢，血崩。

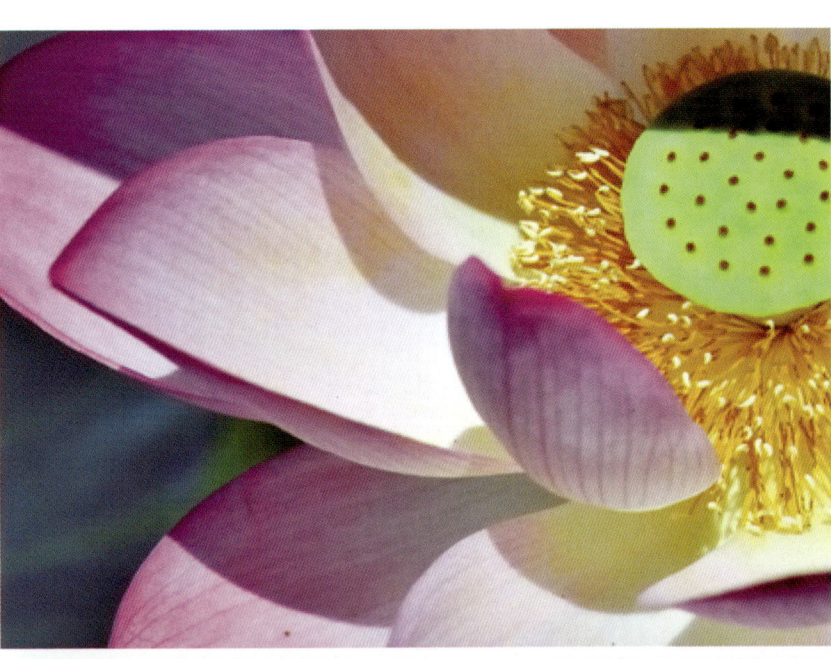

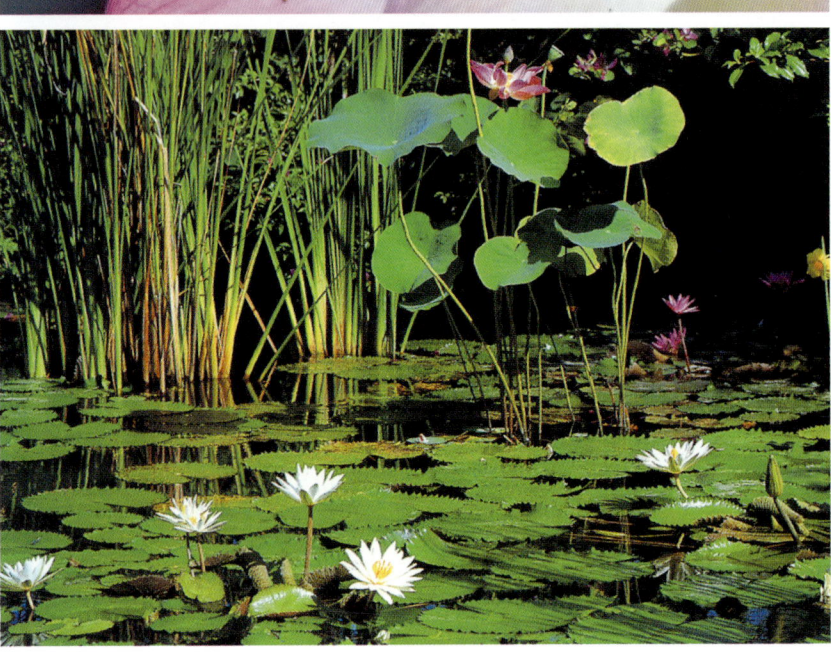

本草纲目附方

鼻血不止
将藕节捣汁饮服，并滴入鼻中。

突然吐血
双荷散：藕节、荷蒂各七个，用蜜少许捣烂，加水二杯，煎取八成，去渣温服。或研成粉末做成药丸也可。《太平圣惠方》

大便下血
将藕节晒干研成末，加入人参、白蜜煎汤，调服二钱，一天两次。《全幼心鉴》

鼻渊
和藕节、川芎焙过，研为末。每次服二钱，米汤送下。《普济方》

遗精白浊，心虚不宁
金琐玉关丸：藕节、莲花须、莲子肉、芡实肉、山药、白茯苓、白茯神各二两，共研成末，再用金樱子二斤杵碎，以水一斗，熬至八分去掉渣，再熬成膏，加入少量面粉和药，做成梧桐子大的丸，每次服七十丸，米汤饮下。

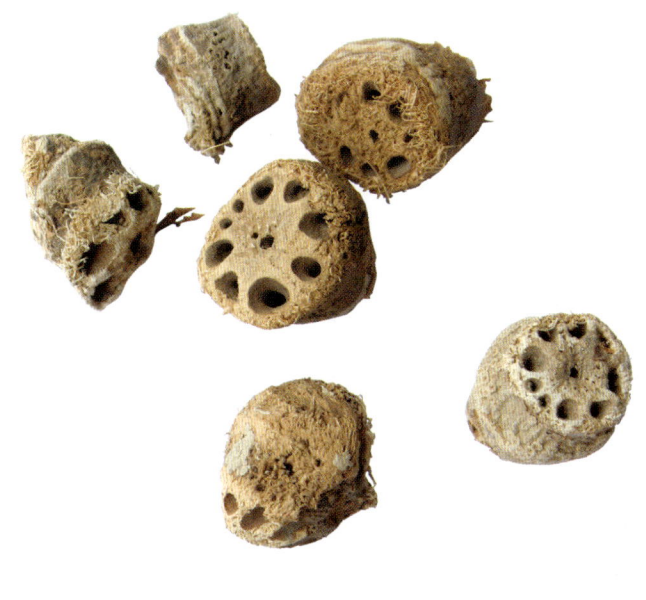

国医传世药方

清热固经大宝汤

方选源流：《中医妇科学》止血方。
中药组成：藕节15克、炙龟板15克、生地15克、地骨皮10克、焦栀子10克、黄芩10克、甘草6克、棕榈炭10克、生牡蛎15克、阿胶20克、地榆10克。
炮制方法：水煎服。
功能主治：清热凉血，止血调经。适用于血热崩漏，阴道出血，量多，淋漓不净，色深红质稠，燥热口渴，苔黄。

四季药膳养生

藕节茅根茶

藕节9枚，白茅根、桑叶各15克。洗净晒干，研制成粗末，煎汤，取汁。代茶多饮。▶功能消瘀止血。适用于咳血、吐血等出血症。

藕粥

藕粉30克，粳米50克，白糖少量。米煮粥，临熟时，放入藕粉和糖，调匀食。▶功能养血，调中，止血，开胃。适用于虚损失血，泄泻食少。

藕冬瓜菜

生藕节100克，白冬瓜1个。加水煎汤。代茶常饮。▶功能消瘀止血。适用于血淋，尿道刺痛，尿血。

藕节茶

藕节10枚。水煎，取汁。代茶多饮。▶适用于各种出血症。

藕汁

藕适量，将藕洗净、切片，放沙锅中水煮取汁，浓缩。每服20毫升，每天3次，宜常服。▶功能清热凉血，散瘀止血。适用于阴虚火旺以及诸失血症。忌用铁器煮。

棕榈

拉丁学名：Trachycarpus fortunei (Hook.) H.Wendl.

科属 棕榈科常绿植物棕榈，其叶鞘纤维（即叶柄基部之棕毛）入药。

地理分布 栽培或野生。丘陵及山地有野生。栽培于村边、田边、庭院。长江以南各地多有分布。江苏、江西、浙江、安徽、福建、广东、四川、广西、贵州、云南等地有分布。

采收加工 割取叶柄下延部分及鞘片，除去纤维状棕毛，晒干，切成小片，煅制成炭。

用法用量 煎服，3～9克。一般炮制后用。

药理作用 缩短凝血时间。

性味归经 苦、涩，平。归肝、肺、大肠经。

功能主治 收涩止血。用于鼻血，吐血，便血，尿血，崩漏下血。

棕榈

别名／棕毛·棕皮

◎《本草纲目》及文献记载棕榈炭：

棕灰性涩，若失血去多，瘀滞已尽者，用之切当，所谓涩可去脱也。与乱发同用更良。年久败棕入药尤妙。

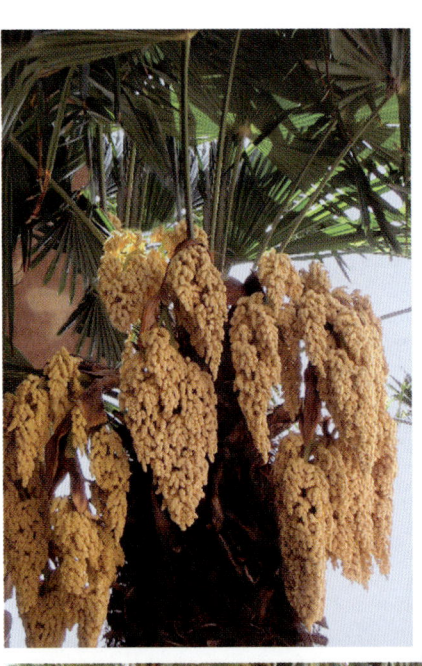
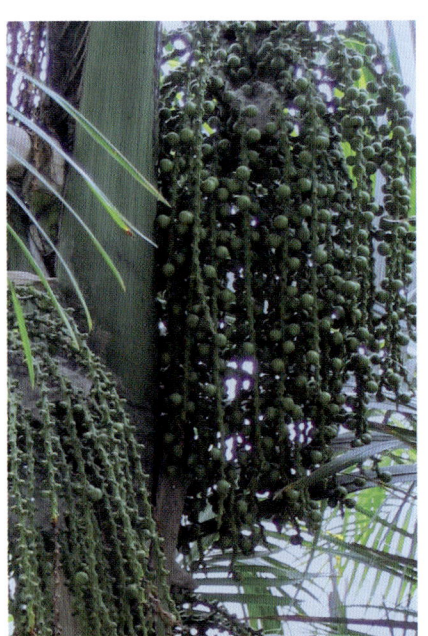
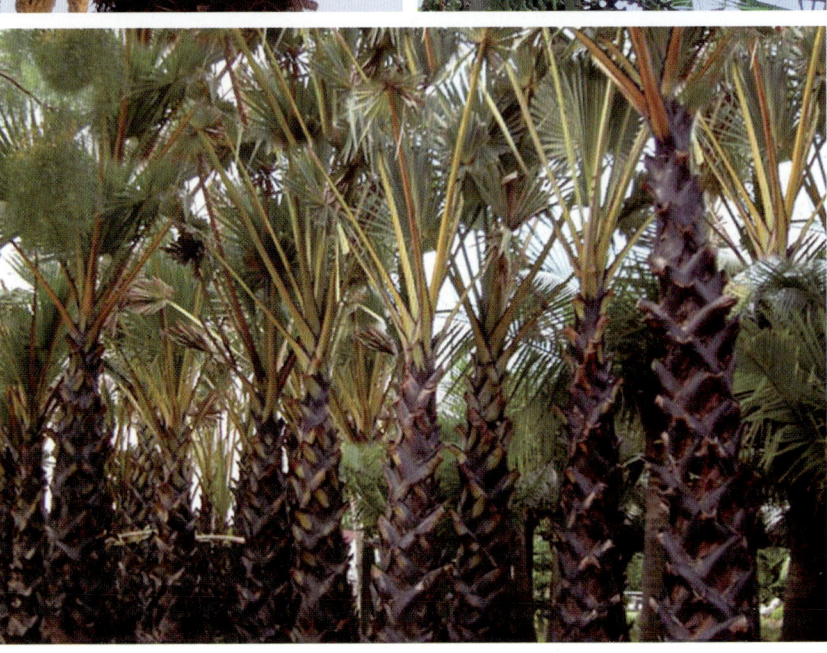

本草纲目附方

血崩不止
将棕榈皮烧存性，空腹服三钱，淡酒送下。《妇人良方》

下血不止
棕榈皮半斤、栝楼一个，共烧成灰。每次服二钱，米汤调下。《百一选方》

血淋不止
棕榈皮，半烧半炒为末，每次服二钱。《卫生家宝方》

鼻血不止
将棕榈皮烧灰，吹入流血的鼻孔内。《黎居士方》

泻痢
将棕榈皮烧存性，研为末，水送服一匙。《近效方》

小便不通
棕皮毛烧存性，用水、酒服下二钱就通了。《摄生方》

▲李时珍说：
"棕灰性涩，如果是失血过多，瘀滞已尽的病人，正适合用它，也就是所谓的涩可以去脱。与乱发同用效果更好。存放年久的败棕入药更妙。"

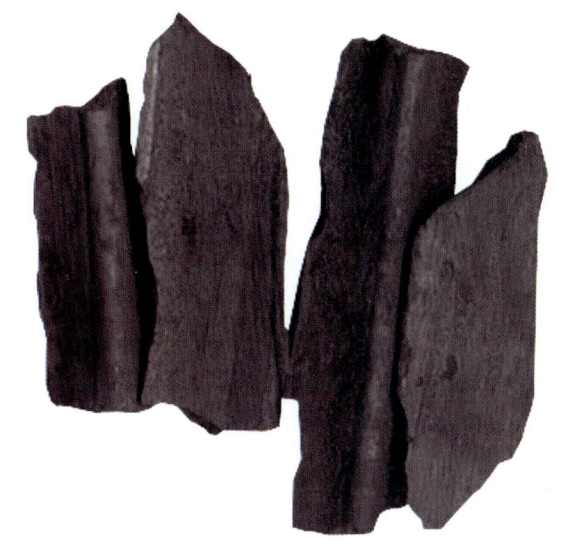

四季药膳养生

棕榈叶茶
鲜棕榈叶30克，槐花15克。热水冲泡，代茶饮，每日2次饮用。▶适用于高血压病，预防中风。

棕榈槐花茶
鲜棕榈叶30克，槐花10克。一起研磨为粗末，煎水，取汁代茶饮用。▶适用于高血压，头痛。

棕榈花茶
棕榈花30克。沸水冲泡15分钟，代茶多饮，连用3天。▶适用于菌痢赤多白少，亦用于肠风出血、妇女功能性子宫出血。

国医传世药方

如圣散
方选源流：《证治准绳》止血方。
中药组成：棕榈炭30克、黑姜45克、乌梅30克。
炮制方法：研末为丸，每服8克，乌梅汤送下。亦可按各药常规剂量，水煎服。
功能主治：温中散寒，止血固冲。适用于冲任虚寒，崩漏下血，淋漓不尽，血淡无血块。

棕榈双补方
方选源流：《奇方本草》补虚方。
中药组成：棕榈炭、阿胶、白术、荆芥、当归各10克，海螵蛸、伏龙肝各18克，黄芪15克，党参、熟地黄各12克，天门冬8克，茜草、续断、莲房炭、甘草各5克。
炮制方法：加水煎沸15分钟，滤出药液，再加水煎20分钟，去渣，两煎药液调兑均匀，分服，每天1剂。
功能主治：健脾益气，止血补肾。适用于功能性子宫出血，脾肾两虚型。

艾 拉丁学名：Artemisia argyi Levl. et Vant.

科属 菊科植物艾，其干燥叶入药。蒿属植物全世界约有298种，分布于欧洲、亚洲及北美洲的温带、寒温带及亚热带地区。中国约有188种，入药用约有23种。

地理分布 荒地林缘有野生。中国东北部、西部、北部到南部都有分布。安徽、山东为主产区。全国大部分地区有产出。

采收加工 春夏两季花未开时割取地上部分，摘取叶片嫩梢，晒干。

用法用量 煎服，3～9克；外用适量，供灸治或熏洗用。

药理作用 缩短出血、凝血时间；抗菌；兴奋子宫；增强单核－巨噬细胞吞噬功能；祛痰，镇咳，平喘；减弱心肌收缩力；促进胆汁分泌等。

性味归经 辛、苦，温；有小毒。归肝、脾、肾经。

功能主治 温经止血，散寒止痛。用于少腹冷痛，经寒不调，吐血，宫冷不孕，崩漏经多，衄血，妊娠下血；外治皮肤瘙痒。

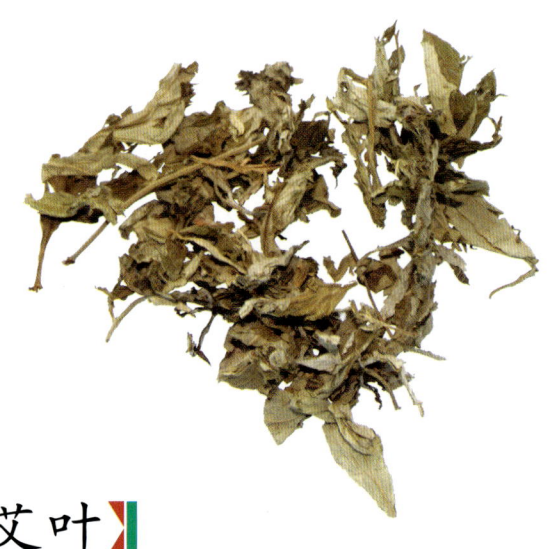

【艾叶】

别名／艾蒿·灸草·蕲艾

◎《本草纲目》及文献记载艾叶：

主治灸百病。可作煎，止吐血下痢，下部䘌疮，妇人漏血，利阴气，生肌肉，辟风寒，使人有子。作煎勿令见风。温中，逐冷，除湿。

本草纲目附方

伤寒时气，温病头痛，壮热脉盛
用三升干艾叶，一斗水，煮取一升，一次服下，促使发汗。《肘后方》

妊娠风寒壮热，赤斑变为黑斑，尿血
用如鸡蛋般大的一团艾叶，三升酒，煮取二升半，分为两次服下。《伤寒类要》

中风口噤
用熟艾灸承浆穴，双侧颊车穴，各五壮。《千金方》

小儿烂疮
用艾叶烧成灰，外敷于患处。《子母秘录》

国医传世药方

胶艾温经补血汤
方选源流：《金匮要略》止血方。
中药组成：艾叶9克、阿胶6克、川芎6克、当归9克、芍药12克、干地黄12克、甘草6克。
炮制方法：水煎去渣，或加酒适量，入阿胶烊化，温服。
功能主治：补血止血，活血调血，调经安胎。适用于妇人冲任虚损，崩中漏下，月经过量，淋漓不尽，产后下血不止，妊娠下血，腹中疼痛。

四季药膳养生

艾叶粳米粥
鲜艾叶15克，南粳米50克，红糖20克。艾叶煎汤，去渣后入南粳米、红糖煮稠粥。月经过后3天开始至月经来前3天停用，每天2次，早晚温热食。▶功效温中散寒，调经止痛。适用于虚寒性痛经，月经不调，小腹冷痛，胎动不安，崩漏下血，妊娠下血及宫冷不孕等症。凡阴虚血热者不宜服用。

姜　　拉丁学名：Zingiber officinale Rose.

科属　姜科植物姜，其干燥根茎(干姜)的炮制加工品入药。姜属植物全世界约有79种，分布于亚洲的热带和亚热带地区。中国约有13种，入药用约有2种。

地理分布　主产于贵州、四川等地，浙江、山东、湖北、广东、陕西等地也有出产。四川、贵州的产量最大，品质较好。

采收加工　将干姜砂烫到鼓起，表面显棕褐色，内部棕黄色。

用法用量　煎服，3~6克。

药理作用　止血；抗胃溃疡等。

性味归经　苦、涩、温。归脾、肝经。

功能主治　温经止血，温中散寒。用于脾胃虚寒，腹痛吐泻，阳虚失血，吐衄崩漏。

本草纲目附方

蜘蛛咬人
把炮姜切片贴在伤口，效果很好。《千金方》

中寒水泻
把干姜炮后研成细末，用米汤服下二钱。《千金方》

牙痛不止
把川姜(炮)、川椒各等分研细末，擦痛牙。《御药院方》

斑痘厥逆
出斑痘时过多地服了凉药，使手脚厥冷，脉微。把炮过的干姜二钱半、炙粉甘草一钱半，用两钟水煎到一钟时服下。《伤寒论》

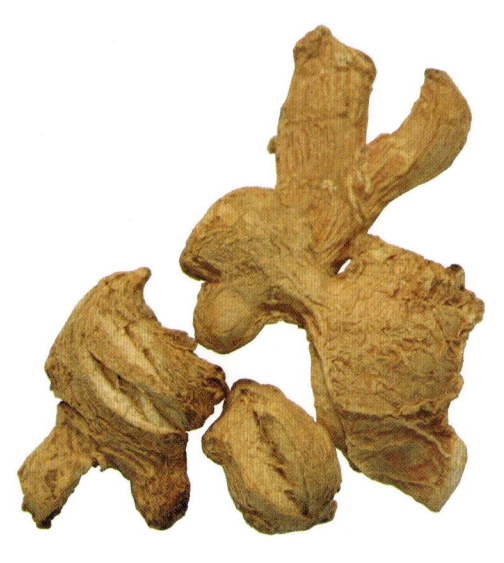

国医传世药方

养血止崩汤

方选源流：《傅青主女科》固涩方。

中药组成：炮姜1.2克、当归12克、川芎3克、桃仁10粒、炙草1.5克、乌梅炭1.5克、荆芥炭1.5克、炒蒲黄1.5克。

炮制方法：水煎服。

功能主治：化瘀生新，固经止崩。适用于产后血崩，恶露不净，汗多气促。

炮姜

别名／黑姜

◎《医学入门·本草》及文献记载炮姜：

主治温脾肾，治里寒水泻，下痢肠澼，久疟，霍乱，心腹冷痛、胀满，止鼻衄、唾血、血痢、崩漏。

四季药膳养生

炮姜粥

炮姜6克，白术15克，花椒、大料1克，糯米40克。前4味同装入纱布包，水煮20分钟，再下糯米煮粥。每天分3次服，连续2周。▶功能利水消肿。适用于因受寒湿所致的发作性腹泻，脘腹胀满，四肢无力等症。

活血化淤药

【概念】

在中医药理论中,凡以促进血行,通利血脉,消散淤血为主要功效,用于治疗淤血病症的药物,称活血化淤药,或活血祛淤药,简称活血药,或化淤药。

【功效】

活血化淤药性味多为苦、辛、温,部分动物类药味咸,主入心、肝两经。味辛则能散、能行,味苦则通泄,且均入血分,故能行血活血,使血脉通畅,淤滞消散。活血化淤药通过活血化淤作用而产生多种不同的功效,包括活血消肿、活血止痛、活血消痈、活血疗伤、破血消癥等。

【药理作用】

中医科学研究表明,活血化淤药主要具有改善血液循环,抗血栓形成,改善微循环,加强子宫收缩,镇痛,抗炎,抗菌,调节机体免疫功能的作用。

【适用范围】

活血化淤药主要用治胸、腹、头痛,痛如针刺,痛有定处,癥瘕积聚,中风不遂,肢体麻木以及关节痹痛日久,跌扑损伤,疮疡肿痛,淤肿疼痛,经闭,月经不调,痛经,产后腹痛等一切淤血阻滞之证。对现代临床称谓的冠心病、心绞痛、心肌梗死、脑血栓形成、缺血性脑血管病、脑血管意外后遗症、血栓闭塞性脉管炎、视网膜血管阻塞、月经不调、子宫肌瘤、宫外孕、流产、痛经、子宫内膜异位、难产、盆腔感染、胎盘滞留等有一定的治疗作用。部分药物用治癌肿、慢性肝炎、肝硬化、胃溃疡、类风湿性关节炎、失眠、硬皮病等。

【药物分类】

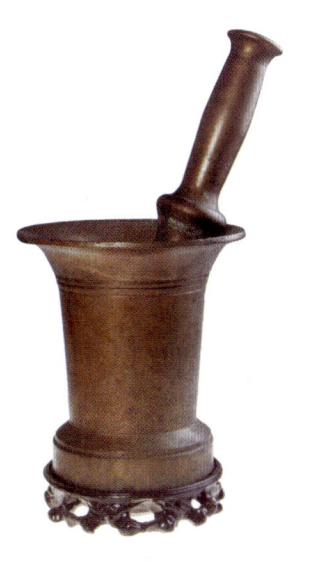

活血化淤药,按其作用特点和临床应用的不同,可分为活血止痛药、活血调经药、活血疗伤药、破血消癥药四类。

活血止痛药多具辛味,能行能散,既入血分有活血之功,又入气分而兼行气之能,且有良好的止痛作用。主要用于气血淤滞所致的各种痛症,如头痛、胸胁痛、心腹痛、痛经、产后腹痛、肢体痹痛、跌打损伤之淤痛等。延胡索、川芎、姜黄、郁金、没药、乳香、夏天无、五灵脂等为中医药方常用的活血止痛药。

活血调经药性味多辛散、苦泄,主归肝经血分,具有活血散淤之功,尤善通畅血脉而调经水。主要用于血行不畅所致的月经不调、痛经、经闭及产后淤血腹痛;亦常用于淤血阻滞所致的心腹疼痛、癥瘕积聚、跌打损伤、疮痈肿毒等症。红花、丹参、益母草、桃仁、牛膝、泽兰、月季花、王不留行、鸡血藤、凌霄花等为中医药方常用的活血调经药。

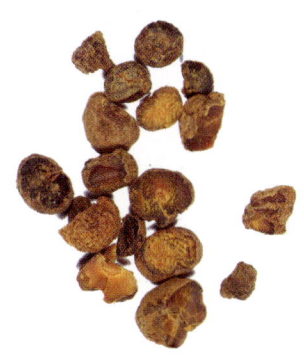

活血疗伤药性味多辛、苦、咸,主归肝、肾经,功善活血化淤,消肿止痛,续筋接骨,止血生肌敛疮,主要用于跌打损伤、淤肿疼痛、骨折筋损、金疮出血等伤科疾患,也可用于其他血淤病症。中医药方常用的活血疗伤药有土鳖虫、自然铜、苏木、骨碎补、血竭、儿茶、刘寄奴、马钱子等。

破血消癥药味多辛苦,虫类药多,兼有咸味,均主归肝经血分。药性峻猛,走而不守,能破血逐淤、消癥散积,主要用于癥瘕积聚、淤肿疼痛、血淤经闭、偏瘫等。三棱、莪术、虻虫、水蛭、穿山甲、斑蝥等为中医药方常用的破血消癥药。

川芎

拉丁学名：Ligusticum wallichii Hort.

科属 伞形科植物川芎，其干燥根茎入药。藁本属植物全世界约有59种，分布于北半球。中国约有29种，入药用约有10种。

地理分布 为著名栽培中药材，未见野生，主要栽培于四川(灌县)，贵州、云南、湖北、广西、江西、湖南、江苏、浙江、陕西、甘肃等地均有引种栽培。

采收加工 栽后第2年5月下旬至6月上旬，挖出根茎，抖掉泥土，除去茎叶，炕干。

用法用量 煎服，3～9克。

药理作用 抗心肌缺血缺氧，扩张血管，抗脑缺血；降血压；抑制血栓形成；加速骨折局部血肿吸收；镇静；抑制支气管平滑肌收缩；增强免疫功能；抗炎；抗肿瘤。

性味归经 辛，温。归肝、胆、心包经。

功能主治 祛风止痛，活血行气。用于经闭痛经，月经不调，胸胁刺痛，癥瘕腹痛，头痛，跌扑肿痛，风湿痹痛。

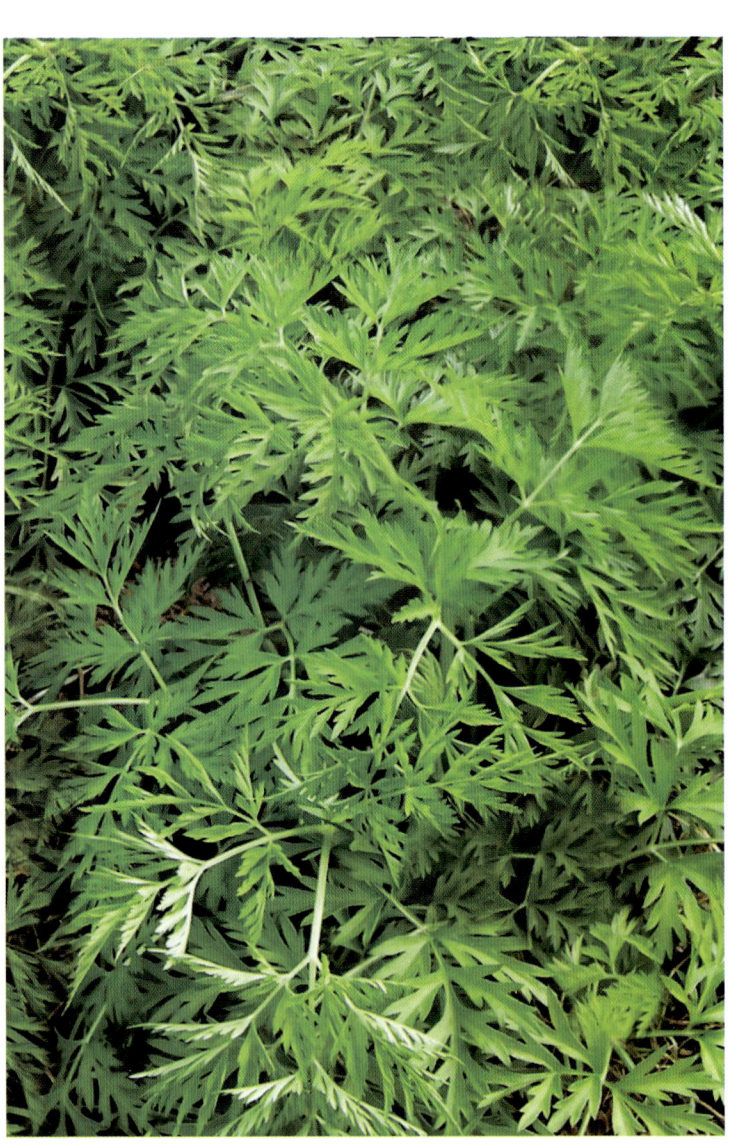

川芎

别名／芎䓖·香果·胡䓖·台芎·西芎·杜芎

◎《本草纲目》及文献记载川芎：

主治中风入脑头痛，寒痹筋挛缓急，金疮，妇人血闭无子。除脑中冷动，面上游风去来，目泪出，多涕唾，忽忽如醉，诸寒冷气，心腹坚痛，中恶卒急肿痛，胁风痛，温中内寒。腰脚软弱，半身不遂，胞衣不下。一切风，一切气，一切劳损，一切血。补五劳，壮筋骨，调众脉，破癥结宿血，养新血，吐血鼻血溺血，脑痈发背，瘰疬瘿赘，痔瘘疮疥，长肉排脓，消瘀血。搜肝气，补肝血，润肝燥，补风虚。燥湿，止泻痢，行气开郁。

本草纲目附方

一切心痛
一个大川芎,制成细末,用烧酒服用,一个保持一年不犯病,两个保持两年。《孙氏集验方》

风热上冲,头晕目眩,胸中不利
取川芎、槐子各一两,共研为末。每次服三钱,茶汤送下。胸中不畅的,用水煎服。《保命集》

首风旋晕,以及偏正头痛,多汗恶风,胸膈痰饮
川芎一斤、天麻四两,共研为末,炼蜜为丸,如弹子大。每嚼服一丸,茶汤送下。《宣明方》

崩中下血,昼夜不止
1.川芎一两,清酒一碗,煎取五分,慢慢饮下。《千金方》
2.上方中,另加生地黄汁二合同煮。《圣惠方》

跌扑胎动,或胎死腹中
川芎研细,以酒送服一茶匙。连服两剂,死胎即下。《续十全方》

头风化痰
将川芎洗净后切,晒干制成末,炼蜜为弹子大的丸,任意时间嚼一丸,用茶送下。《经验后方》

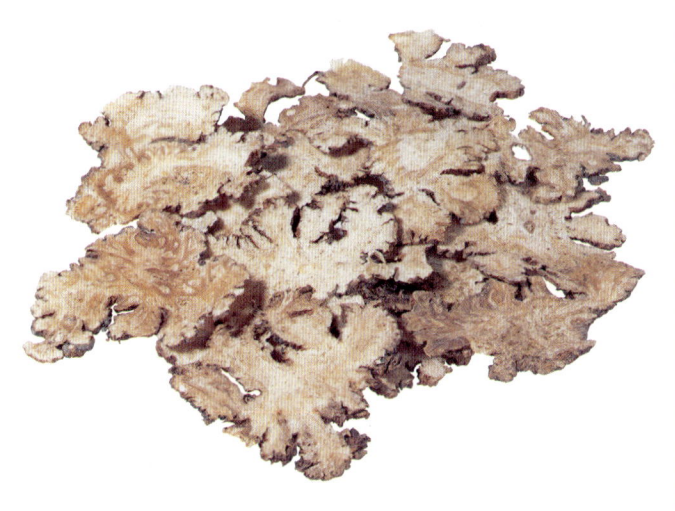

国医传世药方

香附丸
方选源流:《景岳全书》活血方。
中药组成:川芎120克、当归120克、白芍120克、熟地120克、香附500克、白术90克、陈皮90克、黄柏30克、甘草30克、泽兰90克。
炮制方法:共研末,酒糊为丸,每服6克,日服2~3次。亦可作汤剂,水煎服,用量按原方比例酌减。
功能主治:养血祛淤,理气调经。适用于妇女气血两亏,月经不调,经期腹痛。

四季药膳养生

川芎煮鸡蛋
川芎8克,鸡蛋2个,大葱5根。同入沙锅中水煮,鸡蛋熟后剥壳,再煮片刻。吃蛋饮汤。每天1次,连用数日。▶功能疏风散寒止痛。适用于外感风寒之头痛。

川芎白芷炖鱼头
川芎9克,白芷8克,花鲢鱼头或鳙鱼头1个,调料适量。鱼头去鳃洗净;药洗净装纱布袋中,扎口。同置锅内,加适量水及姜、葱、黄酒、盐,烧沸后转用小火炖至熟,早晚餐温热服食。▶功能行气活血,祛风止痛。适用于男女头风,头痛,四肢拘挛等症。阴虚火旺及肝阳上亢者不宜用。

川芎芥穗露
川芎100克,荆芥穗200克。一起研磨成粗末,加水共煮,蒸馏,收集煮的芳香水1000毫升,每服20毫升,每天3次。▶功能解表散风。适用于外感风寒,偏正头痛等。

延胡索　　拉丁学名：Corydalis yanhusuo W.T.Wang

科属　罂粟科植物延胡索，其干燥块茎入药。紫堇属植物全世界约有427种，分布于北温带地区，南可到北非至印度沙漠。中国约有287种。入药用约34种。

地理分布　低海拔旷野草地、丘陵林缘多有生长，分布于陕西、河南、安徽、江苏、湖北、浙江等地，浙江东阳、磐安、永康、缙云等地及江苏南通地区有大量栽培，其中浙江东阳、磐安，以及湖北、湖南、江苏等地为主产区。

采收加工　夏初茎叶枯萎时采挖，除去须根，洗净，置沸水中煮至恰无白心时，取出，晒干。

用法用量　煎服，3～9克；研末吞服，一次1.5～3克。

药理作用　扩张冠状动脉；镇痛；抗心律失常，减弱心肌收缩力；抗惊厥，镇静；抗胃溃疡等。

性味归经　辛、苦，温。归肝、脾经。

功能主治　行气，活血，止痛。用于胸胁、脘腹疼痛，产后淤阻，经闭痛经，跌打损伤，淤血肿痛。

延胡索

别名／延胡·玄胡索·玄胡·元胡索·元胡

◎《本草纲目》及文献记载延胡索：

主治破血，妇人月经不调，腹中结块，崩中淋露，产后诸血病，血运，暴血冲上，因损下血。煮酒或酒磨服。除风治气，暖腰膝，止暴腰痛，破癥癖，扑损瘀血，落胎。治心气小腹痛，有神。散气，治肾气，通经络。活血，利气，止痛，通小便。

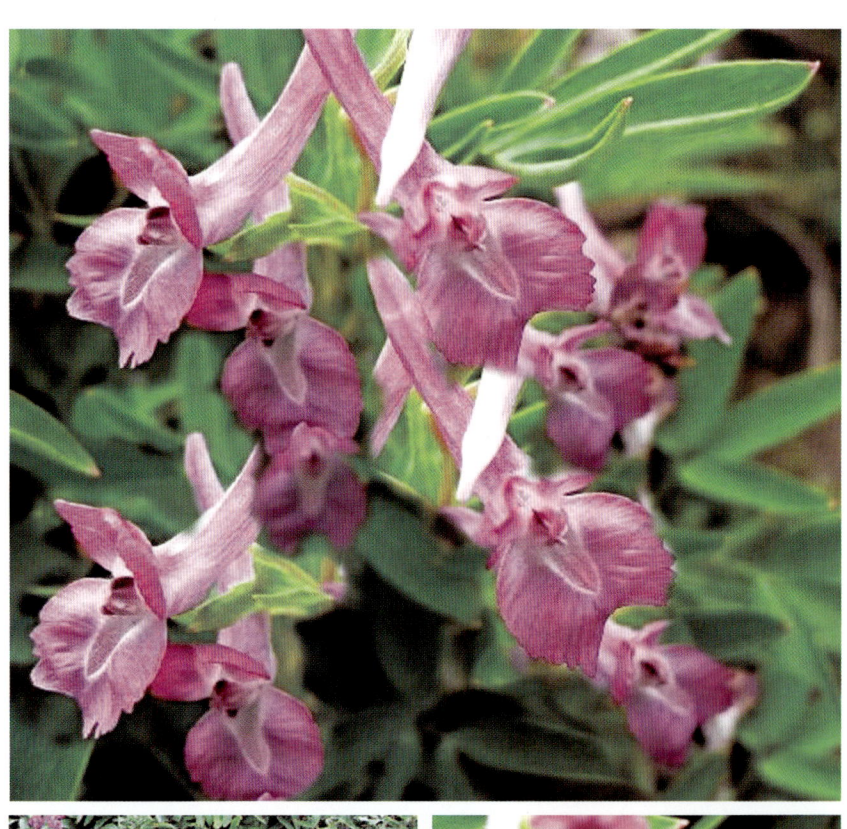

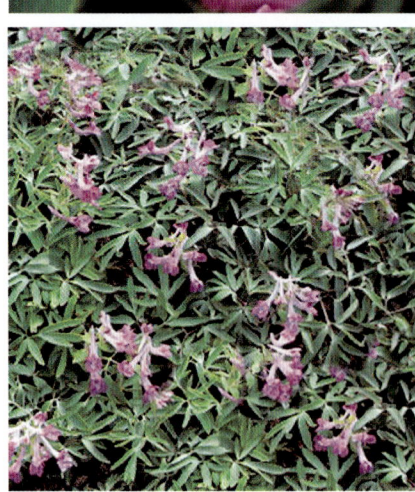

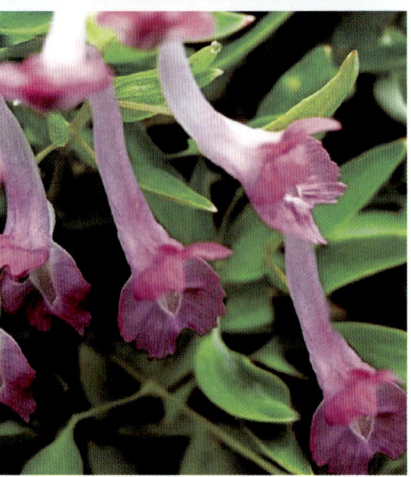

本草纲目附方

妇女痛经
延胡索（去皮，醋炒）、当归（酒浸，炒）各一两，橘红二两，共研为末，酒煮米糊和药制梧子大的药丸。每次服一百丸，空腹以艾醋汤送下。《济生方》

产后诸病（血污不净，产后血晕，腹满心梗，寒热不足，手足烦热）
将延胡索炒后研细，每次服一钱，酒送下，甚效。《圣惠方》

久患心痛，身热足寒
延胡索（去皮）、金铃子肉等分，研为末。每次服二钱，温酒或白开水送下。《圣惠方》

老小咳嗽
一两延胡索，二钱半枯矾，研细末，每次用二钱，用一块软饧混合药末，含化咽下。《仁存堂方》

小便尿血
一两延胡索，七钱半朴消，制成细末，每次取四钱，水煎服下。《活人书》

小儿盘肠气痛
取等量的延胡索、茴香，炒后研细，空腹用米汤根据小儿的年龄大小服下适量。《卫生易简方》

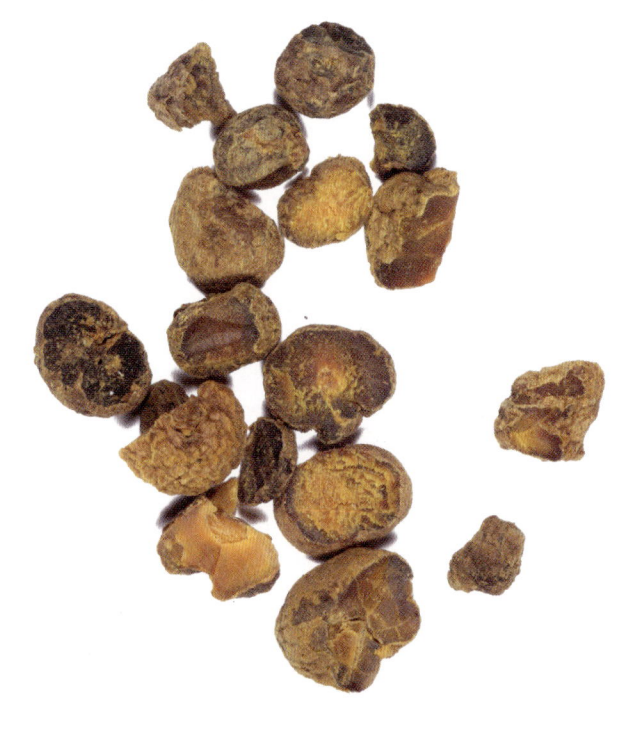

国医传世药方

延胡索汤
方选源流：《济生方》活血方。
中药组成：延胡索15克、当归15克、赤芍15克、蒲黄15克、姜黄15克、乳香9克、没药9克、木香9克、官桂15克、炙甘草7克。
炮制方法：共研粗末，每服12克，加生姜7片，水煎去渣，空腹服下。亦可用饮片作汤剂，水煎服。
功能主治：活血化淤，行气止痛。适用于妇女气滞血淤，脘腹疼痛，痛连背脊，上下攻刺，甚作搐搦，月经不调。

四季药膳养生

延胡索调经酒
延胡索20克，炒白芍、白茯苓、陈皮、丹皮各18克，当归、吴茱萸、川芎各24克，香附(醋炒)、熟地黄各36克，茴香、砂仁各12克，白酒2500毫升。将前12味捣碎，放入布袋，置容器中，加入白酒，密封，隔水蒸煮2小时，静置24小时后，过滤去渣。每次服20毫升，每天服2次。▶功能活血调经，开郁行气。适用于月经不调、腹内疼痛，伴有胀、满、痛等症。

佛手猪肚汤
延胡索10克，鲜猪肚1个、鲜佛手15克，生姜3片，煲汤。▶适用于胃气滞者。

三藤饮
延胡索、络石藤各15克，红藤18克，忍冬藤30克，生地20克。一起水泡1小时，放入沙锅煎取汁，去渣，放入红糖10克调味。每天1剂，分服。▶功能清热解毒，通络止痛。适用于热毒型带状疱疹及其疼痛者。

温郁金

拉丁学名：Curcuma wenyujin Y.H.Chen et C.Ling

科属 姜科植物温郁金、姜黄、广西莪术或蓬莪术，其干燥块根入药。前两者分别习称"温郁金"和"黄丝郁金"，其余按性状不同习称"桂郁金"或"绿丝郁金"。姜黄属植物全世界约有49种，分布于东南亚至澳大利亚北部。中国约有7种，均可入药。

地理分布 1.温郁金　浙江瑞安为主产区。
2.姜黄　四川温江及乐山地区，广东为主产区。
3.广西莪术　广西、广东为主产区。
4.蓬莪术　四川为主产区。

采收加工 冬季茎叶枯萎后采挖，除去泥沙及细根，蒸或煮至透心，干燥。

用法用量 煎服，3～9克。

药理作用 镇静；抗肝损伤；抗早孕；抑菌等。

性味归经 辛、苦，寒。归肝、心、肺经。

功能主治 清心解郁，行气化淤，利胆退黄。对于经闭痛经，胸腹刺痛、胀痛，癫痫发狂，热病神昏，黄疸尿赤有疗效。

郁金

别名／黄郁·温郁金·广郁金·玉金

◎《本草纲目》及文献记载郁金：

主治血积下气，生肌止血，破恶血，血淋尿血，金疮。单用，治女人宿血气心痛，冷气结聚，温醋摩服之。亦治马胀。凉心。治阳毒入胃，下血频痛。治血气心腹痛，产后败血冲心欲死，失心癫狂蛊毒。

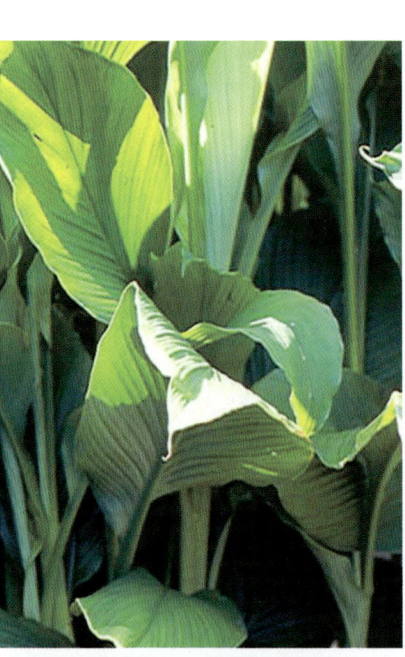
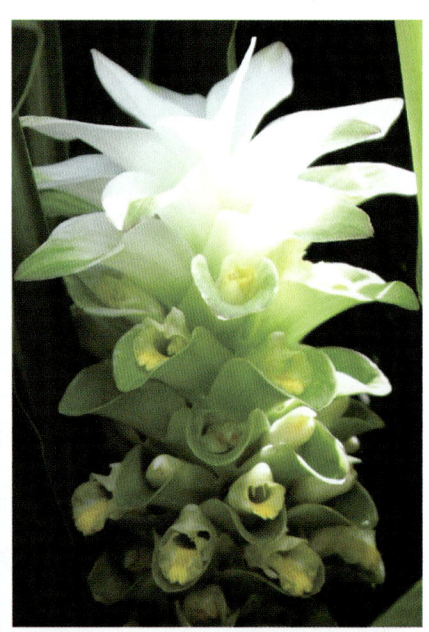
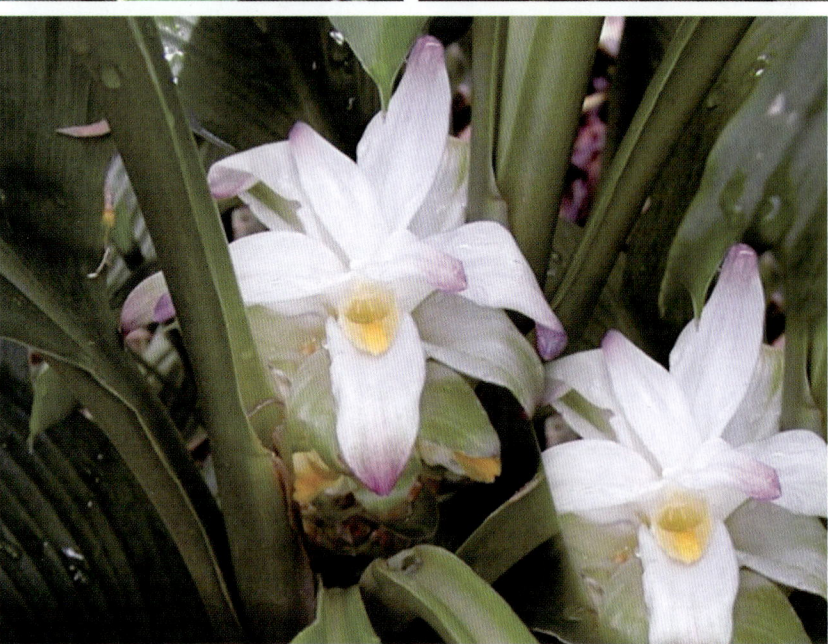

本草纲目附方

癫狂症
郁金七两、明矾三两,共研为末,加薄糊制成丸,如梧子大。每次服五十丸,开水送下。《经验方》

厥气心痛
郁金、附子、干姜等分,研为末,加醋做成丸,如梧子大。以朱砂包裹。每次服三十丸,男子用酒,女子用醋送服。《奇效方》

风痰壅塞
郁金一分、藜芦十分,共研为末。每取少许以温浆水调下,再用一杯浆水漱口吐涎,可以吃少许东西压一下药味。《经验后方》

产后心痛,患者血气上冲,疼痛昏迷
将郁金烧存性,取二钱制成末,用一口米醋,调和后灌入即可使病人苏醒。《袖珍方》

衄血吐血
取川郁金制成末,用井水服下二钱,严重的再用。《易简方》

中砒霜毒
取二钱郁金末,加入少量蜂蜜,用冷水调服。《事林广记》

耳内作痛
取一钱郁金粉末,用水调后倾倒入耳中,再迅速倒出来。《圣济总录》

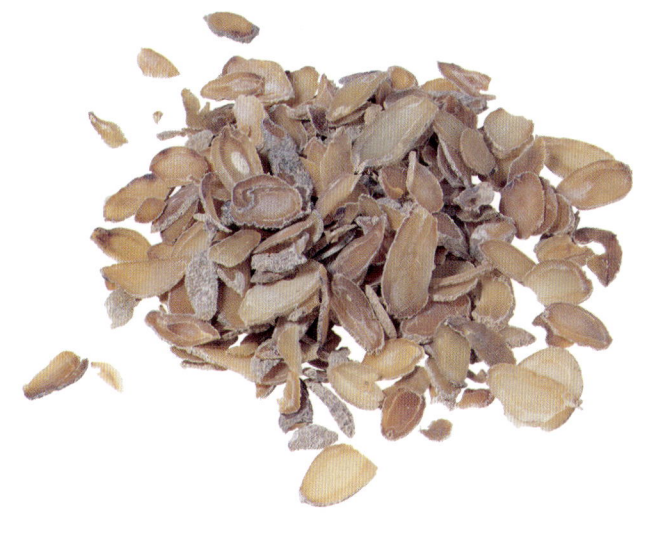

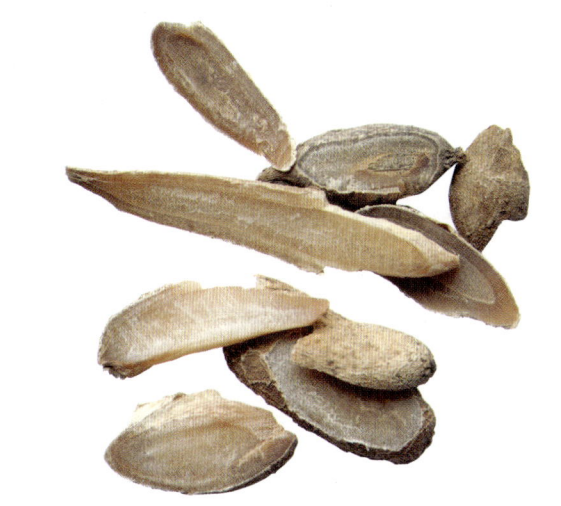

国医传世药方

白金化痰丸
方选源流:《医方考》化痰方。
中药组成:郁金210克、白矾60克。
炮制方法:共研细末,糊丸如梧桐子大。每服3~6克,日服2次,饭后服用。
功能主治:化痰开窍,行气解郁。适用于痰阻心窍,癫痫抽搐,心烦意乱,神志不清,喉风、乳蛾。

四季药膳养生

郁金陈皮茶
郁金、陈皮各8克。郁金与陈皮煎煮加红糖代茶饮。▶功能抗动脉硬化、抑菌。孕妇慎服。

郁金清肝茶
广郁金10克,灵甘草5克,绿茶2克,蜂蜜25克。加水1000毫升,煮沸10分钟,取汁代茶饮服。每日1剂。▶适用于肝炎、肝硬化等。

姜黄　　拉丁学名：Curcuma longa L.

科属　姜科植物姜黄，其干燥根茎入药。姜黄属植物全世界约有49种，分布于东南亚至澳大利亚北部。中国约有7种，均可入药。

地理分布　多为栽培，种植于土壤肥厚、质松、向阳的田园中，也有野生，分布于福建、江西、台湾、广西、广东、云南、四川、湖北、陕西。主产于福建、四川、江西。

采收加工　冬季或早春季时，选择茎叶枯萎时采挖，洗净，煮或者蒸至透心，晒干，除去须根。

用法用量　煎服，3~9克；外用适量。

药理作用　促进胆汁分泌；抗肝损伤；抗凝血，抑制血小板聚集；抗胃溃疡；降血脂；降血压；抗生育；抗氧化；抗突变；抗肿瘤；抗病原体等。

性味归经　辛、苦，温。归脾、肝经。

功能主治　通经止痛，破血行气。对胸胁刺痛，闭经，癥瘕，跌打损伤，风湿肩臂疼痛，瘀血肿痛有疗效。

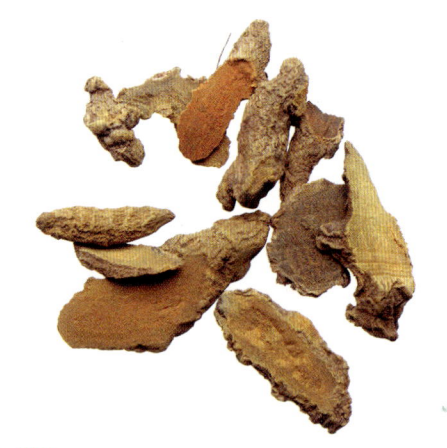

姜黄

别名／宝鼎香·黄姜·毛姜黄·川姜黄·广姜黄

◎《本草纲目》记载姜黄：

主治心腹结积疰忤，下气破血，除风热，消痈肿，功力烈于郁金。治癥瘕血块，通月经，治扑损瘀血，止暴风痛冷气，下食。治风痹臂痛。

本草纲目附方

心痛难忍
姜黄一两、肉桂三两，共研为末，每服一钱，醋汤送服。《经验后方》

产后血痛，有块
姜黄、桂心等分，研为末，酒冲服一匙，血下尽即愈。《昝殷产宝》

疮癣初发
用姜黄研末外涂，甚效。《千金翼方》

胎寒腹痛，啼哭吐乳，大便泻青，状若惊搐，出冷汗。
姜黄一钱，没药、木香、乳香各二钱，共研末，蜜丸芡子大。每服一丸，钓藤煎汤化服。《和剂局方》

国医传世药方

姜黄紫荆透骨膏

方选源流：《奇方本草》活血方。

中药组成：姜黄150克，紫荆皮150克，当归尾120克，大黄、红花、生川乌、肉桂、丁香、白芷、细辛、皂角、透骨草各60克。

炮制方法：共研细末，以蜂蜜或凡士林调成软膏，外敷伤处，每3至5天换药1次。

功能主治：活血化瘀，消肿止痛。适用于跌打损伤，关节疼痛，瘀血肿痛。

四季药膳养生

姜黄鸡蛋

姜黄25克，鸡蛋2个，米酒300毫升。鸡蛋水煮后去壳，和姜黄同煮，取鸡蛋和米酒同服。在行经期服3次。▶功能理气活血止痛。适用于气滞血瘀，经前或经期少腹疼痛，血色紫黑夹块，月经淋漓不断，胸胁作胀等症。

没药树　　拉丁学名：Commiphora myrrha Engl.

科属　橄榄科植物没药树或其他同属植物，其皮部渗出的油胶树脂入药。

地理分布　海拔500～1500米的山坡地有生长，热带非洲和亚洲西部多有分布，索马里、埃塞俄比亚以及阿拉伯半岛南部为主产地，以索马里所产质量最佳。

采收加工　11月至次年2月采集，由树皮裂缝外渗出的汁液，在空气中变成红棕色坚块的油胶树脂。

用法用量　煎服，3～10克；外用适量。

药理作用　降血脂；解热镇痛；抗菌；抗炎；甲状腺素样作用；收敛作用等。

性味归经　辛、苦、平。归心、肝、脾经。

功能主治　消肿生肌，活血止痛。对淤滞疼痛，跌打损伤，疮溃病后久不收口，痛疽肿痛，痛经，胸痹心痛，产后淤血腹痛，经闭，风湿痹痛有疗效。

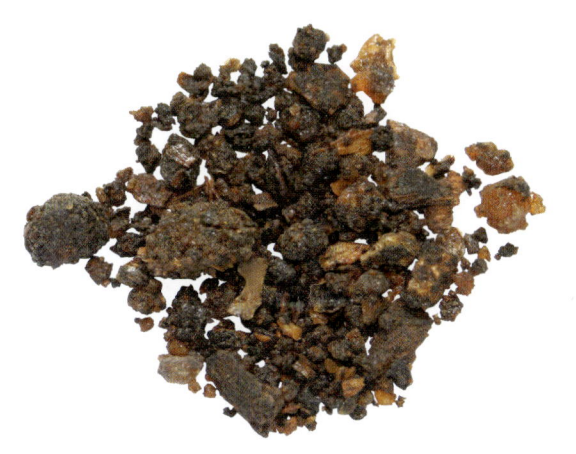

【没药】

别名／末药

◎《本草纲目》记载没药：

心胆虚，肝血不足。堕胎，及产后心腹血气痛，并入丸散服。散血消肿，定痛生肌。

本草纲目附方

筋骨损伤
米粉四两炒黄，入没药、乳香末各半两，酒调成膏，摊贴之。《御药院方》

金刃所伤（未透膜者）
没药、乳香各一钱，以童子小便半盏，酒半盏，温化服之。为末亦可。《奇效良方》

历节诸风（骨节疼痛，昼夜不止）
没药末半两，虎胫骨酥炙为末三两。每服二钱，温酒调下。《图经本草》

小儿盘肠（气痛）
没药、乳香等分，为末。以木香磨水煎沸，调一钱服，立效。《汤氏婴孩宝书》

国医传世药方

化淤止痛丸

方选源流：《朱氏集验方》活血方。

中药组成：没药12克、五灵脂15克、赤芍药15克、川乌1个、麝香3克。

炮制方法：共研细末，酒糊为丸，每服1～3克，空腹温酒或温开水送服。亦可用饮片作汤剂，水煎服，用量按原方比例酌情增减。

功能主治：活血去淤，蠲痹止痛。适用于腰酸背痛、风湿痛、跌打损伤。

四季药膳养生

没药酒

没药20克，高粱酒3小杯，将没药磨尽。每次服用1小杯，煎沸温服。▶适用于腹疼，产后血晕。

没药鸡子酒

没药(研末)20克，生鸡子3枚，绍兴黄酒700毫升。鸡子开破，取白去黄，盛入碗内，放入没药，酒暖令热，放于碗中使其均匀。不计时候温服。
▶功效活血化淤。适用于坠落车马，筋骨疼痛不止。

卡氏乳香树　　拉丁学名：Boswellia carterii Birdw.

科属　橄榄科植物卡氏乳香树，其油胶树脂入药。乳香属植物全世界约有23种，分布于阿拉伯半岛、印度次大陆、红海沿岸、利比亚、苏丹、土耳其及非洲热带干旱地区。

地理分布　热带沿海山地有生长，红海沿岸至利比亚、土耳其、苏丹等地有分布，主产于埃塞俄比亚、索马里以及阿拉伯半岛南部。

采收加工　春夏季采收。将树干的皮部由下向上顺序切伤，使树脂渗出，多天后凝成固体，即可采收。

用法用量　煎服，3～10克，宜炒去油用；外用适量，生用或炒用，研末外敷。

药理作用　抗炎；镇痛；抗胃、十二指肠溃疡；降低胆固醇等。

性味归经　辛、苦、温，归心、肝、脾经。

功能主治　消肿生肌，活血行气止痛。对跌打损伤、疮疡痛肿、痛经、胸痹心痛、风湿痹痛、产后瘀血腹痛有疗效。

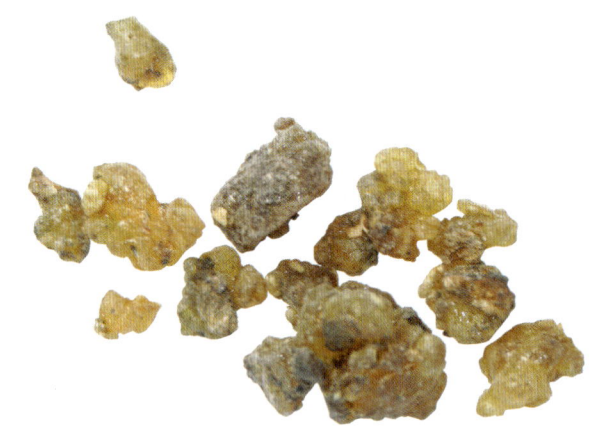

【乳香】

别名／熏陆香·乳头香·天泽香·摩勒香·浴香·滴乳香

◎《本草纲目》及文献记载乳香：

主治下气益精，补腰膝，治肾气，止霍乱，冲恶中邪气，心腹痛疰气。治不眠。消痈疽诸毒，托里护心，活血定痛伸筋，治妇人产难、折伤。

本草纲目附方

急慢惊风
乳香半两，甘遂半两，同研为末。每次服半钱，用乳香汤送下，小便也可。《王氏博济方》

小儿夜啼
乳香一钱，灯花七枚研为末。每次服半字，乳汁服下。《太平圣惠方》

心气疼痛，不能忍受
用乳香三两，真茶四两，研为末，用腊月的鹿血调和，做成弹子大的丸，每次用温醋化一丸服下。《瑞竹堂经验方》

漏疮脓血
乳香二钱，牡蛎粉一钱，为末，用雪糕丸成麻子大，每次用姜汤送下三十丸。《直指方》

国医传世药方

乳香祛寒活血定痛丸

方选源流：《古今医鉴》祛湿方。

中药组成：乳香9克、没药9克、当归30克、川芎30克、苍术60克、川乌30克、丁香15克。

炮制方法：共研细末，枣肉为丸，如梧桐子大。每服6克，日服2次。亦可用饮片作汤剂，水煎服，用量按原方比例酌情增减。

功能主治：祛寒除湿，活血化瘀，通络止痛。适用于寒湿痹阻，关节疼痛，屈伸不利。

四季药膳养生

皂荚乳香酒方

乳香6克，皂荚6克，如鸡头实大。乳香银石器内炒令烟起，放入皂荚刺一起炒，候香缠在刺上，便放入醇酒一盏，同煎令沸，滤去渣。一次服完，肿未成者便消，已成者则脓毒自破。▶功能消肿生肌，活血行气止痛。适用于痈疽、疮疡、发背、肿毒。

密花豆 拉丁学名：Spatholobus suberectus Dunn

科属 豆科植物密花豆，其干燥藤茎入药。密花豆属植物全世界约有39种，分布于马来半岛、中南半岛及非洲热带地区。中国约有9种。入药用约有3种。

地理分布 山谷林间，溪边及灌木丛中多有生长，福建、广东、云南、广西等地多有分布。

采收加工 秋季采收茎藤，除去枝叶，锯成段，晒干；或新鲜的时候切成片，晒干。

用法用量 煎服，9~15克。

药理作用 抑制血小板聚集；扩张血管；抗炎等。

性味归经 苦、甘，温。归肝、肾经。

功能主治 活血，补血，通络。用于血虚萎黄，月经不调，风湿痹痛，麻木瘫痪。

国医传世药方

活血化淤方

方选源流：《奇方本草》活血方。

中药组成：鸡血藤、白茅根、生地黄、槐花各50克，紫草、丹参、赤芍各25克，牡丹皮、乌蛇各20克，全蝎15克，蜈蚣3条。

炮制方法：加水煎沸15分钟，滤出药液，再加水煎20分钟，去渣，两煎药液调兑均匀，分服，每天1剂。

功能主治：活血通络，解毒止痒。适用于牛皮癣。

四季药膳养生

鸡血藤炖猪蹄

鸡血藤30克，猪蹄1只。猪蹄去毛，洗净，和鸡血藤加水共炖，熟后吃肉喝汤。▶功效通经下乳。适用于产后乳汁不通。

鸡血藤大枣汤

鸡血藤60克，大枣20枚。用水煎服。每天1剂。▶功效补血，益气摄血。适用于血小板减少性紫癜，反复出血，齿衄，鼻衄，面色苍白，头晕目眩，神疲体倦，唇甲不华，食欲不振，心悸，动则心跳气短，震颤多汗等。

鸡血藤糖浆

鸡血藤2000克，白糖800克。鸡血藤切碎，水煎取2次汁，合并药液，浓缩至500毫升，乘热加白糖，烧沸溶解后，乘热过滤，将所得汁液加蒸馏水至1000毫升。每服10毫升，每天3次。▶功效补血通经活络，行血。适用于月经不调，血虚经闭，肢体麻木，痛经，以及营养不良性贫血，再生障碍性贫血，失血性贫血，放射反应引起的白细胞减少等症。

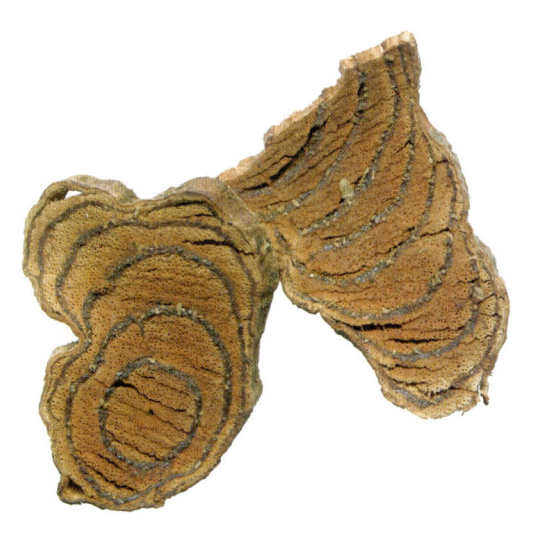

【鸡血藤】

别名／血风藤·活血藤·大血藤·血龙藤

◎《广西本草选编》记载鸡血藤：

主治活血补血，通经活络。

丹参　　拉丁学名：Salvia miltiorrhiza Bge.

科属　唇形科植物丹参，其干燥根及根茎入药。鼠尾草属植物全世界约有600多种，分布于温带和热带地区。中国约有77种，入药用约有26种。

地理分布　海拔120~1300米的林下草地、山坡及沟边多有生长，主产于安徽、四川、山西、江苏、河北等地，湖北、辽宁、陕西、河南、江西等地也有出产。

采收加工　每年春秋季节采挖，除去泥沙，干燥。

用法用量　煎服，9~15克。

药理作用　强心；降血压，扩张血管；抑制血栓形成；改善微循环；抗动脉粥样硬化；降血脂；促进组织的修复与再生；抑菌；抗肝损伤；抗炎等。

性味归经　苦，微寒。归心、肝经。

功能主治　活血通经，祛瘀止痛，清心除烦。用于月经不调，经闭痛经，胸腹刺痛，癥瘕积聚，疮疡肿痛，肝脾肿大，心烦不眠，心绞痛。

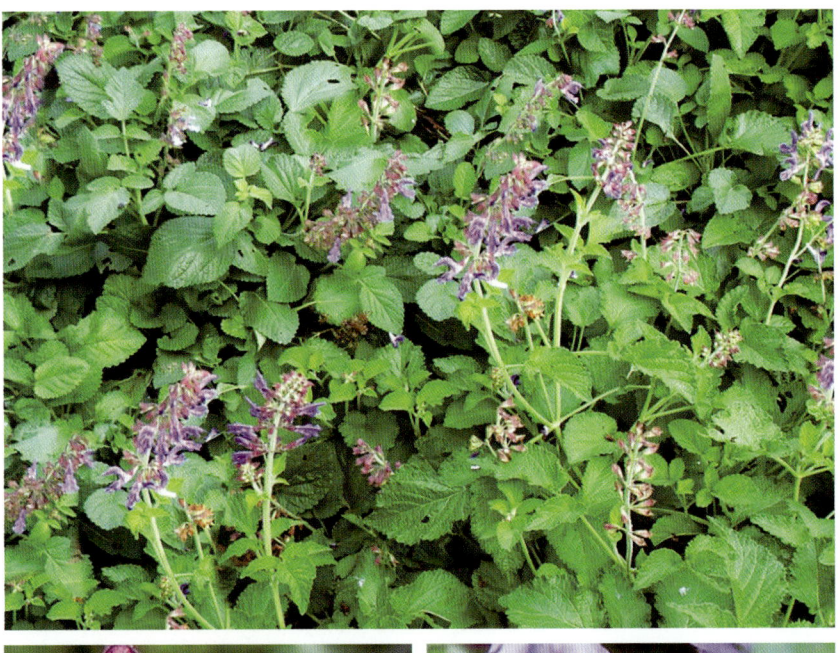

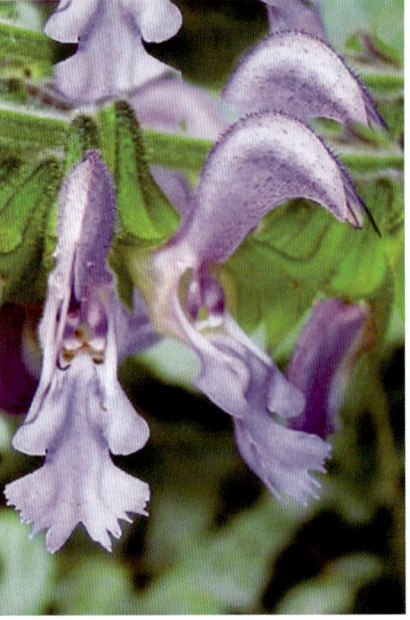

丹参

别名／赤参・奔马草・山参・紫丹参・红根・活血根・大红袍・血参根・红丹参

◎《本草纲目》及文献记载丹参：

主治养血，去心腹痼疾结气，腰脊强脚痹，除风邪留热。久服利人。主中恶及百邪鬼魅，腹痛气作，声音鸣吼，能定精。养神定志，通利关脉，治冷热劳，骨节疼痛，四肢不遂，头痛赤眼，热温狂闷，破宿血，生新血，安生胎，落死胎，止血崩带下，调妇人经脉不匀，血邪心烦，恶疮疥癣，瘿赘肿毒丹毒，排脓止痛。生肌长肉。活血，通心包络，治疝痛。

本草纲目附方

月经不调，产前胎动，产后恶血不下以及腰脊痛、骨节烦痛等症

丹参洗净，切片，晒干，研细。每次服二钱，温酒调下。《妇人明理方》

妇人乳痈

丹参、白芷、芍药各二两，切碎，醋腌一夜，再加猪油半斤，微火煎成膏。去渣，取浓汁敷乳上。《必效方》

热油烫伤，火烧伤

丹参八两，锉碎，加水稍稍调拌，放入羊油二斤，煎三上三下，涂搽伤处。《肘后方》

惊痫发热

丹参摩膏：用丹参、雷丸各半两，二两猪膏，一起煎七上七下，滤掉渣滓装盛起来，每次用来擦摩小儿身上，每日三次。《千金方》

寒疝腹痛

小腹阴中相牵引疼痛，出白汗，即将死去。取一两丹参，制成细末，每次服二钱，用热酒调下。《圣惠方》

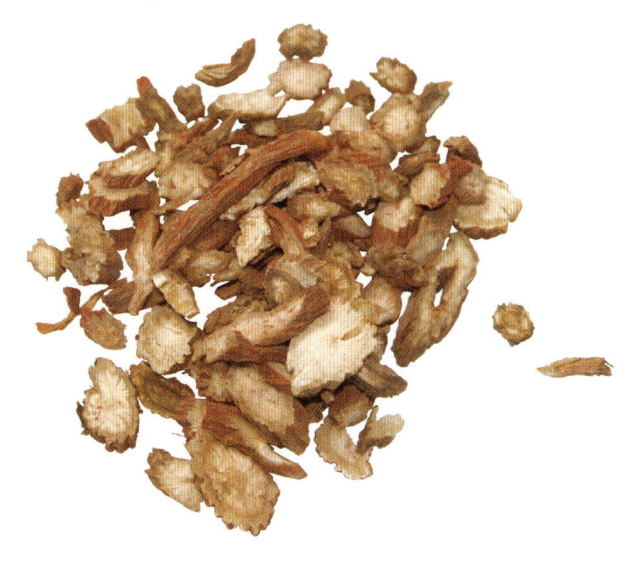

国医传世药方

丹参活血饮

方选源流：《时方歌括》活血方。

中药组成：丹参30克、檀香5克、砂仁5克。

炮制方法：水煎服。

功能主治：活血化瘀，行气止痛。适用于血瘀气滞，心悸气短，心胃疼痛。

丹地活血汤

方选源流：《秘方本草》养颜方。

中药组成：丹参30克、生地30克、川军15克、甘草30克、土大黄30克。

炮制方法：水煎服。

功能主治：凉血活血，通腑攻下。适用于寻常性痤疮，丘疹，脓疱，粉刺。

四季药膳养生

丹参糯米粥

丹参30克，红枣6枚，糯米60克，红糖20克。丹参加水煎汤，去渣后入红枣、糯米、红糖煮粥。温热食，每天2次，10天为1个疗程，隔3天再服。▶适用于月经不调，血滞闭经，产后恶露不尽，瘀滞腹痛，胸胁疼痛及温病热入营血等症。高血压病、冠心病等症要长期服食。

丹参鸡蛋

丹参30克，鸡蛋2枚。同煮蛋熟后去皮再入丹参汤内煮1小时，吃蛋喝汤。每天1次，连续服用数天。▶功能理气行滞，活血化瘀。适用于气滞血瘀，月经数月不行，甚至经年不至，烦躁易怒，精神抑郁，胸胁胀满不舒，少腹胀痛拒按等症。

活络效灵丹

丹参15克、当归15克、生明没药15克、生明乳香15克。水煎服。▶功能活血祛瘀，通络止痛。气血凝滞，心腹疼痛，腿痛臂痛，跌打损伤，瘀肿疼痛，内外疮疡，癥瘕积聚。

红花　　拉丁学名：Carthamus tinctorius L.

科属　菊科植物红花，其干燥花入药。红花属植物全世界约有19种，分布于俄罗斯、中国、日本、朝鲜半岛和地中海地区。中国有2种。入药用约有1种。

地理分布　分布于我国东北、西北、华北以及山东、浙江、四川、贵州、西藏；河南延津、封丘，浙江慈溪、余姚，四川简阳、遂宁等地为主产区。现各地多有栽培。

采收加工　夏季花由黄变红的时候采摘，阴干或晒干均可。

用法用量　煎服，3~9克。

药理作用　增加冠脉流量和心肌营养性血流量，兴奋心脏；抗心肌缺血；降血压，扩张血管，改善微循环；降血脂；抗凝血；提高耐缺氧能力；兴奋子宫平滑肌；镇痛；抗炎。

性味归经　辛，温。归心、肝经。

功能主治　散瘀止痛，活血通经。用于痛经，经闭，癥瘕痞块，恶露不尽，跌打损伤，疮疡肿痛。

红花

别名／红蓝花·刺红花·草红花

◎《本草纲目》及文献记载红花：主治产后血运口噤，腹内恶血不尽绞痛，胎死腹中，并酒煮服。亦主蛊毒。多用破留血，少用养血。活血，润燥，止痛，散肿，通经。

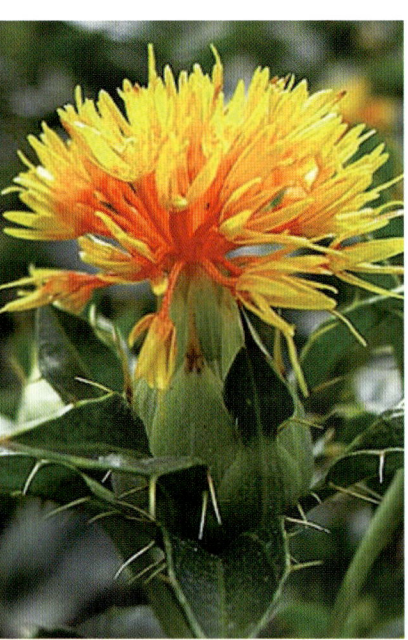
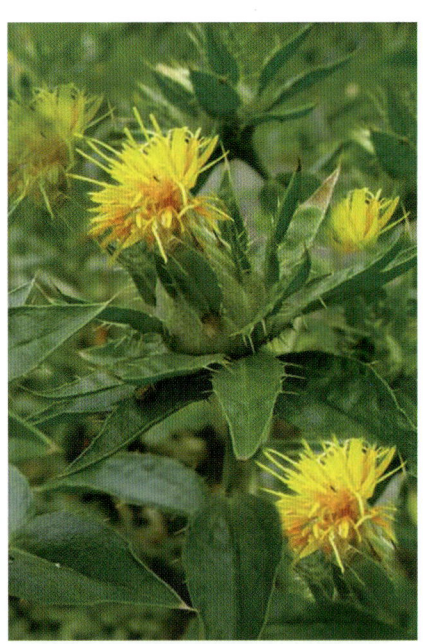
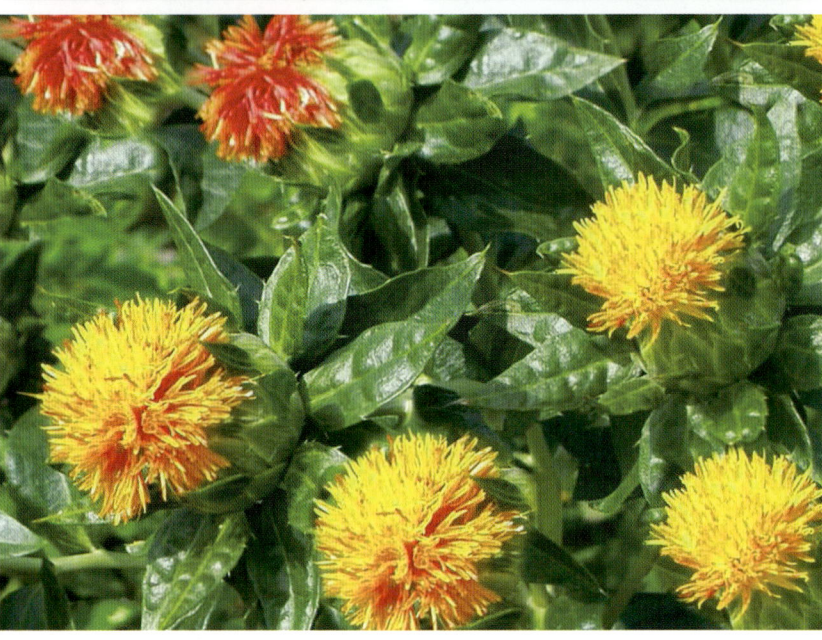

本草纲目附方

一切肿疾
把红花捣烂取汁服用，不过三服便好。《外台秘要》

喉痹壅塞
鲜红蓝花捣烂，绞取汁一小升服用，以病好为止。如果冬季没有鲜红蓝花，就用干红蓝花浸湿，绞汁煎服。《海上方》

六十二种风
张仲景治六十二种风，兼腹内血气刺痛。一大两红花，分为四份，用一大升酒，煎剩一钟半，一次服下；如果疼痛不止，继续服用。《图经本草》

产后血晕，心闷气绝
一两红花，研成末，分两次服用。取二盏酒，煎成一盏，连续服下。如果口噤，就撬开灌服，或者加入小便更好。《子母秘录》

热病胎死
把红花用酒煮成汁，服用两三杯。《熊氏补遗》

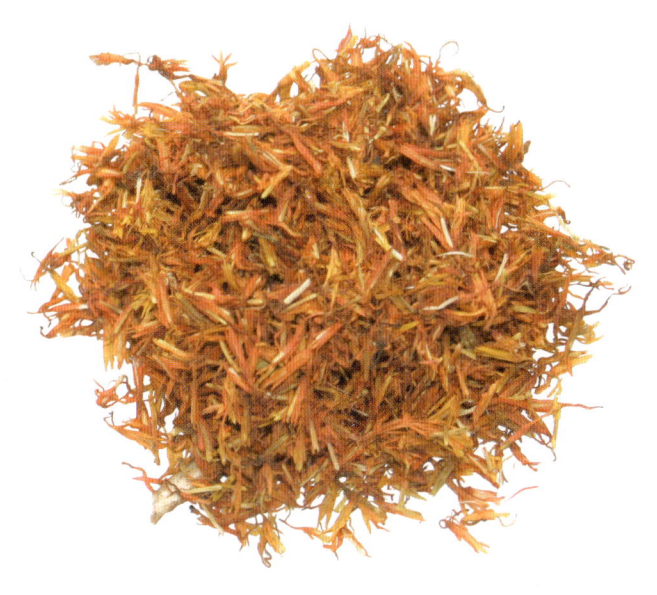

国医传世药方

桃红活血饮
方选源流：《类证治裁》活血方。
中药组成：红花、桃仁、川芎、当归尾、威灵仙各9克。
炮制方法：水煎服。
功能主治：活血散瘀，祛风利痹。适用于痹证瘀阻，肢节疼痛。

通瘀理气煎
方选源流：《景岳全书》活血方。
中药组成：红花6克，当归尾、山楂、乌药、泽泻、木香、青皮、香附各9克。
炮制方法：水煎服。
功能主治：活血祛瘀，理气调经。适用于气滞血瘀，月经不畅，腹痛腹胀，产后瘀血。

四季药膳养生

红花蕺菜汤
红花30克，蕺菜30克。洗净，煎汤。每天服2次。▶功能清肺解毒。适用于咽喉肿痛，肺热咳嗽等。

红蓉酒
红花2000克，天天果4500克，白酒（65度）6000毫升。天天果浸入4500毫升酒内，放一个容器，红花浸入1500毫升酒内，放另一个容器，1个月后，压榨，过滤，取上两种浸酒的澄清液合并在一起，加2000克的糖，装瓶密封。每次15毫升，每天3次，或每晚1次服用。不习惯饮酒者，开水稀释后使用。▶适用于支气管哮喘。服药后20分钟，喉胸初有热感，以后气喘渐平稳，痰容易咳出，渐有舒适感，寒喘型的支气管哮喘，在易发作季节来临之前，服用此酒，可防止或减轻发作。

番红花 拉丁学名：Crocus sativus L.

科属 鸢尾科植物番红花，其干燥柱头入药。番红花属植物全世界约有74种，分布于中亚、地中海、欧洲等地区。中国约有2种。入药用约有1种。

地理分布 原产于欧洲南部至伊朗，主产于西班牙、印度、伊朗等地。我国江西、浙江、江苏、上海、北京等地有引种栽培。

采收加工 常于9~10月时选择晴天早晨采收花朵，摘下柱头，烘干。

用法用量 煎服，3~9克。

药理作用 兴奋子宫平滑肌；抗凝血；止血；兴奋胃肠平滑肌；降血脂；降血压；增强免疫功能等。

性味归经 甘，平。归心、肝经。

功能主治 凉血解毒，活血化瘀，解郁安神。用于经闭癥瘕，瘟毒发斑，产后瘀阻，惊悸发狂，忧郁痞癖。

西红花

别名／藏红花·番红花

◎《本草纲目》及文献记载西红花：

主治心忧郁积，气闷不散，活血。久服令人心喜。又治惊悸。

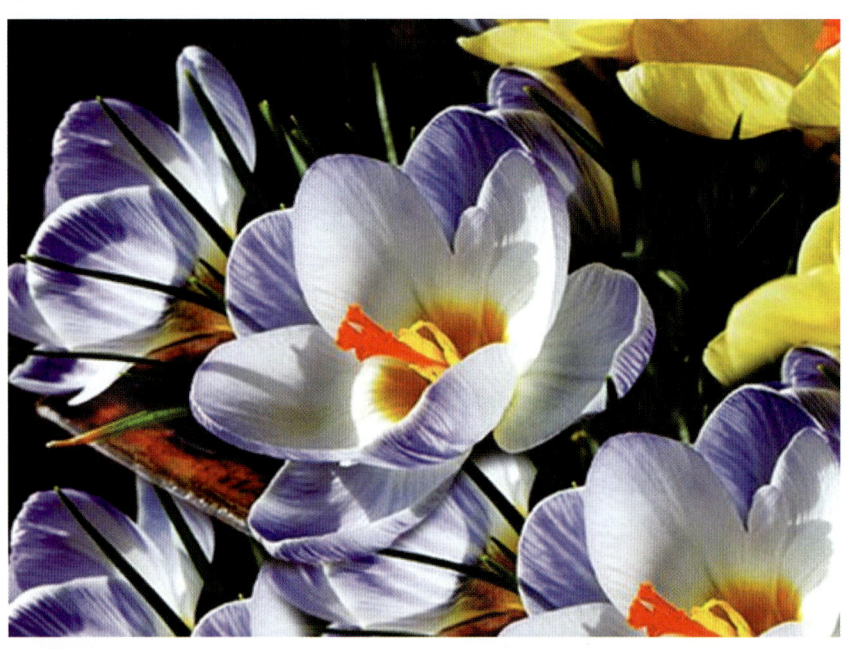
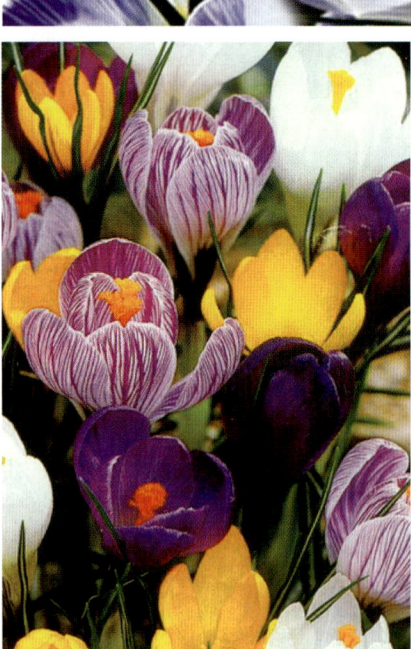
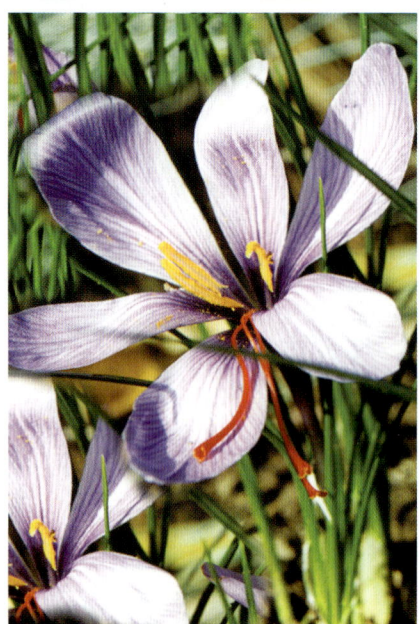

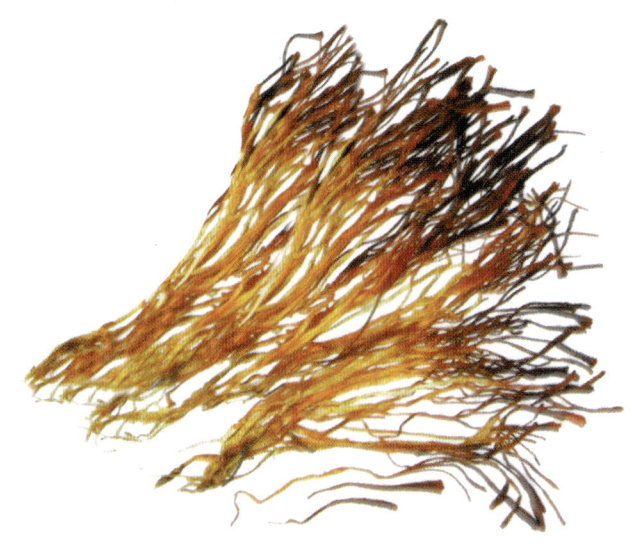

国医传世药方

化瘾活血回生丹

方选源流：《温病条辨》活血方。

中药组成：藏红花60克、大黄250克、水蛭60克、人参180克、桃仁90克、熟地120克、白芍120克、当归尾120克、益母膏250克、鳖甲胶500克、公丁香90克、三棱60克、苏木90克、杏仁90克、麝香60克、姜黄60克、川椒炭60克、没药60克、两头尖60克、良姜60克、苏子霜30克、艾叶炭60克、五灵脂60克、降香60克、川芎60克、乳香60克、阿魏60克、干漆60克、蒲黄炭60克、小茴香炭90克、延胡索60克、吴茱萸60克、香附60克、肉桂60克。

炮制方法：上药研细末，用鳖甲胶、益母草膏和匀，炼蜜为丸，每丸4.5克。每服1丸，空腹温开水或黄酒送下。

功能主治：活血祛淤，消瘾散结。适用于腹部结块、妇女经闭、跌打损伤、青紫淤血、肿痛不已、舌有淤斑。

四季药膳养生

五虎丹

西红花30克，全当归120克，灵南星30克，防风、白芷各90克，共研为散，每袋装6克。每次服1袋，每日早晚各服1次，温黄酒送下。▶功能散淤活血，消肿止痛。适用于跌打损伤、闪腰岔气或任何淤血肿痛的常备品。

西红花酒

西红花30克，以黄酒2000毫升浸7天。每于餐前温饮30毫升。▶适用于长期痛经，面色不华。

红花黑豆糖饮

番红花3克，黑豆150克，红糖90克。水煎服。▶适用于女性月经不调。

红花饮

藏红花一朵，冲汤服用。忌油荤、盐，宜吃些清淡食物，如粥之类。▶适用于各种瘀结。

桃　　拉丁学名：Prunus persica (L.) Batsch

科属　蔷薇科植物桃或山桃，其干燥成熟种子入药。李属植物全世界约有199种，分布于北温带。中国约有139种。入药用约有30种。

地理分布　1.桃　原产我国，各地普遍栽培，主产于四川、陕西、云南、北京、山东、山西、河北、河南。

2.山桃　海拔800~1200米的山坡、山谷沟底、荒野疏林及灌木丛内多有生长，分布于内蒙古、河南、河北、陕西、山西、山东、甘肃、四川、云南等地，河北、河南、山东、山西、陕西、四川为主产区。

采收加工　果实成熟后采收，除去果肉以及核壳，取出种子，晒干。

用法用量　煎服，4.5~9克。

药理作用　抑制血栓形成，抗凝血；增加血流量，改善微循环；抗过敏；抗炎；镇痛等。

性味归经　苦、甘，平。归心、肝、大肠经。

功能主治　润肠通便，活血祛瘀。用于经闭，痛经，癥瘕痞块，肠燥便秘，跌扑损伤。

桃仁

别名／桃核仁·山桃仁·毛桃仁

◎《本草纲目》及文献记载桃仁：

主治止咳逆上气，消心下坚硬，除卒暴击血，通月水，止心腹痛。治血结、血秘、血燥，通润大便，破畜血。杀三虫。又每夜嚼一枚和蜜，涂手、面良。主血滞风痹骨蒸，肝疟寒热，鬼疰疼痛，产后血病。

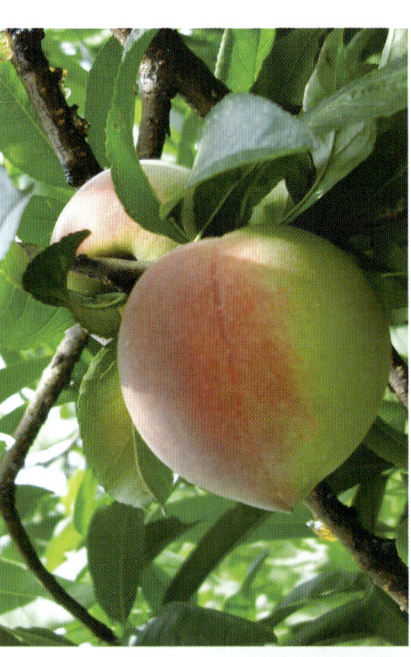
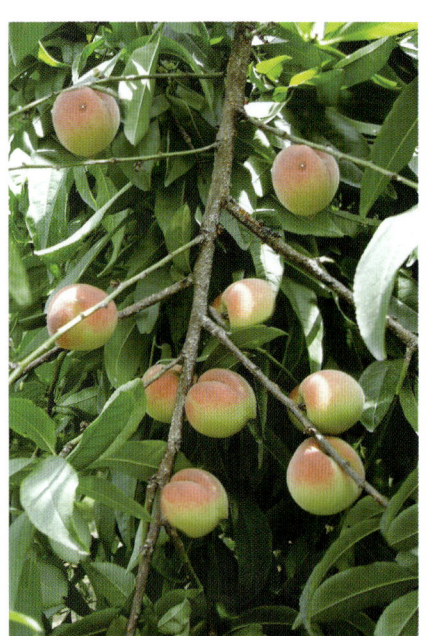
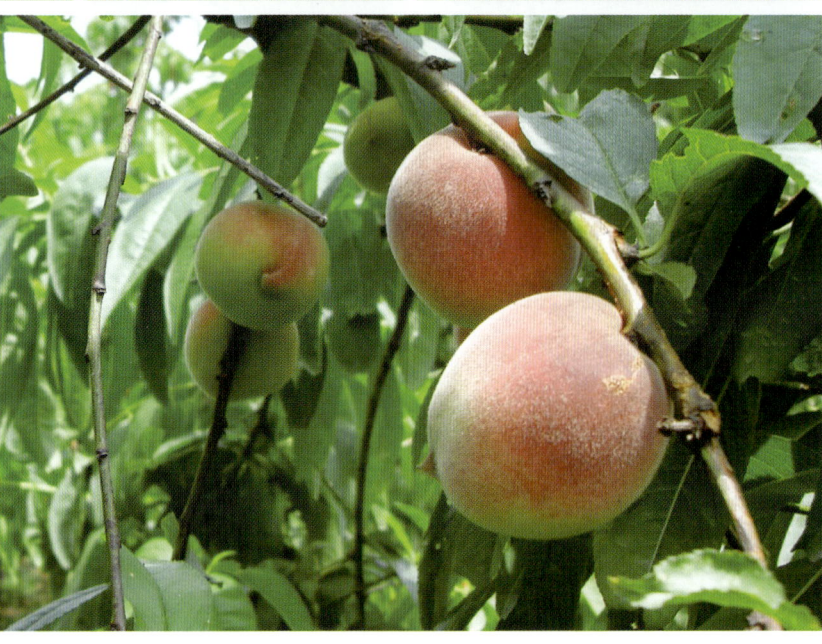

本草纲目附方

崩中漏下
将桃核烧存性,研为末,每服一匙,酒送下。日服三次。《千金要方》

风虫牙痛
将桃仁烧至冒烟,安放在痛齿上咬住。如此五六次即愈。《卫生家宝方》

大便不快,里急后重
桃仁三两(去皮)、吴茱萸二两、食盐一两,同炒熟,去茱萸、食盐,单取桃仁五至七粒细嚼。《圣济总录》

上气咳嗽,胸满气喘
取桃仁三两,去皮尖。加水一升研汁,和粳米二合煮粥食。《食医心镜》

延年祛风,使人肌肤润泽
取桃仁五合去皮,与粳米饭浆一同研成细末,绞尽脂汁,趁温用来洗脸,效果极好。《千金翼方》

偏风不遂及癞疾
取桃仁二千七百粒,去掉皮尖与双仁的,用一斗三升好酒浸泡二十一天,捞出晒干捣成细末,做成梧桐子大的丸,每服二十丸,用原来浸过桃仁的酒送下。《外台秘要》

男子阴肿发痒
将桃仁炒至香味溢出时研成细末,用酒服下一方寸匕,一日两次,再把桃仁捣碎涂敷。《外台秘要》

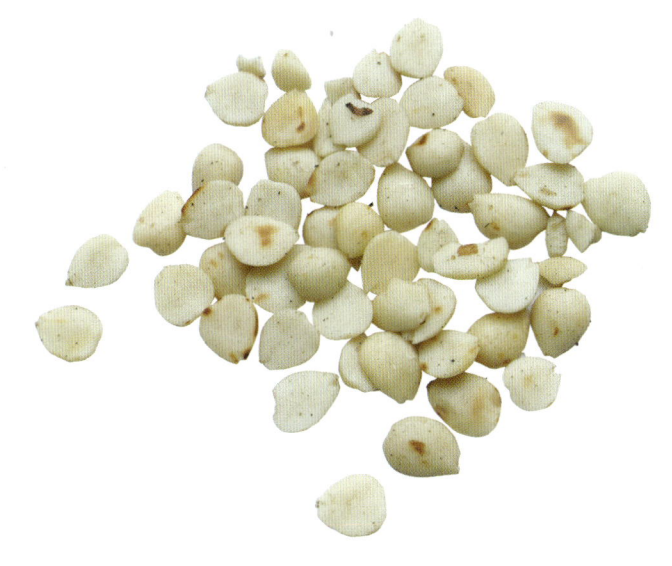

国医传世药方

桃仁承气汤

方选源流:《伤寒论》活血方。
中药组成:桃仁12克、桂枝6克、大黄12克、炙甘草6克、芒硝3克。
炮制方法:水煎服。
功能主治:破血下瘀。适用于下焦蓄血,少腹急结,小便自利,烦渴发热;血瘀经闭,痛经,跌扑伤痛,脉沉实或涩。

四季药膳养生

桃仁粳米粥

桃仁15克,粳米80克。桃仁捣烂如泥,加水研磨成汁去渣,一起放入粳米煮为稀粥,空腹服食。▶功能活血通经,祛瘀止痛。适用于妇女瘀血停滞而引起的闭经和痛经,以及产后瘀血腹痛,跌打损伤,瘀血停积诸症。桃仁用量不宜过大,孕妇以及便溏病人不宜服食。

桃仁墨鱼

桃仁8克,净墨鱼(去骨)20克,调料适量。2味药同放入锅内,加适量水以及姜、葱、盐,烧沸后,转用文火炖熟。1次温热服食,连用6天。▶功能通经活血补虚。适用于阴血不足,冲任失养的月经过少症。

桃仁青粱粥

桃仁15克(研汁),青粱米50克。煮青粱米成粥,后加入桃仁汁搅匀,空腹食用。▶功能止咳平喘下气。适用于胸膈痞满,咳嗽上气,气喘。孕妇忌用。

益母草　　拉丁学名：Leonurus heterophyllus Sweet.

科属　唇形科植物益母草，其新鲜或干燥的地上部分入药。益母草属植物全世界约有19种，分布于非洲、美洲、亚洲及欧洲地区。中国约有11种。入药用约有5种。

地理分布　田埂、溪边、路旁及山坡草地多有生长，尤其以向阳地带最多。全国各地都有分布。

采收加工　鲜品春季幼苗期至初夏花前期采割；干品夏季茎叶茂盛、花未开时采割，晒干，或者切段晒干。

用法用量　煎服，9~30克，鲜品12~40克。

药理作用　抑制血小板聚集，抑制血栓形成；兴奋子宫平滑肌；利尿；减慢心率，增加冠脉血流量；增强免疫功能等。

性味归经　苦、辛，微寒。归肝、心经。

功能主治　利尿消肿，活血调经。用于月经不调，痛经，经闭，水肿尿少，恶露不尽；急性肾炎水肿。

益母草

别名／益母·茺蔚·坤草·益母蒿·月母草·地母草

◎《本草纲目》及文献记载益母草：

主治瘾疹痒，可作浴汤。捣汁服，主浮肿，下水，消恶毒疗肿、乳痈丹游等毒，并傅之。又服汁，主子死腹中，及产后血胀闷聤耳。捣傅蛇虺毒。入面药，令人光泽，治粉刺。活血破血，调经解毒。滴汁入耳中，主聤耳。捣傅蛇虺毒。入面药，令人光泽，治粉刺。活血破血，调经解毒。治胎漏产难，胎衣不下，血晕，血风，血痛，崩中漏下，尿血，泻血，疳痢痔疾，打扑内损瘀血，大便、小便不通。

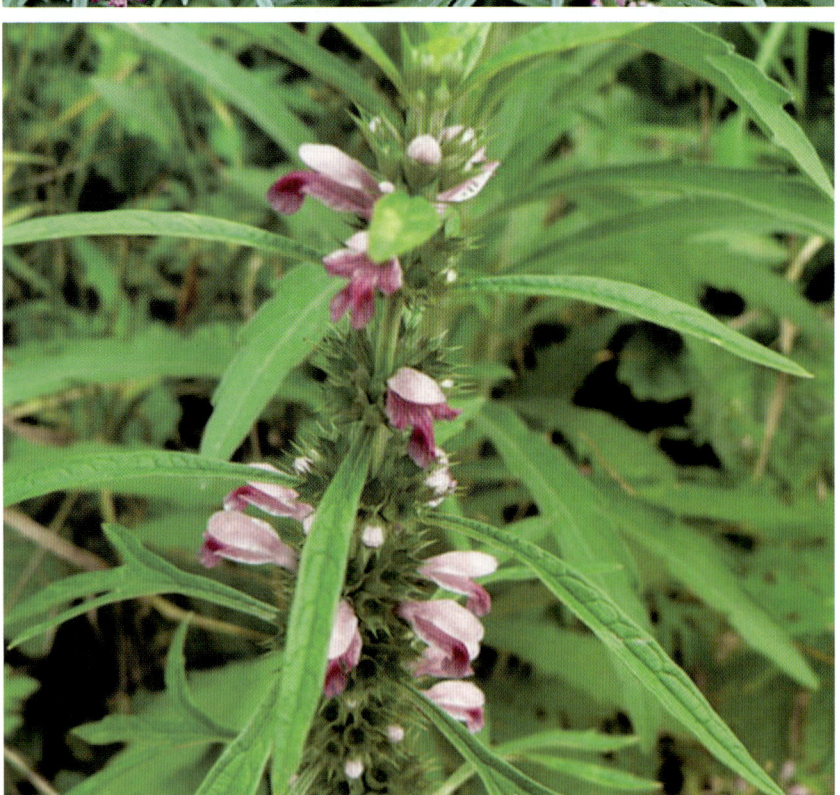

本草纲目附方

妇女胎前产后诸多病症

取六月连根收采的正在开花的益母草，阴干，取叶、花和种子，碾为细末，炼蜜为丸，如弹子大。每次服不限丸数，以病愈为度。服药时，随不同病症，用不同的汤汁送下：①胎前脐腹作痛或肠鸣有声的用米汤；②腹痛胎动，下血不止，用当归汤；③胎衣不下，死胎不下，横生倒产，用炒盐汤；④产后血晕，两眼发黑，用童便和酒；⑤产后腹痛，时发寒热，出冷汗，用童便、酒或薄荷自然汁；⑥产后痢疾，用米汤；⑦产后月经不调，用温酒；⑧产后气喘咳嗽，面目浮肿，用温酒；⑨产后中风，半身不遂，用童便和酒。

妇女难产

把益母草捣烂，取汁七大合，把汁煎至剩一半，全部服下，立即见效。若没有新鲜的益母草，就用一大把干品，加七合水，煎后服用。（韦宙《独行方》）

胎死腹中

益母草捣烂，加少量温水，混合后，绞出汁，一次服下。《独行方》

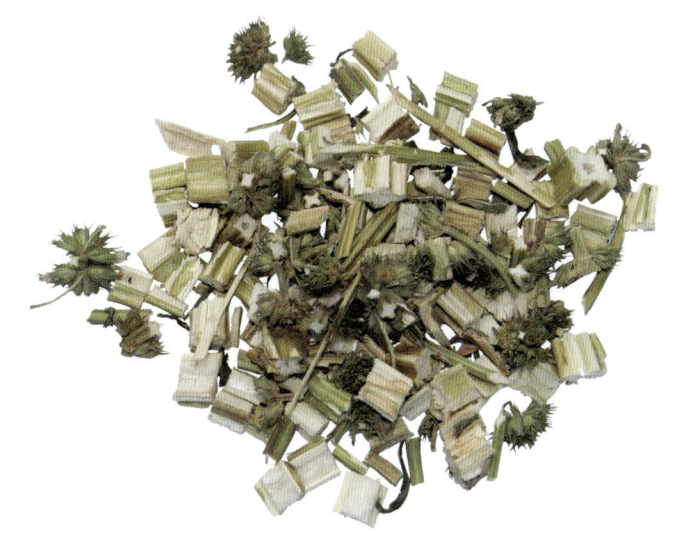

国医传世药方

坤顺活络丹

方选源流：《集验良方》活血方。

中药组成：益母草（带子）90克，川芎、当归、生地黄、熟地黄、橘红、香附、乌药、炒白术、白芍、茯苓、黄芩各15克，人参6克，沉香1.5克，川牛膝6克，木香、紫苏（茎、子）、阿胶珠、琥珀各7.5克，砂仁、甘草各4.5克。

炮制方法：研细末，炼蜜为丸，每服7.5克，日服2次。亦可用饮片作汤剂，水煎服，用量按原方比例酌减。

功能主治：补气养血，舒郁调经。适用于妇人胎前产后诸疾，经行腹痛，子宫虚寒，腰酸带下，腹胀，眩晕，倦怠食少。

四季药膳养生

益母草汁粥

益母草汁10毫升，藕汁、生地黄汁各40毫升，生姜汁2毫升，蜂蜜10毫升，粳米100克。粳米煮粥，加入各汁及蜂蜜。每天2次温热服食。▶功能滋阴养血，解渴除烦，化淤调经。适用于消渴病，阴虚发热，各种血证(吐、衄、便、崩)淤血腹痛等。病愈即止。不宜久服。忌用铁器煎煮。脾虚便溏者不宜用。忌食薤白、葱白、韭菜。

益母草煮鸡蛋

益母草50克，鸡蛋2个。益母草洗净和鸡蛋一起煮，待蛋熟去壳，复煮片刻。每日1剂，分2次吃蛋饮汤。▶功能利水消肿，活血调经。适用于产后恶露不尽，气血淤滞的月经不调，功能性子宫出血，慢性肾炎水肿等。

益母草膏

取益母草若干，熬制成膏，每服15～30克，日服2次，开水调服。▶功能活血祛淤，调经止痛。适用于月经不调，胎产诸疾。

毛叶地瓜儿苗　　拉丁学名：Lycopus lucidus Turcz.var.hirtus Regel

科属　唇形科植物毛叶地瓜儿苗，其干燥地上部分入药。地笋属植物全世界约有9种，分布于北美及东半球温带地区。中国约有4种。入药用仅有1种。

地理分布　海拔2100米以上的山野低洼地、沼泽地、水边等潮湿处多有生长，分布于华北、东北、西南及甘肃、陕西等地，全国大部分地区有产。

采收加工　夏秋季茎叶茂盛的时候采割，晒干。

用法用量　煎服，6~12克。

药理作用　改善血液循环；促进微循环；增强心肌收缩力；抗凝血等。

性味归经　苦、辛，微温。归肝、脾经。

功能主治　行水消肿，活血化瘀。用于经闭，月经不调，痛经，产后瘀血腹痛，水肿。

泽兰

别名／虎兰·水香·虎蒲·地瓜儿苗·红梗草·蛇王菊·接古草·草泽兰

◎《本草纲目》及文献记载泽兰：

主治乳妇内衄，中风余疾，大腹水肿，身面四肢浮肿，骨节中水，金疮，痈肿疮脓。产后金疮内塞。产后腹痛，频产血气衰冷，成劳瘦羸，妇人血沥腰痛。产前产后百病，通九窍，利关节，养血气，破宿血，消癥瘕，通小肠，长肌肉，消扑损瘀血，治鼻血吐血，头风目痛，妇人劳瘦，丈夫面黄。

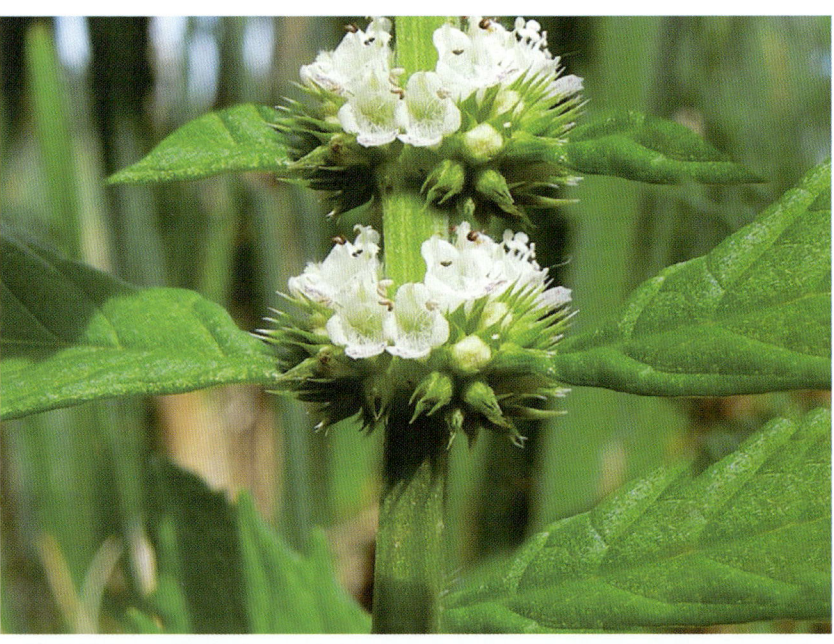

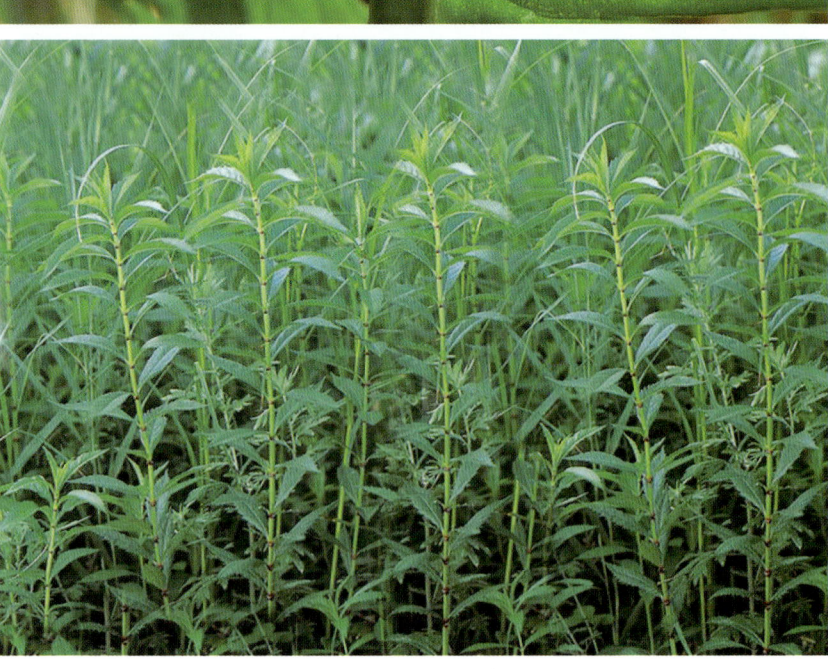

本草纲目附方

产后水肿，血虚浮肿
泽兰、防己等分，研为末。每次服二钱，醋酒送下。《备急方》

疮肿初起，损伤淤肿
把泽兰捣烂，外敷患处，有效。《集简方》

产后阴翻（产后阴户燥热，变成翻花状）
泽兰四两，煎汤熏洗二三次后，再加枯矾一起煎洗。《集简方》

小儿蓐疮
咀嚼泽兰心外敷于患处，效果良好。《子母秘录》

▲李时珍说：

"兰草，泽兰气香而性温，味辛而散，属于阴中之阳药，是足太阴脾经，足厥阴肝经的药。脾喜欢芳香气味，肝适宜味辛而散的药物。脾气舒展，那么三焦通利而且正气调和；肝的郁积得以发散，那么营气卫气运行，疾病即可治愈。兰草走气道，所以可以利水道，祛除痰癖，杀蛊毒，避恶气，是治消渴的良药。泽兰走血分，所以能治水肿，外涂痈毒，破瘀血，是妇科的重要药物。二者虽是同一类，但功用稍有不同。"

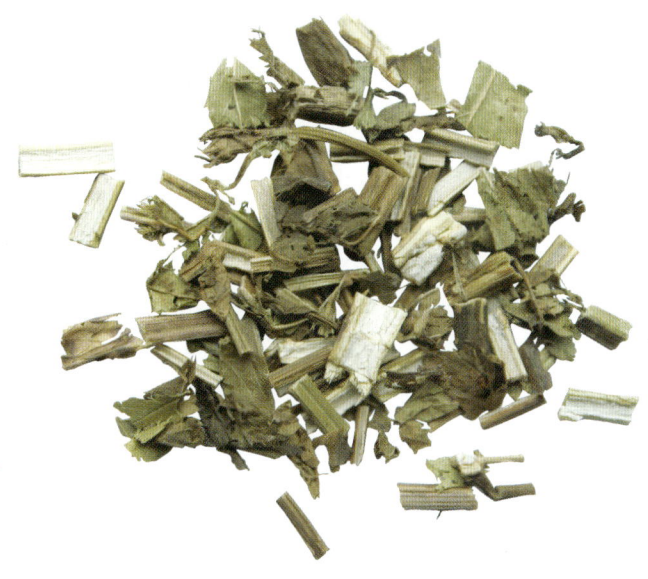

四季药膳养生

泽兰蒸团鱼

泽兰叶10克，团鱼1只。将鱼杀死，去除内脏。将泽兰叶纳入团鱼腹腔中，加清水适量，放沙锅中，隔水清蒸，肉熟烂后加放少许米酒服食。隔天1次，连用6次。▶功效软坚散结，滋阴凉血。适用于妇女经闭，肝脾肿大，骨结核，肺结核，以及疟疾体虚的患者。孕妇不宜食用。

泽兰米酒

泽兰30克，米酒300毫升。水煎泽兰，饮时再加少量米酒。视酒量大小，以不醉为适度。▶功效活血化瘀。适用于拒按，产后少腹疼痛，恶露量少滞涩，舌有紫点或淤斑，面色青紫，脉弦涩。

国医传世药方

化淤通经汤

方选源流：《奇方本草》活血方。

中药组成：泽兰12克、丹参12克、牛膝9克、红花3克、桃仁6克、香附9克、当归尾9克。

炮制方法：水煎服。

功能主治：活血化淤，调经。适用于淤血内阻，月经愆期不调，色紧有块，小腹疼痛，口燥不渴，舌暗红，或紫色斑点，脉沉弦有力。

活血调经方

方选源流：《奇方本草》活血方。

中药组成：泽兰、赤芍、当归、卷柏、熟地黄、牛膝、柏子仁、桃仁、丹参各8克，川芎、香附各5克，红花2克。

炮制方法：水煎服。每天1剂。

功能主治：活血化淤，调经止痛。适用于月经不调，周期延长，血瘀型。

清热活血方

方选源流：《奇方本草》清热方。

中药组成：泽兰、没药、乳香、白芷、连翘各8克，黄芪、金银花各22克，丹参、白芍药、天花粉各12克，生甘草5克，京三棱4克。

炮制方法：水煎服。分早晚两次服，每天1剂。

功能主治：清热解毒，消肿止痛。适用于急性牙周炎。

月季 拉丁学名：Rosa chinensis Jacq.

科属 蔷薇科植物月季，其干燥花入药。
地理分布 全国普遍栽培，江苏、山东、湖北、北京、河北等地为其主产区，河南、四川、安徽、湖南、贵州等地亦产。
采收加工 夏秋两季采收半开放的花朵，晾干，或用微火烘干。

用法用量 煎服，1.5～4.5克。
药理作用 抗病原体，抗真菌。
性味归经 甘，温。归肝经。
功能主治 活血调经，消肿止痛。用于月经不调，痛经。

月季花

别名／四季花·月月红·月贵花·月月开·长春花·月月花

◎《本草纲目》及文献记载月季花：主治活血，消肿，散毒。

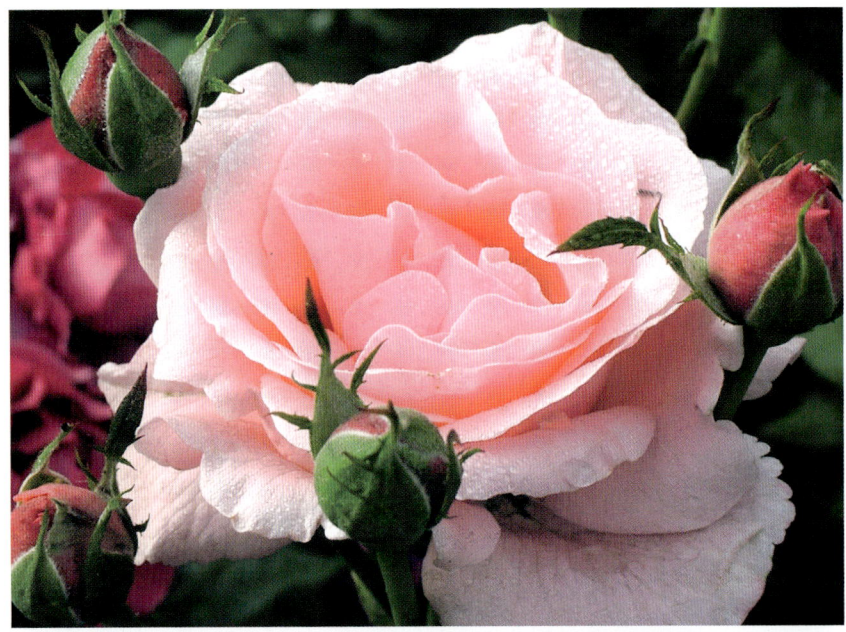

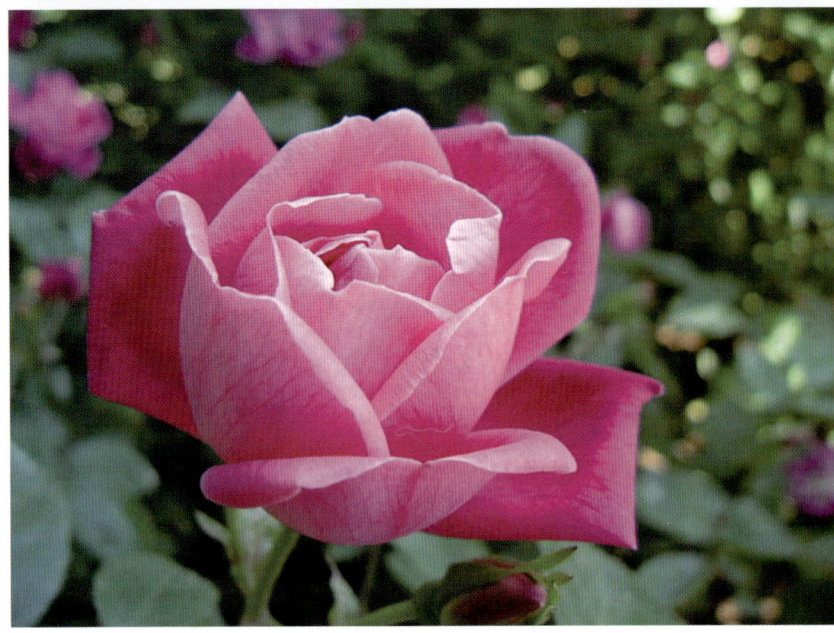

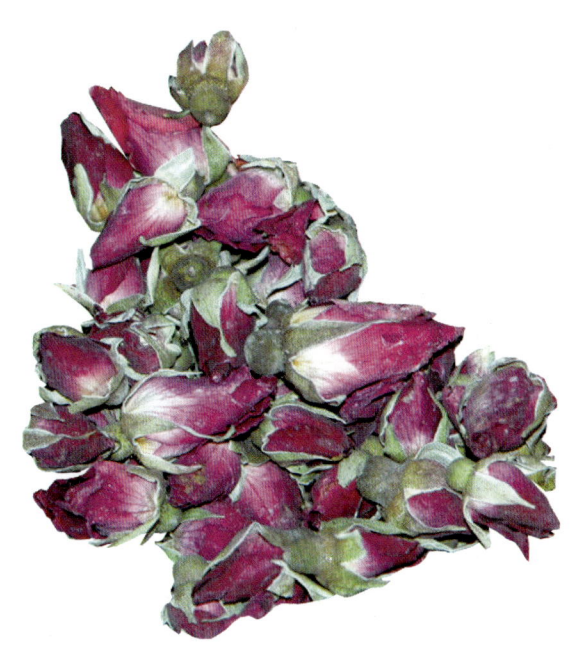

本草纲目附方

瘰疬未破

用月季花头二钱，沉香五钱，芫花炒三钱，碎锉，入大鲫鱼腹中，就以鱼肠封固，酒、水各一盏，煮熟食之，即愈。鱼须安粪水内游死者方效。《试验方》

四季药膳养生

月季鲫鱼汤

月季、芫花(炒)各6克，沉香10克，鲫鱼1条。月季花、沉香、芫花搓碎后，装入鲫鱼腹中，用线缝合；锅内加猪油，烧到七成热时，将鱼稍微炸后放入开水中去掉油，汤勺中放入鸡汤、葱、鲫鱼、白糖、姜、黄酒各适量，炖煮30分钟左右。随意服食鱼肉。▶功能利水解毒。适用于瘰疬未破，皮色不变，按之坚硬等症。

月季花茶

鲜月季花20克，夏秋季采取半开放的花朵，气味清香，不散瓣为佳。每日1次，开水冲泡，代茶涂饮。▶功能活血化淤。适用于月经不调，经来腹痛，筋骨疼痛，跌打损伤，淤血肿痛。

月季花酒

月季花12克，黄酒适量。月季花烧灰存性。黄酒送服。▶适用于经来量少，紫黑有块，少腹胀痛、拒按，舌边可见紫黯淤点，血块排出后疼痛减轻，脉沉涩。

月季花黄酒饮

月季花5朵，黄酒10克，冰糖适量。将月季花洗净加水150毫升，小火煎至100毫升，去渣取汁，加冰糖及黄酒适量。每天1次，温热服用。▶适用于气滞血淤、闭经、痛经等。

国医传世药方

月季活血解郁方

方选源流：《奇方本草》活血方。

中药组成：月季花、柴胡各5克，白芍12克，蒲公英、茯苓、石斛、旱莲草各10克，白术、当归、香附各5克，甘草2克。

炮制方法：加水煎沸15分钟，滤出药液，再加水煎20分钟，去渣，两煎药液调兑均匀，分服，每天1剂。

功能主治：活血调经，消肿止痛。适用于不孕症，肝郁气滞者。

双花黄酒方

方选源流：《奇方本草》活血方。

中药组成：月季花、红花各5克，黄酒100毫升。

炮制方法：上药一起放入杯中，置有水的蒸锅中，隔水加热蒸20分钟。每次温饮30毫升，每天1次。

功能主治：活血散瘀，消肿止痛。适用于跌打损伤。

凌霄　　拉丁学名：Campsis grandiflora (Thunb.)K.Schum.

科属　紫葳科植物凌霄或美洲凌霄，其干燥花入药。凌霄属植物全世界有2种，分布于北美洲、中国、日本。2种均可入药。

地理分布　1.凌霄　山谷、小河边、疏林下多有生长，攀援于树上、石壁上，也有庭院栽培，分布于华东、中南及河北、四川、陕西、贵州等地，主产于江苏、浙江。

2.美洲凌霄　江苏、上海、湖南等地有栽培。

采收加工　7~9月间采收，选择晴天摘下刚开放的花朵，晒干。

用法用量　煎服，5~9克。

药理作用　抑制血管平滑肌收缩；抗血栓形成；松弛未孕子宫平滑肌，兴奋已孕子宫平滑肌；抗菌等。

性味归经　甘、酸，寒。归肝、心经。

功能主治　祛风，凉血，化瘀。用于经闭癥瘕，月经不调，产后乳肿，皮肤瘙痒，风疹发红，痤疮。

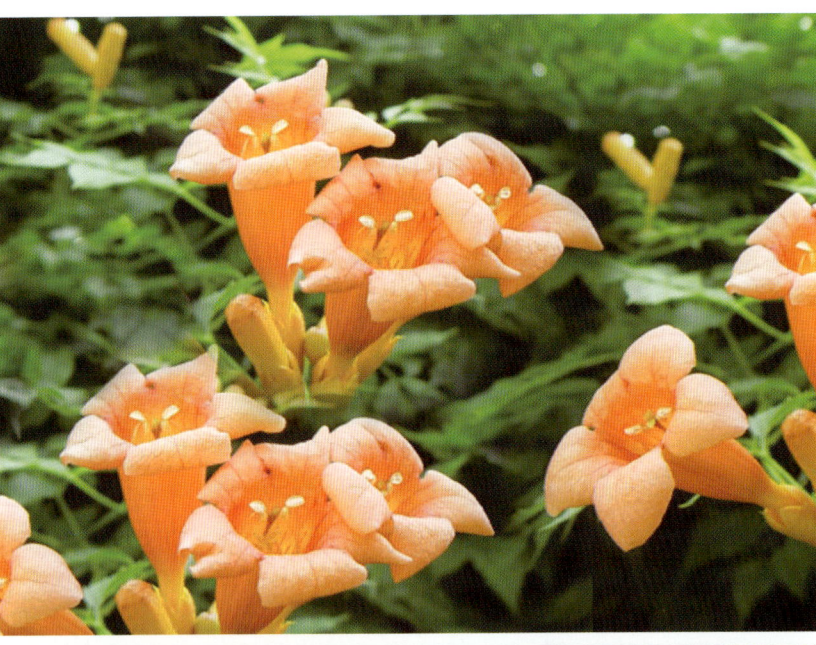

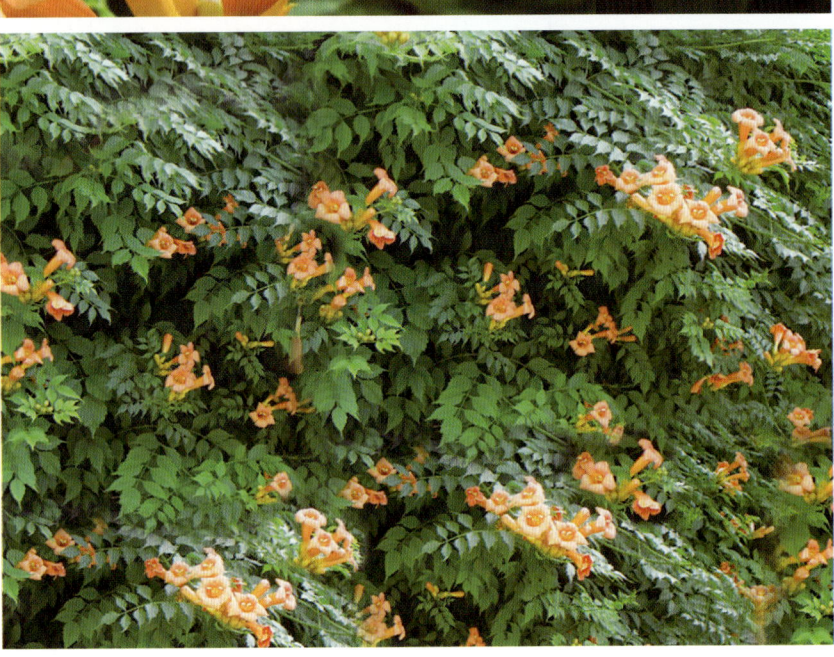

凌霄花

别名／紫葳花·陵霄花·堕胎花·藤萝花·吊墙花·杜灵霄花

◎《本草纲目》及文献记载凌霄花：

主治妇人产乳余疾，崩中，癥瘕血闭，寒热羸瘦，养胎。产后奔血不定，淋沥，主热风风痫，大小便不利，肠中结实。酒齄热毒风刺风，妇人血膈游风，崩中带下。

本草纲目附方

妇女月经不调
凌霄花为末。每服二钱，饭前温酒送服。《徐氏胎产方》

妇人阴疮
紫葳研末，用鲤鱼脑或胆汁调搽。《摘玄方》

婴儿不乳（百日内，小儿无故口青不吃母乳）
凌霄花、大蓝叶、芒硝、大黄等分，为末，用羊髓调和，做成梧子大的丸。每研碎一丸，用母乳送下，便可吃乳。如果婴儿是因热而病，可服，若是因寒而致，勿服。《普济方》

便后下血
把凌霄花浸泡在酒中，常饮。《普济方》

妇人血崩
将凌霄花捣为碎末，每次用酒服二钱，然后服用四物汤。《丹溪纂要》

消渴饮水
取凌霄花一两，捣为碎末，加水一盏半，煎到剩一盏，分两次服下。《圣济总录》

酒渣鼻
用凌霄花、山栀子等分，捣为碎末，每次用茶水服用二钱，每天服两次，数天后就会除去病根。《百一选方》

国医传世药方

凌霄化淤方

方选源流：《奇方本草》活血方。

中药组成：凌霄花、山栀子、柴胡各5克，蒲公英30克，生地黄12克，黄芩、龙胆草、车前子、川楝子各8克。

炮制方法：加水煎沸15分钟，滤出药液，再加水煎20分钟，去渣，两煎药液调兑均匀，分服，每天1剂。

功能主治：祛风，凉血，化淤。适用于化脓性睾丸炎。

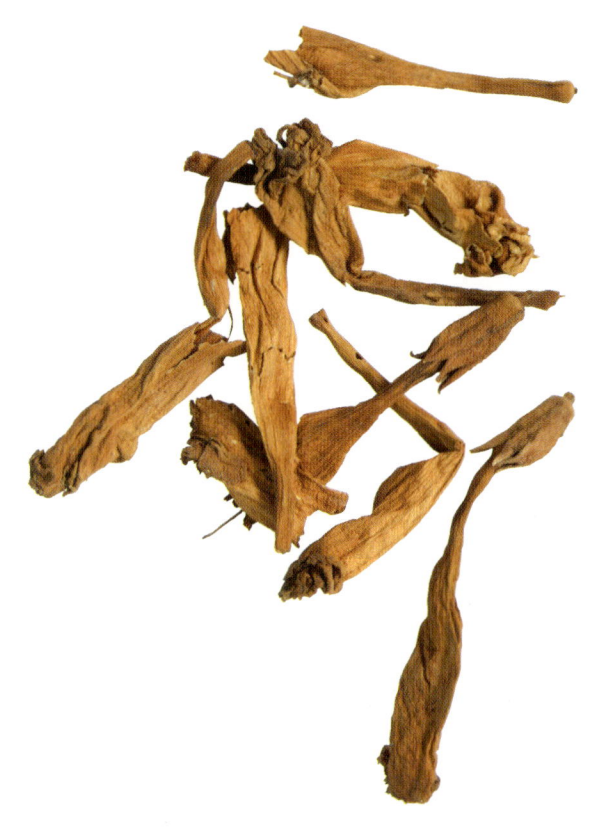

四季药膳养生

凌霄花阿胶糯米粥

凌霄花15克，阿胶10克，糯米60克，红糖适量。先将凌霄花加水煎汁，去渣取汁，加入阿胶、糯米同煮成粥。每天2次，温热服。▶适于血虚之经闭，面色萎黄。

双花茶

凌霄花、生槐花各15克，绿茶15克。先将槐花、凌霄花用温水略泡，洗净去掉根蒂，同绿茶一道以沸水冲泡，即可饮用。▶适用于皮肤瘙痒症。

慈姑凌霄粉

凌霄花20克，山慈姑花30克。将山慈姑花、凌霄花共研为细末。每次取6克，白开水送服，每天3次。▶适用于前列腺炎。

四花茶

凌霄花、月季花、玫瑰花、桂花各2克，红糖5克。上药一同放入保温杯，加沸水冲泡，盖紧茶杯盖闷5分钟。代茶饮。▶主治跌打损伤。

卫矛

拉丁学名：Euonymus alatus (Thunb.) Sieb.

科属 卫矛科植物卫矛，其干燥带翅嫩枝或枝翅入药。

地理分布 生长于山野，分布于东北及陕西、河北、甘肃、山东、安徽、江苏、湖北、浙江、四川、湖南、贵州、云南等地，主产于河北、湖北、安徽、浙江、山东，以湖北、河北、浙江产量大。

采收加工 全年都可采摘，割取枝条后，取嫩枝，晒干。或收集它的翅状物，晒干。

用法用量 煎服，4~9克；或入丸散；外用适量。

药理作用 降血糖，降血脂等。

性味归经 苦、辛，寒。归肝、脾经。

功能主治 解毒消肿，破血通经，杀虫。用于癥瘕结块，心腹疼痛，痛经，闭经，崩中漏下，产后瘀滞腹痛，疝气，恶露不下，疮肿，历节痹痛，跌打伤痛，烫伤，虫积腹痛，毒蛇咬伤。

鬼箭羽

别名／卫矛·鬼箭·六月凌·四面锋·山鸡条子·四面戟·见肿消

◎《本草纲目》及文献记载鬼箭羽：

主治女子崩中下血，腹满汗出，除邪，杀鬼毒蛊疰。中恶腹痛，去白虫，消皮肤风毒肿，令阴中解。疗妇人血气，大效。破陈血，能落胎，主百邪鬼魅。通月经，破癥结，止血崩带下，杀腹脏虫及产后血瘀腹痛。

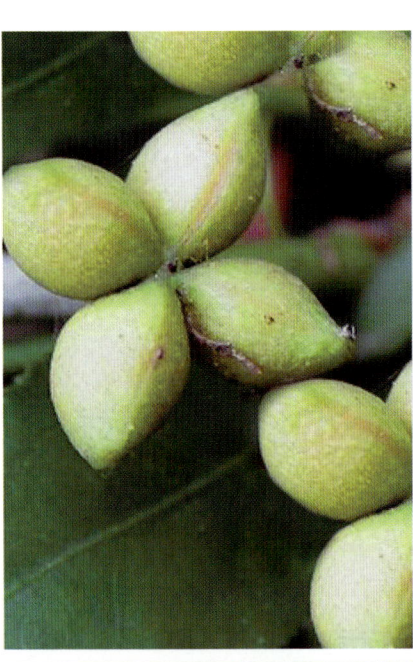
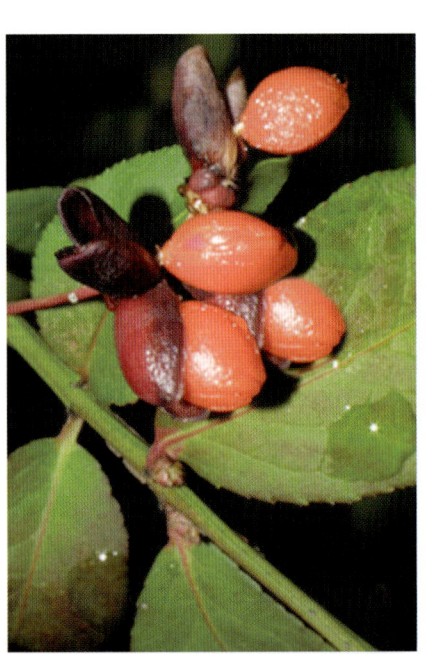
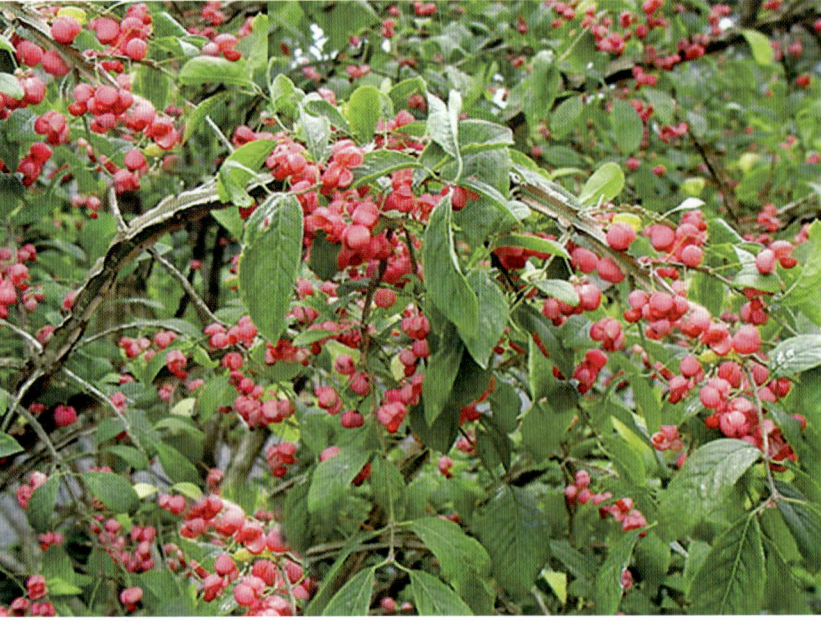

本草纲目附方

产后败血（即恶露）
产后恶露不尽，或风寒邪气乘虚侵袭胞脉，瘀血内停而引起的下腹疼痛，小腹部疼痛时发时止，脐腹坚胀。用当归（炒）、鬼箭（去中心木）、红蓝花各一两。每服三钱，酒一大盏，煎至七分，饭前温服。《和剂局方》

疟疾
鬼箭羽、鲮鲤甲（烧灰）各二钱半，共研末。每取二三分，病发时入鼻中。《圣济总录》

疟疾
用鬼箭羽末一分、砒霜一钱、五灵脂一两，共研末。病发时冷水冲服一钱。《圣济总录》

▲**李时珍说：**
"凡是妇人产后血运障碍而血结，血聚于胸中，或偏于少腹，或连于胁肋的，用四物汤四两，倍用当归，加入鬼箭、红花、延胡索各一两，研为末，水煎服。"

▲**苏颂说：**
"古方中崔氏治疗恶疰在心，痛不可忍，有鬼箭羽汤；姚僧垣《集验方》中治疗突然暴发心痛，或中恶气毒痛，大黄汤中也用卫矛，都是大方中用。"

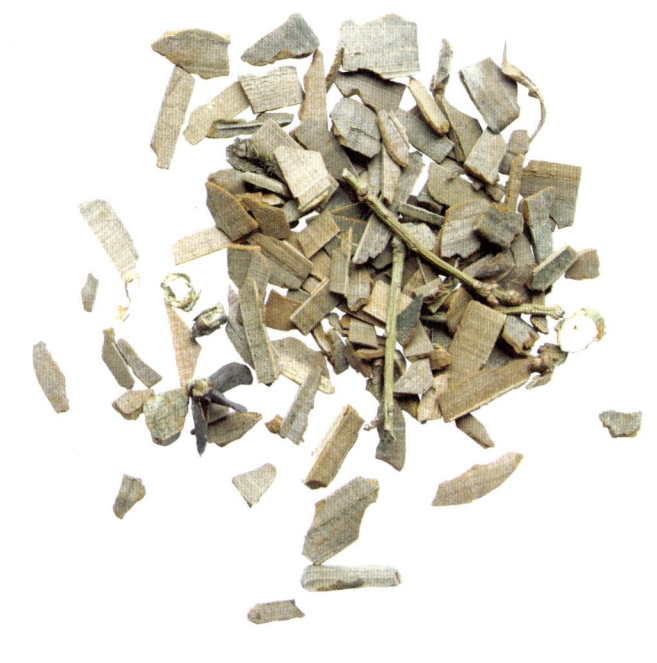

国医传世药方

箭羽川芎通络方
方选源流：《奇方本草》活血方。
中药组成： 鬼箭羽、党参、黄芪各30克，葛根18克，当归15克，川芎、红花各12克。
炮制方法： 同研磨成细末，开水冲服。每次服3克，每天3次。
功能主治： 活血通络。适用于肢体动脉硬化性闭塞。

四季药膳养生

丹参酒
丹参各45克，鬼箭羽35克，秦艽(去苗土)、知母(冬月不用)各30克，猪苓(去黑皮)10克，白术45克，海藻(洗去咸灵)15克，赤茯苓(去黑皮)30克，桂(去粗皮)、独活(去芦头)各12克。上10味，以酒9升，浸5天，每服一盏，饮酒少者，随意减之，每天3服。▶功能除风湿，利小便。适用于久患大腹病，其状四肢细腹大，有小劳苦则足胫肿，食则气急等症。

四味汤
倍当归，加鬼箭、红花、玄胡索各一两，为末，米汤煎服。▶适用于妇人产后血运血结，血聚于胸中。

苏木　　拉丁学名：Caesalpinia sappan L.

科属　豆科植物苏木,其干燥心材入药。云实属植物全世界约有99种,分布于热带和亚热带地区。中国约有16种。入药用约有8种。

地理分布　海拔200~1050米的山谷丛林中有生长,也可栽培,分布于红河河谷和云南金沙江河谷,福建、台湾、海南、广东、四川、广西、云南、贵州等地有栽培,台湾、广西、广东、贵州、云南等地为苏木的主产区。

采收加工　全年可采,大多在秋季采伐,除去白色边材,锯成10~100厘米的小段,粗壮的对半剖开,干燥。

用法用量　煎服,3~9克。

药理作用　增加冠脉流量；改善微循环；抑制血小板聚集；抗菌；抗肿瘤等。

性味归经　甘、咸,平。归心、肝、脾经。

功能主治　消肿止痛,行血祛淤。用于经闭痛经,产后淤阻,外伤肿痛,胸腹刺痛。

苏木

别名／苏方·棕木·赤木·红柴·红苏木

◎《本草纲目》及文献记载苏木：主治乃三阴经血分药。少用则和血,多用则破血。

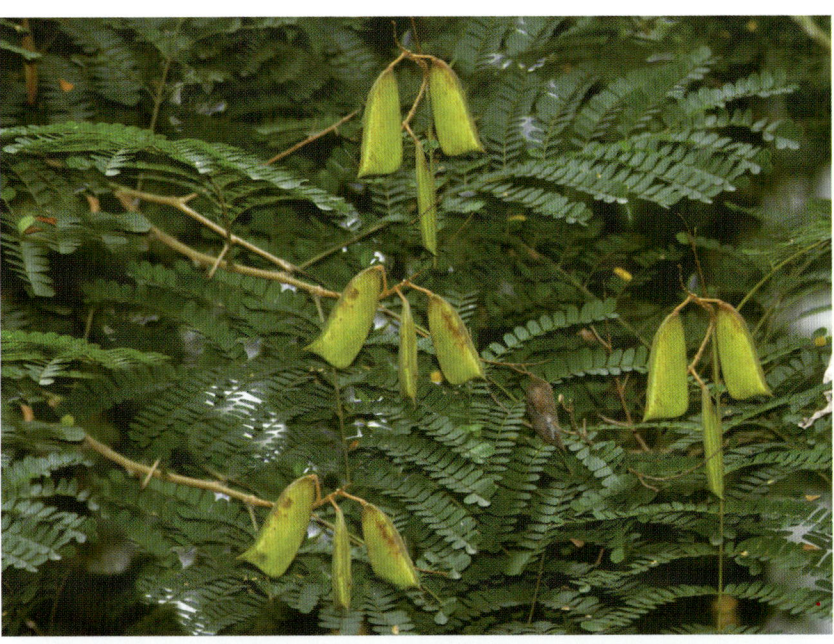

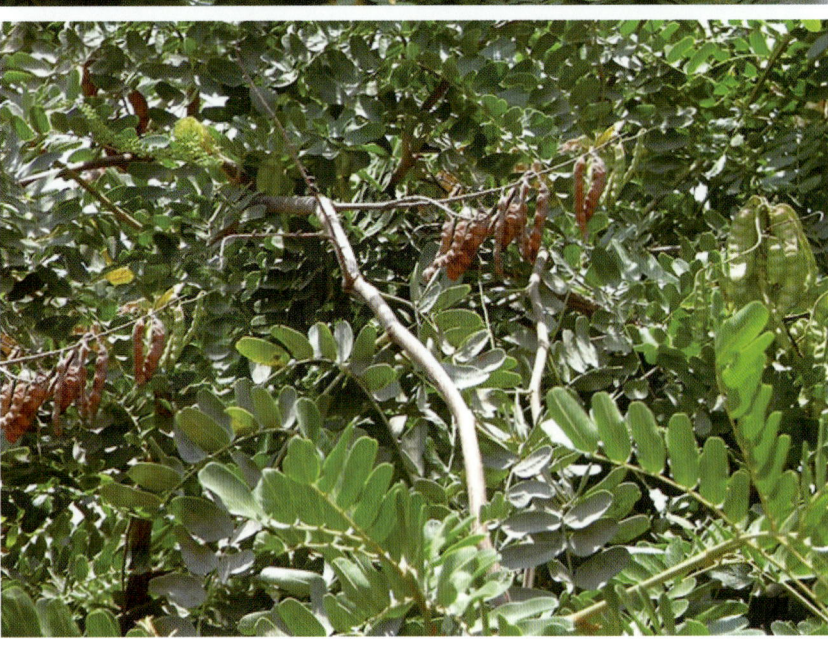

本草纲目附方

产后血晕
苏木三两,加水五升,煎取二升,分两次服。《肘后方》

刀伤指断
用苏木末涂敷,外层再用蚕茧裹牢。几天后断处即可接合。《摄生方》

破伤风
苏木末三钱,酒送服。《普济方》

产后气喘,面黑欲死(血入肺所引起)
苏木二两,加水二碗,煮取一碗,再加入人参末一两服下。极效。《胡氏方》

脚气肿痛
苏方木、鹭鸶藤等分,细锉入定粉少许,水二斗,煎取一斗五升,先熏后洗。《普济方》

睾丸偏坠肿痛
苏方木二两,好酒一壶煮熟,频饮则人立即痊愈。《集简方》

▲李时珍说:
"苏方木是三阴经血分药,少量使用则和血,多量使用则破血。"

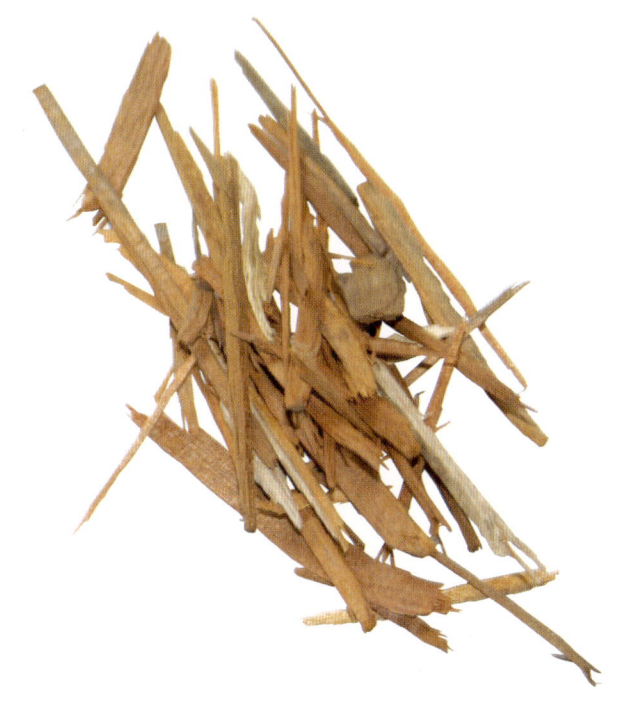

四季药膳养生

苏木行淤酒
苏木60克,捣碎成细末,用水、酒各500毫升,煎取500毫升,每服适量。早、午、晚、临睡空腹各1服。▶功能活血化淤。适用于跌打损伤,肿痛。孕妇忌服。

苏木煲鸭蛋
苏木10克,青壳鸭蛋2个。鸭蛋洗净,煮熟,去壳,放入锅内,加苏木同煮30分钟。饮汤吃蛋。▶功能消肿止痛,活血祛淤。适用于血淤经闭腹痛,产后流血过多或产后血淤腹痛,恶露淋沥不尽等症。

国医传世药方

苏木活血祛淤方
方选源流:《奇方本草》活血方。
中药组成:苏木、当归、红花各30克,黄柏、续断、秦艽、羌活、伸筋草、防风、乳香、川芎、桃仁、没药、蒲公英各20克,茜草、牛膝、白芷、艾叶、独活、透骨草、夏枯草各15克。
炮制方法:加水煎,趁热熏洗,每天3次。
功能主治:消肿止痛,行血祛淤。适用于关节骨折、扭伤。

化瘀熏洗方
方选源流:《奇方本草》活血化瘀方。
中药组成:苏木、艾叶、苍耳子、没药、乳香、七叶莲、大黄、穿破石各10克,石楠藤、海风藤、宽筋藤、青风藤、四方藤、鸡血藤、十大功劳叶各15克,桑枝12克。
炮制方法:加水煎,熏洗患处,每天4次。
功能主治:消肿止痛,行血化淤。适用于肱骨外上髁炎,桡骨茎突炎。

槲蕨　　拉丁学名：Drynaria fortunei (Kunze) J.Sm.

科属　水龙骨科植物槲蕨，其干燥根茎入药。槲蕨属植物全世界约有15种，分布于亚洲和大洋洲。中国约有8种，入药用约有5种。

地理分布　附生于海拔200～1800米的林中岩石及树干上，西南及浙江、福建、江西、湖南、湖北、广西、广东、贵州、四川有分布，主产于浙江、湖南、江西、广西、四川、福建等地，以湖南产量最大。

采收加工　全年都可采挖，除去泥沙，干燥，或再燎去茸毛。

用法用量　煎服，3～9克；鲜品6～15克。外用鲜品适量。

药理作用　促进骨钙化和骨质的形成，促进骨对钙的吸收，促进钙磷的沉积；增强心肌收缩力；降血脂；抑制链霉素的耳毒性等。

性味归经　苦，温。归肾、肝经。

功能主治　续伤止痛，补肾强骨。用于肾虚腰痛，耳鸣耳聋，跌扑闪挫，牙齿松动，筋骨折伤；外治白癜风，斑秃。

骨碎补

别名／猴姜·过山龙·石良姜·猴掌姜·申姜·爬岩姜·岩姜

◎《本草纲目》及文献记载骨碎补：

主治破血止血，补伤折。主骨中毒气，风血疼痛，五劳六极，足手不收，上热下冷。恶疮，蚀烂肉，杀虫。研末，猪肾夹煨，空心食，治耳鸣及肾虚久泄，牙疼。

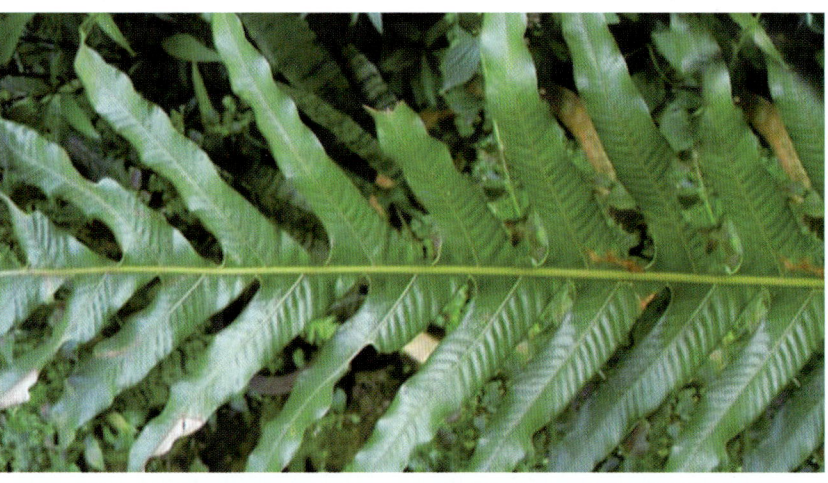

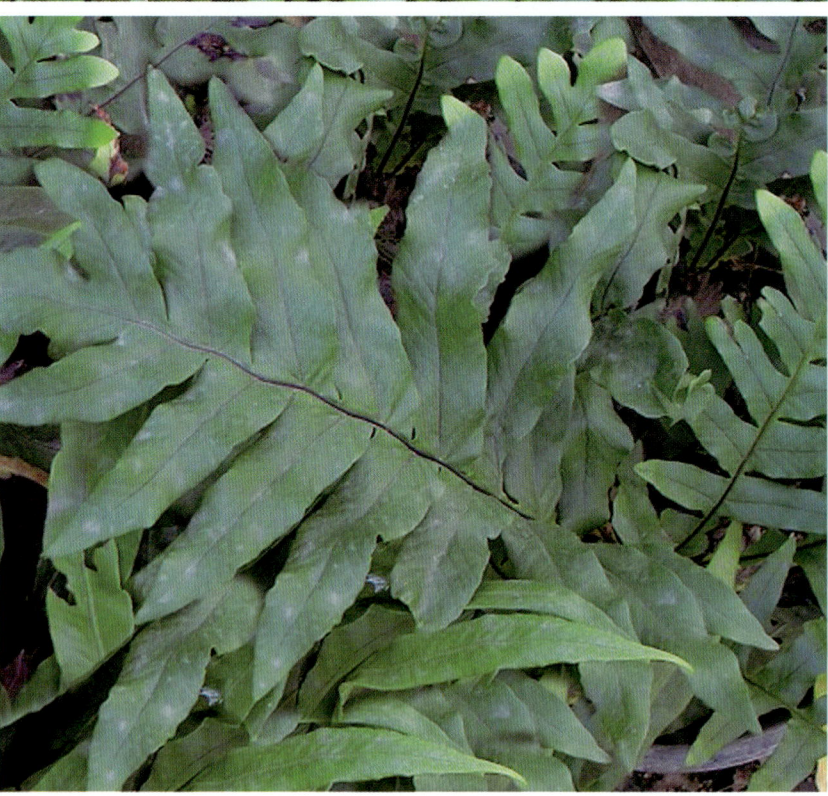

本草纲目附方

虚气攻牙，齿痛血出，牙齿痛痒
取骨碎补二两，用铜刀锉细，在瓦锅内慢火炒黑，研为末，用药末擦齿，良久后吐出，咽下去也可以。
刘松石说："此方出于《灵苑方》中，不仅治牙齿疼痛，更能坚固牙齿，益精髓，去骨中毒气疼痛，牙齿动摇欲掉，多擦拭几次就能稳住，不再动摇。"

耳鸣耳闭
将骨碎补削作细条，泡后趁热塞入耳内。《图经本草》

便血
骨碎补（烧存性）五钱，用酒或米汤送下。《仁存方》

病后发落
用骨碎补、野蔷薇的嫩枝煎煮汤汁，刷涂在头上。

风虫牙痛
金针丸：用骨碎补、乳香等分研细末，用面糊制成药丸，塞在牙蚀洞中。《圣济总录》

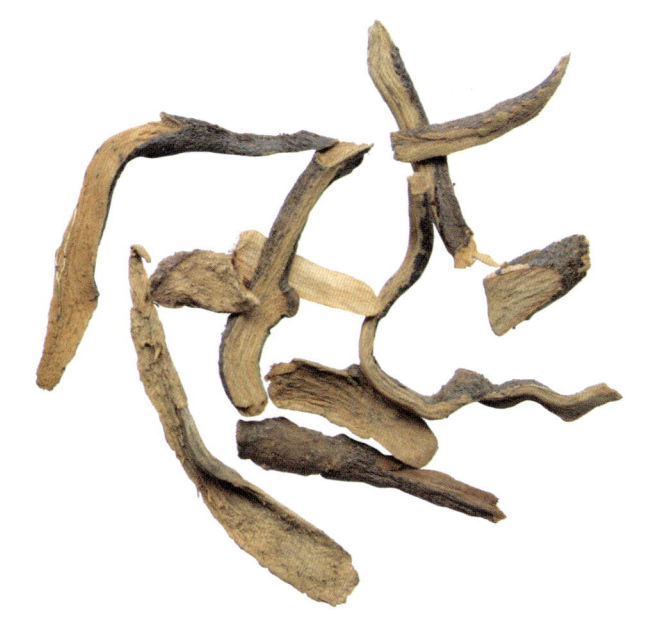

国医传世药方

夺命丹
方选源流：《伤科补要》活血方。
中药组成：骨碎补30克、当归尾90克、桃仁90克、自然铜35克、大黄90克、地鳖虫75克、血竭15克、乳香30克、儿茶15克、红花15克、朱砂15克、没药30克、麝香1.5克。
炮制方法：上药共研细末，蜜制为丸，朱砂为衣。每服3克，日服2次。亦可水煎服，各药用量按原方比例酌减。
功能主治：活血散淤，理伤止痛，强筋健骨。适用于跌打损伤，筋断骨折，脏腑蓄淤，窍闭神昏。

四季药膳养生

骨碎补煲猪腰
骨碎补10克，猪腰1个。先将猪腰洗净切开，去除掉中间的筋膜，再把骨碎补研磨成细末放入猪腰内，用线扎紧，加水煮熟。饮汤吃肉。▶功能补肾强腰。适用于肾虚腰痛以及肾虚久泻等症。

骨碎补茶
蜜炙骨碎补30克。研磨成为粗末，水煎，取汁，代茶多饮。▶功能润肺止咳。适用于咳嗽痰多，慢性支气管炎。

骨碎补酒
骨碎补60克，白酒500毫升。骨碎补放入酒中浸泡6天。每服30毫升，每天2次。▶功能补肾接骨，活血生发。适用于筋伤骨折，跌打疼痛。

麒麟竭　　拉丁学名：Daemonorops draco Bl.

科属　棕榈科植物麒麟竭，其果实渗出的树脂经加工制成入药。

地理分布　分布于马来西亚、印度尼西亚、伊朗，我国台湾、广东有栽培，主产于印度尼西亚、马来西亚等地。我国进口血竭多数属于印度尼西亚原装血竭，或由新加坡进口的加工血竭。

采收加工　采收果实，放入蒸笼内蒸煮，使树脂渗出或取果实捣烂，放入布袋内，榨取树脂，然后煎熬成糖浆状，冷却凝固成块状。也有将茎砍破或者钻若干个小孔，使树脂自然渗出凝固的。

用法用量　内服：研末，1～2克，或入丸剂。外用：研末或入膏药用。

药理作用　促进纤溶酶活性；抑制血栓形成；抗炎；抑菌等。

性味归经　甘、咸，平。归心、肝经。

功能主治　止血生肌，祛淤定痛。用于跌扑折损，内伤淤痛；外伤出血不止。

血竭

别名：麒麟竭·海蜡·麒麟血·木血竭

◎《本草纲目》及文献记载血竭：

主治心腹卒痛，金疮血出，破积血，止痛生肉，去五脏邪气。打伤折损，一切疼痛，血气搅刺，内伤血聚，补虚，并宜酒服。补心包络，肝血不足。益阳精，消阴滞气。傅一切恶疮疥癣，久不合。性急，不可多使，却引脓。散滞血诸痛，妇人血气，小儿瘈疭。

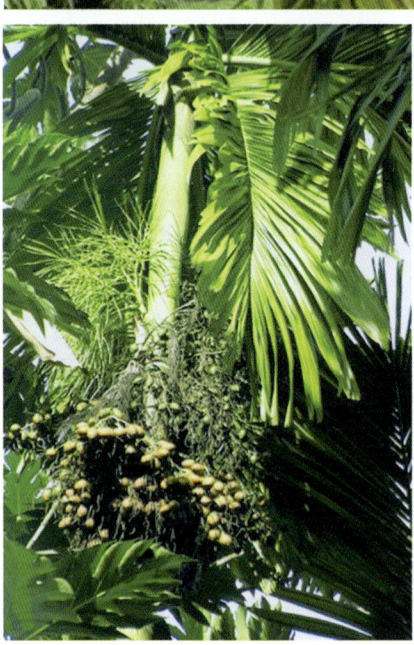
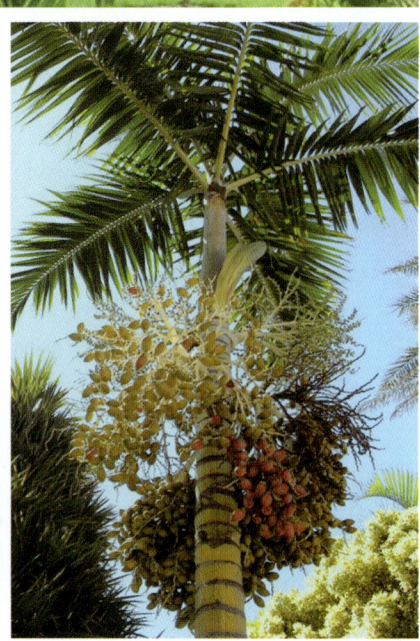

本草纲目附方

疮口不收

血竭末二三分、麝香少许、大枣（烧灰）半钱，共研为末，以唾液调匀涂敷患处。《究原方》

产后血晕

血竭一两，研为末。每次服二钱，温酒送上。《太平圣惠方》

两膝热肿疼痛

血竭、硫黄末各一两，每次服一钱，温酒送下。《太平圣惠方》

慢惊风

血竭末半两、乳香二钱半，同捣匀，煎熔为丸，如梧子大。每次服一丸，薄荷煎汤送下，夏季用人参汤送服。《御药院方》

鼻出衄血

血竭、蒲黄等分为末，吹入鼻孔中。《医林集要》

血痔肠风

血竭末外敷患处。《直指方》

新久脚气

血竭、乳香等分，同时研末，放入剜孔的木瓜里面，再用面厚裹起来，放入砂锅煮烂，连面捣，和成梧桐子大的丸，每次服三十丸，温酒送服，忌生冷。《奇效良方》

产后血冲，心胸满喘，生命垂危

血竭、没药各一钱，研细，童便和酒调服。《医林集要》

腹中血块

血竭、没药各一两，滑石（牡丹皮同煮过）一两为末，用醋糊成梧桐子大小的丸子，服用。《摘玄方》

▲ **李时珍说：**

"麒麟竭是树木的脂液就像人的膏血，它的味甘、咸而能走血，是手、足厥阴经的用药，是因为肝与心包都是主血的缘故。河间刘氏说：'血竭能除血痛，是和血的圣药。'的确是如此。乳香、没药虽然也主治血病，但是还兼入气分，而血竭是专于血分的药。"

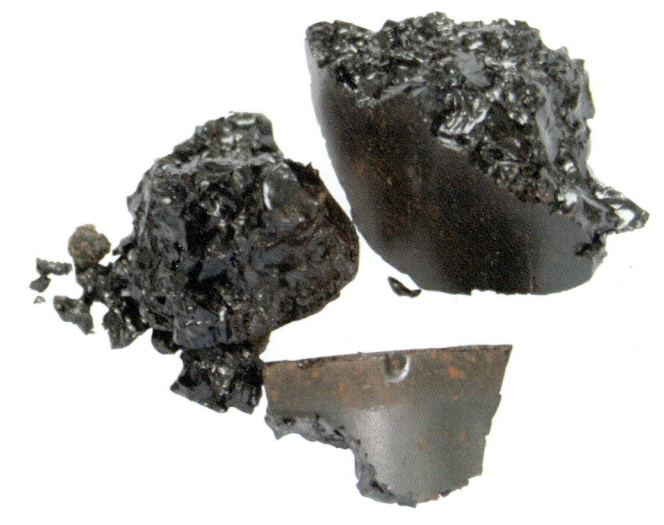

国医传世药方

七厘活血散

方选源流：《良方集腋》活血方。

中药组成：血竭30克、红花5克、没药5克、乳香5克、朱砂4克、儿茶7.5克、麝香0.4克、冰片0.4克。

炮制方法：共研极细末，密闭贮存备用，每服1.5克，黄酒或温开水送服。外用适量，以酒调敷伤处。

功能主治：活血散淤，止痛止血生肌。适用于跌打损伤，筋断骨折，淤血肿痛，刀伤出血。治一切无名肿毒，烧伤烫伤等。

四季药膳养生

三七血竭粉

参三七40克，血竭8克，共研细末，每服1克，以温黄酒或温开水送服。▶适用于中风后遗症偏瘫，言语謇涩，口眼㖞斜；也可作为外伤青肿的调养剂。

血竭乳香木瓜丸

血竭、乳香等分，研为末，取木瓜一个，挖孔放入药末，再用面包裹，放入沙锅中煮烂，连面捣成丸，如梧子大。每次服三十丸，温酒送服，忌食生冷。▶适用于新久脚气。

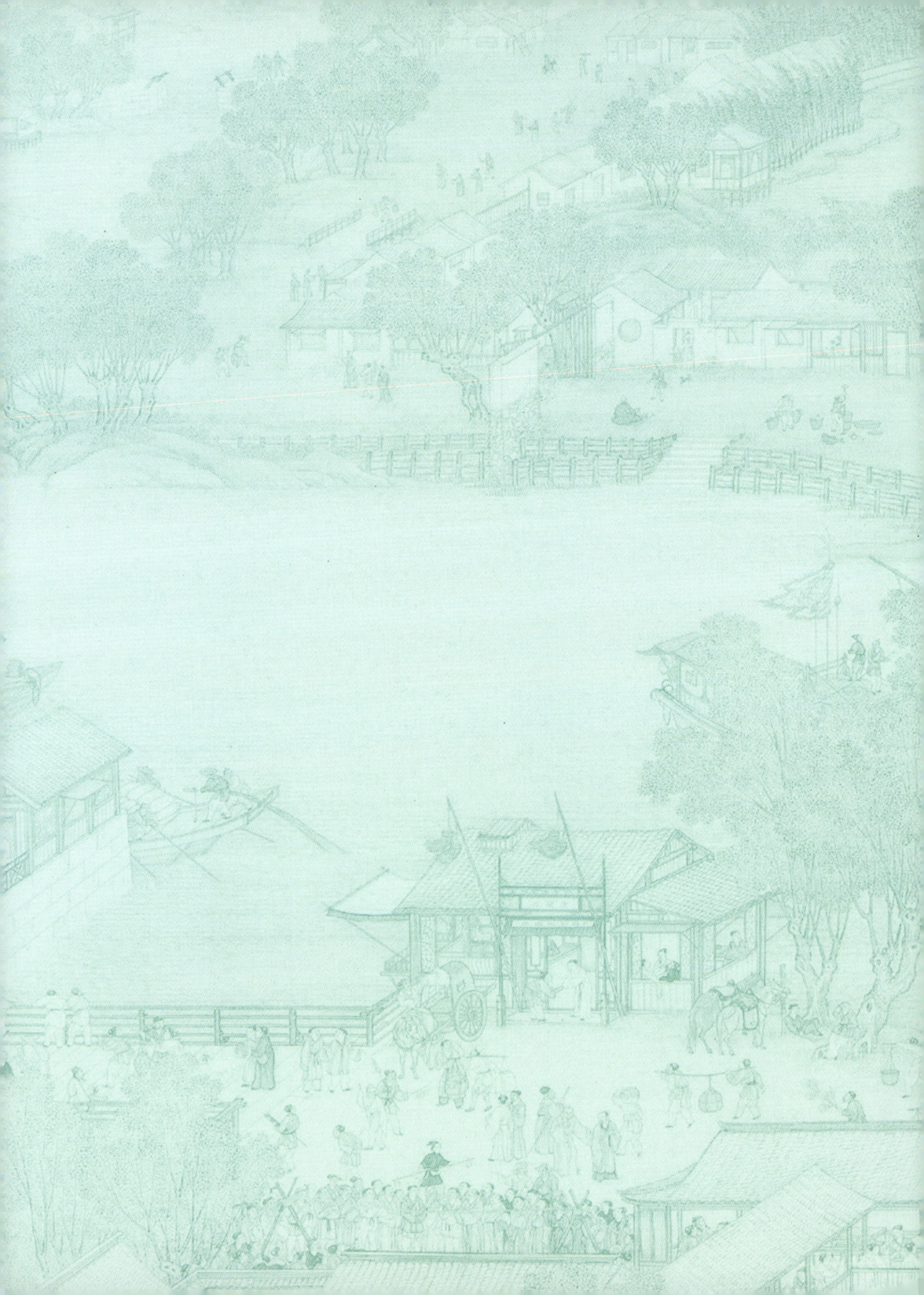

化痰止咳平喘药

【概念】

在中医药理论中，凡以消痰或祛痰为主要作用的药物，称为化痰药；以制止或减轻咳嗽和喘息为主要作用的药物，称止咳平喘药。由于化痰药多数兼能止咳，而止咳平喘药也多兼有化痰作用，故常统称化痰止咳平喘药。

【功效】

化痰药主要具有消痰或祛痰的作用，止咳平喘药主要具有止咳平喘的作用。

【药理作用】

中医科学研究表明，化痰止咳平喘药主要具有镇咳、祛痰、抑菌、平喘、消炎、抗病毒、利尿等作用，部分药物还有镇痛、镇静、改善血液循环、抗惊厥、调节免疫功能的作用。

【适用范围】

化痰止咳平喘药主要用于痰阻于肺的咳喘痰多，痰蒙心窍的昏厥、癫痫，肝风夹痰的中风，痰蒙清阳的眩晕、惊厥，痰阻经络的肢体麻木、口眼㖞斜、半身不遂，痰火互结的瘰疬、瘿瘤，痰凝肌肉、流注骨节的阴疽流注等，以及外感、内伤所导致的各种咳嗽和喘息。对现代临床称谓的急慢性支气管炎、支气管扩张、肺气肿、慢性淋巴结炎、皮下肿块、冠心病、心绞痛、单纯性甲状腺肿、心力衰竭、高血压、脑血管意外、癫痫等病症有一定的治疗作用。

【药物分类】

根据功效和临床应用的不同，主要分为化痰药和止咳平喘药两类。

化痰药，又分为温化寒痰药和清化热痰药两类。温化寒痰药，药性多温燥，有燥湿化痰、温肺祛痰的功效；清化热痰药，药性多寒凉，有清化热痰的功效。部分药物质润，兼能润燥；部分药物味咸，兼能软坚散结。温化寒痰药主要用于湿痰、寒痰所导致的咳嗽气喘、痰多色白、苔腻等，以及由寒痰、湿痰所致的肢体麻木、眩晕、阴疽流注等。清化热痰药主治热痰所致的痰黄质稠、咳嗽气喘，其中痰干稠难咯、唇舌干燥的燥痰证，宜选质润的润燥化痰药，其他如痰热痰火所致的癫痫、瘿瘤、中风惊厥、瘰疬等，均可以清化热痰药治疗。中医药方常用的化痰药有天南星、半夏、芥子、白附子、猪牙皂、旋覆花、桔梗、猫爪草、白前、川贝母、瓜蒌、前胡、浙贝母、天竺黄、竹茹、海浮石、竹沥、瓦楞子、海蛤壳、昆布、海藻、胖大海、黄药子、礞石、猴枣等。

止咳平喘药的药味或辛或苦或甘，药性或温或寒，其止咳平喘的功效有清肺、宣肺、降气、润肺、敛肺以及化痰的分别，而有的药物偏于平喘，有的两种药性都有。中医药方常用的止咳平喘药有苦杏仁、百部、紫菀、款冬花、紫苏子、满山红、桑白皮、枇杷叶、葶苈子、白果、马兜铃、华山参、矮地茶、罗汉果、洋金花、牡荆子等。

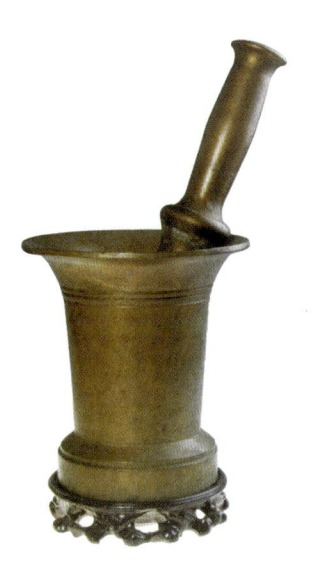

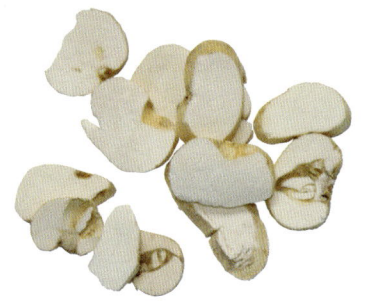

白芥　　拉丁学名：Brassica alba (L.) Boiss

科属　十字花科植物白芥或芥，其干燥成熟种子入药。白芥属植物全世界约有10种，分布于亚洲和地中海地区。中国只有1种，可入药。

地理分布　原产于欧洲。我国山西、山东、辽宁、新疆、安徽、四川、云南多有栽培。

采收加工　夏末秋初果实成熟的时候采割植株，晒干后，打下种子，除去杂质。

用法用量　煎服，3~9克，外用适量。

药理作用　抗真菌，祛痰等。

性味归经　辛，温。归肺、胃经。

功能主治　散结通络止痛，温肺豁痰利气。用于寒痰喘咳，痰滞经络，胸胁胀痛，关节疼痛、麻木，痰湿流注，阴疽肿毒。

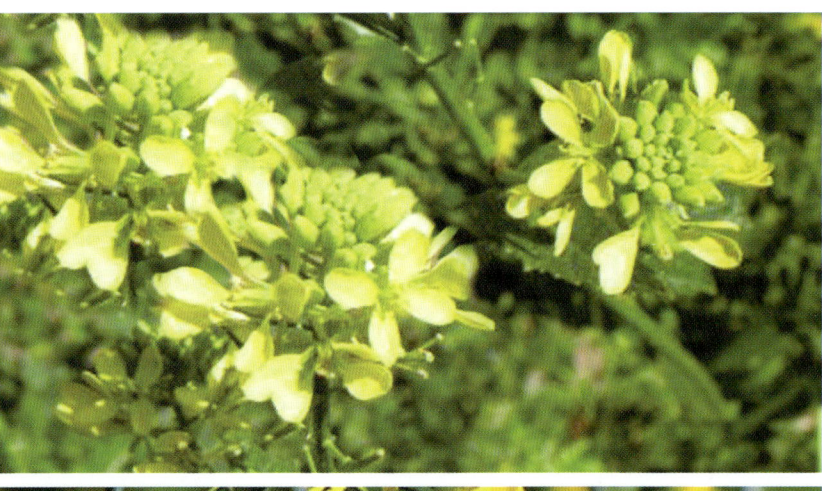

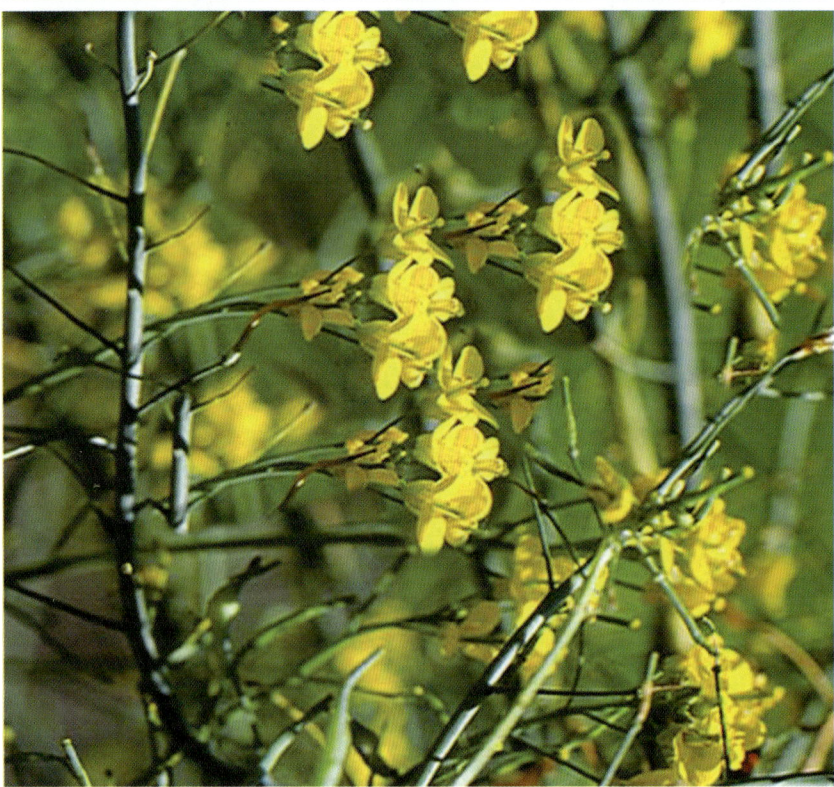

芥子

别名／白芥子·辣菜子·苦芥子·白芥·芥菜子

◎《本草纲目》及文献记载芥子：

主治发汗，主胸膈痰冷，上气，面目黄赤。又醋研，傅射工毒。咳嗽，胸胁支满，上气多唾者，每用温酒吞下七粒。利气豁痰，除寒暖中，散肿止痛。治咳嗽反胃，痹木脚气，筋骨腰节诸痛。

本草纲目附方

反胃上气
白芥子末一二钱，酒冲服。《普济方》

热痰烦晕
白芥子、黑芥子、大戟、甘遂、芒硝、朱砂等分，研为末，糊制成梧桐子大的丸。每次服二十丸，姜汤送下。《普济方》

腹冷气起
白芥子一升，微炒，研为末，加开水浸过的蒸饼做成丸，如小豆大。每次取姜汤送下十丸，甚效。《续传信方》

肿毒初起
用白芥子研末，加醋调涂患处。《濒湖集简方》

小儿乳癖
把白芥子研成细末，用水调成膏摊贴患处，以平复为限度。《本草权度》

防痘入目
把白芥子末用水调后涂在脚心，可将毒气往下引，可以使疮疹不入眼睛。《全幼心鉴》

胸胁痰饮
把白芥子五钱、白术一两研成细末，用枣肉和在一起捣烂，制成梧子大的丸，每次服五十丸，白开水送下。《摘玄方》

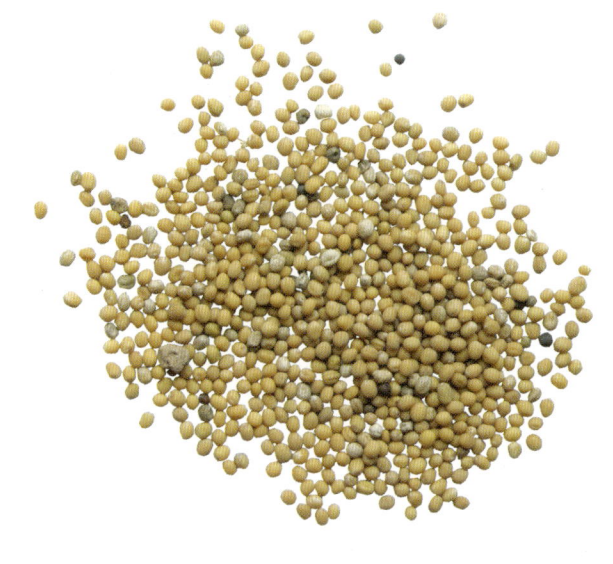

国医传世药方

控涎丹

方选源流：《三因极一病证方论》泻下方。
中药组成： 白芥子、甘遂、大戟各等分。
炮制方法： 上为细末，蜜丸如桐子大，每服1~3克，每日或隔日1次，临卧时用生姜汤或温开水送服。
功能主治： 祛痰逐饮。水饮痰涎伏在胸膈上下，胸胁胀痛、关节疼痛、麻木、手足冰冷、头痛不忍、昏倦嗜睡、不思饮食、痰多黏稠、舌苔黏腻、脉弦滑。

四季药膳养生

辛味莴苣

白芥子10克，莴笋200克，杏仁6克。将莴苣切成条，白芥子(磨碎)粉用开水闷好，杏仁泡透，去皮，切成末。将莴苣、杏仁末、闷好的芥子粉放在一起，加入香油及味精，调拌均匀即可。随意食用。▶功能利气化痰，润肠止咳。适用于急慢性支气管炎及便秘。

三子泻白止嗽汤

白芥子、桔梗各4克，苏子、莱菔子、荆芥、紫菀、百部、白前、橘红各6克，地骨皮、桑白皮各10克，甘草3克。水煎2次取汁300毫升，分3次温服，每天1剂。连服5剂为1个疗程；2个疗程停药观察。▶功能理肺降逆，止咳化痰。适用于小儿支气管炎，尤宜于小儿顽固性咳嗽。

白芥子三七酒

白芥子20g，三七30g，白酒1000毫升。把白芥子、三七泡入酒中30天后即可去药饮酒，每天2次，每次20毫升。▶功能化痰通络，活血通经。对于痰湿内阻之闭经有疗效。

桔梗

拉丁学名：Platycodon grandiflorum.(Jacq.) A.DC.

科属 桔梗科植物桔梗，其干燥根入药。桔梗属植物为亚洲东部的单种属，分布于俄罗斯、日本、朝鲜半岛和中国。

地理分布 生于山地草坡、林缘，有栽培。全国各地普遍有分布。

采收加工 春秋二季采挖，洗净，除去须根，趁鲜剥去外皮或不去外皮，干燥。

用法用量 煎服，3~9克。

药理作用 抗炎；祛痰，镇咳；抗消化性溃疡；提高机体免疫力；降血糖；增加冠脉流量；镇静、镇痛、解热；利尿等。

性味归经 苦、辛，平。归肺经。

功能主治 利咽，宣肺，排脓，祛痰。用于咳嗽痰多，胸闷不畅，喑哑，咽痛，疮疡脓成不溃，肺痈吐脓。

桔梗

别名／荠苨·梗草·苦梗·苦桔梗·大药·苦菜根

◎《本草纲目》及文献记载桔梗：

主治胸胁痛如刀刺，腹满肠鸣幽幽，惊恐悸气。利五脏肠胃，补血气，除寒热风痹，温中消谷，疗喉咽痛，下蛊毒。治下痢，破血去积气，消积聚痰涎，去肺热气促嗽逆，除腹中冷痛，主中恶及小儿惊痫。下一切气，止霍乱转筋，心腹胀痛，补五劳，养气，除邪辟温，破癥瘕肺痈，养血排脓，补内漏及喉痹。利窍，除肺部风热，清利头目咽嗌，胸膈滞气及痛，除鼻塞。治寒呕。主口舌生疮，目赤肿痛。

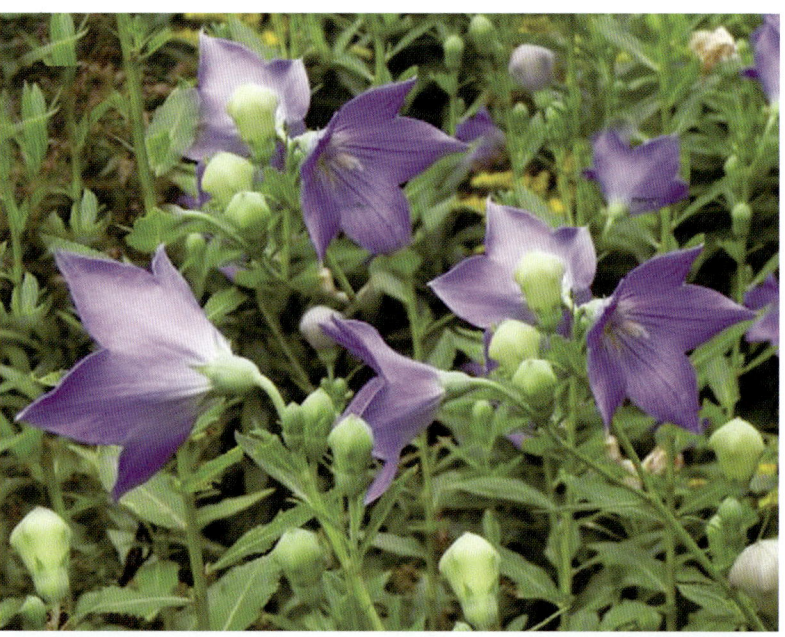

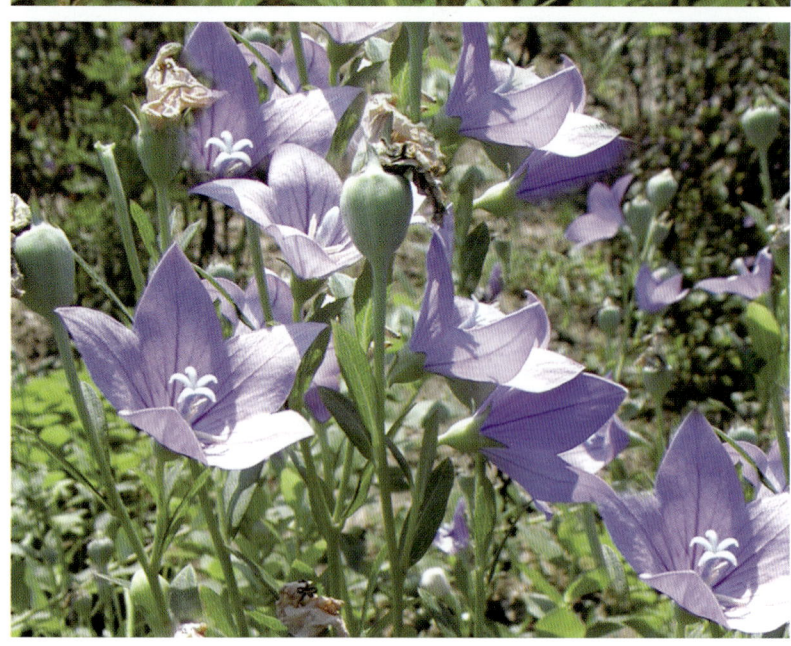

本草纲目附方

伤寒腹胀
用桔梗、半夏、陈皮各三钱，生姜五片，水二杯，煎至一杯服。《南阳活人书》

虫牙肿痛
桔梗、薏苡等分，研为末，内服。《永类方》

肝风眼黑，眼睛疼痛，肝风过盛
桔梗一斤、黑牵牛三两，共研细末，加蜜成丸，如梧子大。每次服四十丸，温水送下。一天服两次。《保命集》

骨槽风痛（牙龈肿痛）
桔梗研细末，与枣肉调成丸，如皂荚子大。裹棉内，上下牙咬住。常用荆芥煎汤漱口。《经验后方》

痰嗽喘急
一两半桔梗，制成细末，半升童便，煎成四合，去掉渣滓，温服下。《简要济众方》

肺痈咳嗽
伴有胸满振寒，脉数咽干，不渴，痰浊腥臭，长时间吐脓如粳米粥。一两桔梗，二两甘草，三升水，煮成一升，每次温服。早、晚吐脓血的即治愈。（张仲景《金匮玉函方》）

牙疳臭烂
桔梗、茴香各等份，烧后研细粉，敷于患处。《卫生易简方》

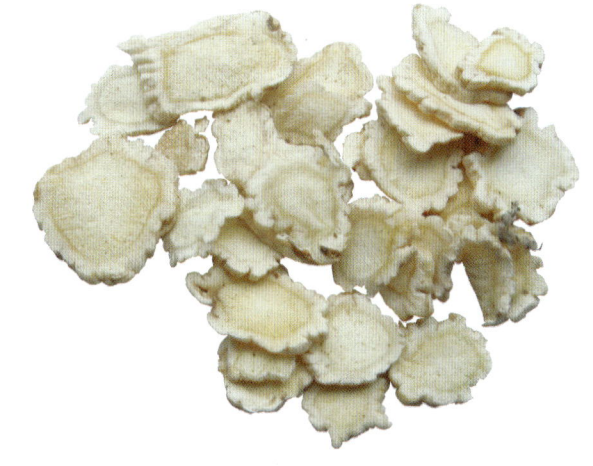

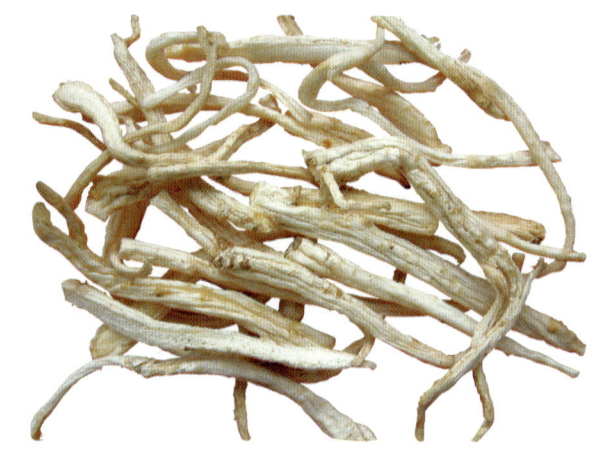

国医传世药方

九仙敛肺散
方选源流：《卫生宝鉴》止咳平喘方。
中药组成：桔梗30克、罂粟壳240克、人参30克、款冬花30克、阿胶30克、乌梅30克、桑白皮30克、五味子30克、贝母15克。
炮制方法：上药共研为末，每服9克，日服2次。现多作汤剂水煎服，各药用量按原方酌减。
功能主治：敛肺止咳，益气养阴。适用于久咳不愈，肺虚气弱，咳喘盗汗，脉虚数。

四季药膳养生

玉露绿豆糕
　　桔梗、葛根、天花粉各15克，绿豆粉500克，白糖150克。葛根、天花粉、桔梗切片，烘干打成细末，与豆粉、白糖调和，加清水调湿，放入饭盒内，大火蒸30分钟，取糕，切成重约25克块。酌量食用。▶功能润肺止咳，清热生津。适用于肺燥干咳，痰少，以及胃热口渴喜饮等症。

桔梗甘草茶
　　桔梗、甘草各100克。研磨成为粗末，调和均匀过筛，分包，每包10克，用时沸水冲泡。代茶饮，每次1包。▶适用于支气管炎咳嗽。

桔梗鱼腥草汤
　　桔梗20克，冬瓜仁15克，鱼腥草30克，甘草6克。水煎服。▶功能清热解毒，祛痰排脓。适用于肺痈咳唾脓痰，大叶性肺炎。

旋覆花   拉丁学名：Inula japonica Thunb.

科属　菊科植物旋覆花或欧亚旋覆花，其干燥头状花序入药。旋覆花属植物全世界约有98种，分布于亚洲、非洲、欧洲、北美。中国约有19种。入药用约有17种。

地理分布　1.旋覆花　海拔150~2400米的山坡路旁多有生长，湿润草地、河岸和田埂上有分布。东北、华北、华东、华中及广西等地为主产区。

2.欧亚旋覆花　生于河岸、湿润坡地、田埂和路旁。分布于华北、东北及河南、陕西、甘肃、新疆等地。

采收加工　夏秋二季花开放时采收，除去杂质，阴干或者晒干。

用法用量　煎服，3~9克，包煎。

药理作用　祛痰，镇咳，平喘；抗病原体；抗炎；抗肝损伤；抗肿瘤等。

性味归经　苦、辛、咸，微温。归肺、脾、胃、大肠经。

功能主治　行水，降气，消痰，止呕。用于风寒咳嗽，痰饮蓄结，喘咳痰多，胸膈痞满，心下痞硬，呕吐噫气。

旋覆花

别名／戴椹·金钱花·野油花·滴滴金·夏菊·金沸花

◎《医学入门·本草》记载旋覆花：

主治逐水，消痰，止呕噎。

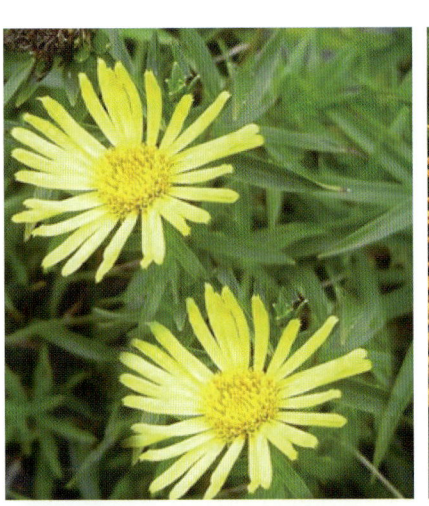
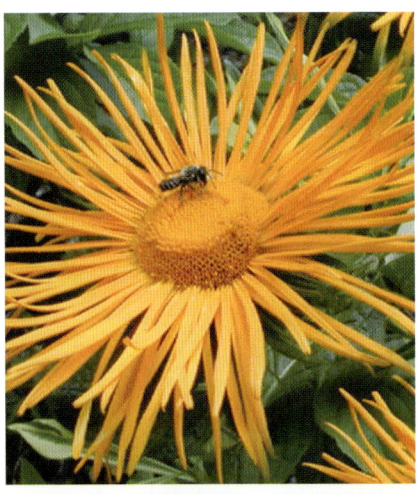
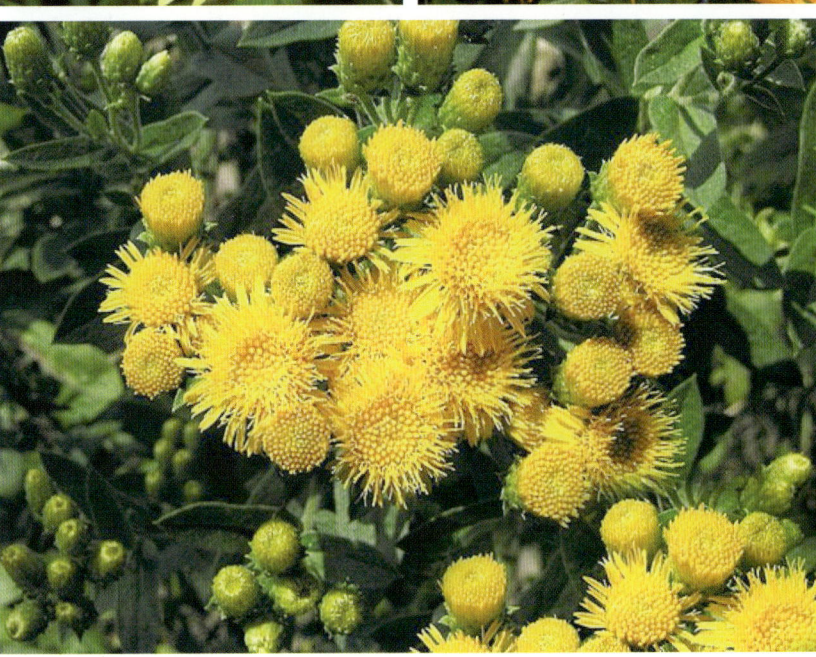

本草纲目附方

中风壅滞
旋覆花洗净,焙过,研细,炼蜜为丸,如梧子大。临睡前以茶汤送下五至十丸。《经验后方》

小儿眉癣（小儿眉毛、眼睫因生过癣后不能复生）
旋覆花、赤箭（天麻苗）、防风等分,研为末,洗净患处,以油调涂。《总微论》

耳后生疮（月蚀疮）
旋覆花烧过研细,用羊油调涂患处。《集简方》

半产漏下,虚寒相搏,其脉弦芤
旋覆花汤：用三两旋覆花,十四根葱,少量新绛,三升水,煮成一升后,一次服下。《金匮要略》

▲李时珍说：
"旋覆花是手太阴肺经、手阳阴大肠经的药。所治各种病症,它的功用只在于行水下气,通血脉。李卫公说嗅这种花会伤眼睛。"

▲苏颂说：
"张仲景治伤寒发汗攻下以后,心下痞坚,噫气不除,有七物旋覆代赭汤；治妇女的各种病症,有三物旋覆汤。胡洽居士治痰饮在两胁胀满,有旋覆花丸,用这种药的特点多。"

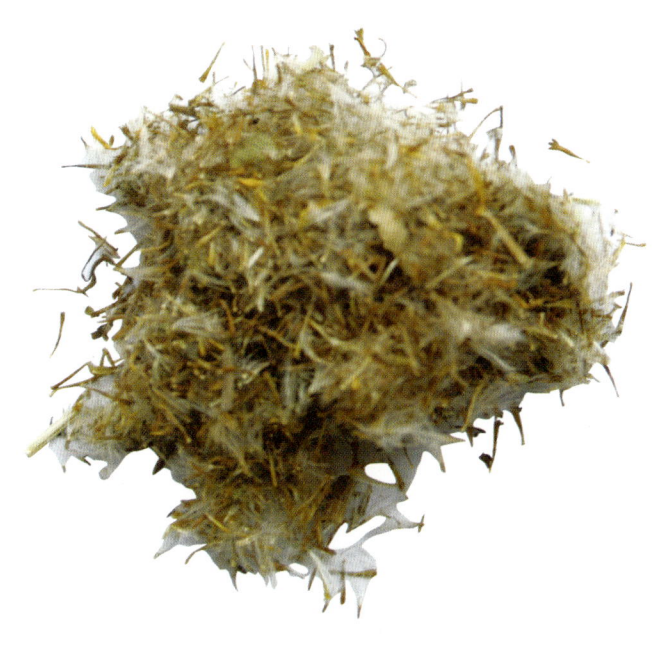

国医传世药方

香旋花化淤散结汤
方选源流：《温病条辨》化痰方。
中药组成：旋覆花9克、生香附9克、广陈皮6克、苏子霜9克、半夏10克、薏仁15克、茯苓9克。
炮制方法：水煎服。
功能主治：燥湿化痰,理气通络。适用于伏暑湿温,胸胁疼痛,咳嗽,潮热,或寒热如疟状。

四季药膳养生

旋覆花粥
旋覆花、莱菔子各9克,薏米30克,沙参15克。将莱菔子、旋覆花、沙参用纱布包,煎汤,去渣后与薏米煮粥。每天1次,12次为1个疗程。▶功能理气止痛。适用于痰气交阻所导致的食道癌。

旋覆花赭石鱼肚汤
旋覆花、代赭石、人参各15克,半夏9克,炙甘草5克,葱、料酒、生姜各10克,大枣8枚,鱼肚250克,盐6克,味精3克。将旋覆花、代赭石、人参、半夏、炙甘草、生姜、葱装入纱布袋内；鱼肚洗净,发胀,切成4厘米长、2厘米宽的条；将鱼肚、药包、葱、姜、料酒加入炖锅内,加水适量,置大火上烧沸,再用小火炖煮30分钟,加入盐搅匀,除去药包。每天1次,每次吃鱼肚40克,喝汤食用。▶功能补脾胃,增食欲,消癌肿。适用于幽门癌患者。

小毛茛　　拉丁学名：Ranunculus ternatus Thunb.\

科属　毛茛科植物小毛茛，其干燥块根入药。毛茛属植物全世界约有399种，分布于亚洲、欧洲的温带和寒带地区。中国约有77种。入药用约有9种。

地理分布　生于平原湿草地、田边荒地及山坡草丛中，在海拔1000米以上的山地也有生长。安徽、江苏、江西、浙江、台湾、河南、福建、湖南、湖北、广西等地广为分布。

采收加工　春秋二季采挖，除去须根以及泥沙，晒干。
用法用量　煎服，15～30克。
药理作用　抗肿瘤，抗结核杆菌。
性味归经　甘、辛，温。归肝、肺经。
功能主治　消肿，散结。用于淋巴结结核；瘰疬未溃。

猫爪草

别名／猫爪儿草·三散草

◎《广西中药志》及文献记载猫爪草：主治去火化痰结。治痰火瘰疬。

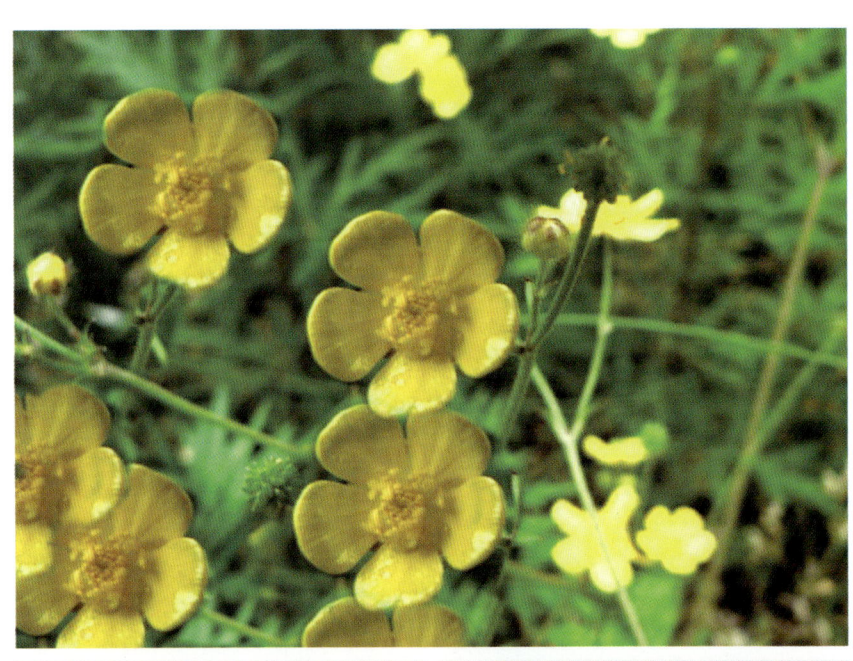

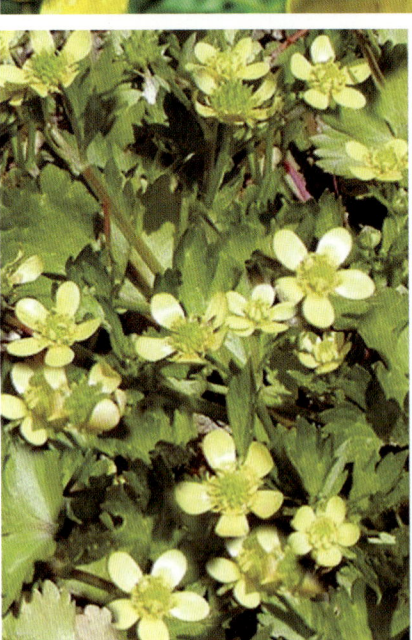

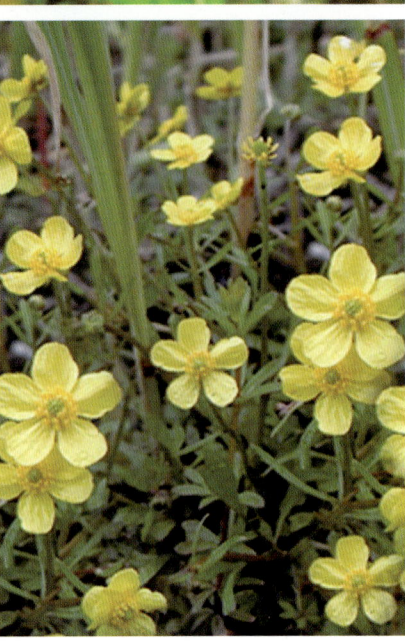

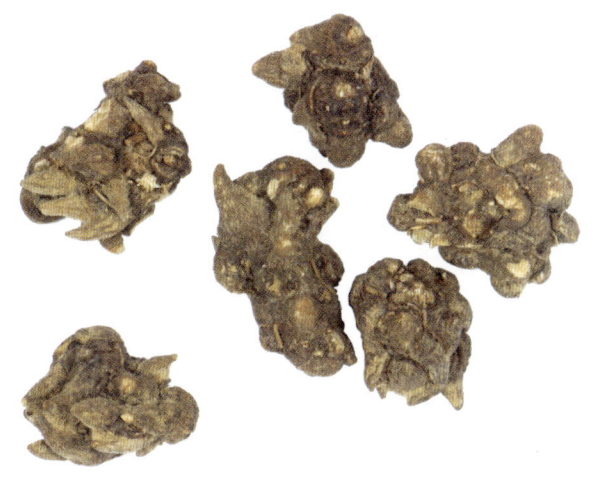

国医传世药方

消肿散结方

方选源流：《奇方本草》消肿方。

中药组成：猫爪草30克，夏枯草20克，莪术、三棱、牡蛎、浙贝母、金银花、丹参、甘草各10克。

炮制方法：加水煎沸15分钟，滤出药液，再加水煎20分钟，去渣，两煎药液调兑均匀，分服，每天1剂。

功能主治：消肿散结。适用于甲状腺肿大。

利肺散结方

方选源流：《奇方本草》化痰方。

中药组成：猫爪草、牡蛎、玄参、连翘、夏枯草、紫花地丁各15克，海藻、泽兰叶各8克。

炮制方法：同制成细末，炼蜜为丸，丸重8克。每天服3次，每次1丸。

功能主治：清热解毒，化痰止咳，消肿散结。适用于肺结核、咳嗽、消瘦。

四季药膳养生

猫爪草茶

猫爪草60克。清水适量煎沸后闷泡15分钟，取汁分3次饮用。每天1次。▶功能治瘰消肿。适用于颈淋巴结结核。

胆道排石汤

猫爪草、大黄各15克，黄连、木香、黄柏、黄芩各10克，茵陈20克，郁金12克，金钱草30克，法夏、西党各12克，甘草6克。水煎服，每天1剂，每天服2次。▶功能肝郁气滞，湿热郁结，清热，疏肝，理气，通里。

猫爪草夏枯草猪横月利汤

猫爪草、黄豆各15g，夏枯草30g，生地9g，猪横月利(即猪胰)200g，生姜2片。药材与黄豆洗净，用清水浸泡20分钟，猪横月利洗净切成片，一起放进陶煲内，加入清水3500毫升(约10碗水量)，大火煲沸后，改用小火煲两个小时，加入少许生油和食盐便可，此量可供2人用。▶功能清热、祛湿、散郁结、去肝热、降血压。适用于头痛、眩晕、颈淋巴结结核、目赤肿痛、高血压、慢性肝炎症。

湖北贝母　拉丁学名：Fritillaria cirrhosa D.Don
川贝母　拉丁学名：Fritillaria hupehensis Hsiao et K.C.Hsia

科属　百合科植物川贝母、暗紫贝母、甘肃贝母或者棱沙贝母，其干燥鳞茎入药。前三者被习称"炉贝"。此外，药典还收录平贝母、伊犁贝母和湖北贝母。平贝母为百合科植物平贝母的干燥鳞茎。伊犁贝母为百合科植物伊犁贝母或新疆贝母的干燥鳞茎。湖北贝母为百合科植物天目贝母的干燥鳞茎。贝母属植物全世界约有59种，分布于亚洲中部，北美洲、地中海及北半球的温带地区。中国约有19种。入药用约有10种。

地理分布　1.川贝母　生于林中、草地、灌木丛下、山谷、河滩等湿地以及岩缝中。分布于云南、四川、西藏等地。

2.暗紫贝母　海拔3200～4500米的草地上有生长。分布于四川、青海。

3.棱沙贝母　海拔3800～4700米的流沙滩上的岩石缝隙中多有生长。分布于四川、青海、云南、西藏等省地。

4.甘肃贝母　海拔2800～4400米的灌木丛中以及草地上多有生长。分布于青海、甘肃、四川。

采收加工　夏秋二季或者积雪融化时采挖，除去须根、粗皮以及泥沙，晒干或者低温干燥。

用法用量　煎服，3～9克；研粉冲服，一次1～2克。

药理作用　祛痰，镇咳，平喘；兴奋子宫平滑肌，抑制胃肠平滑肌；降血压；提高耐缺氧能力等。

性味归经　苦、甘，微寒。归肺、心经。

功能主治　化痰止咳，清热润肺。对肺热燥咳，干咳少痰，阴虚劳嗽，咯痰带血有疗效。

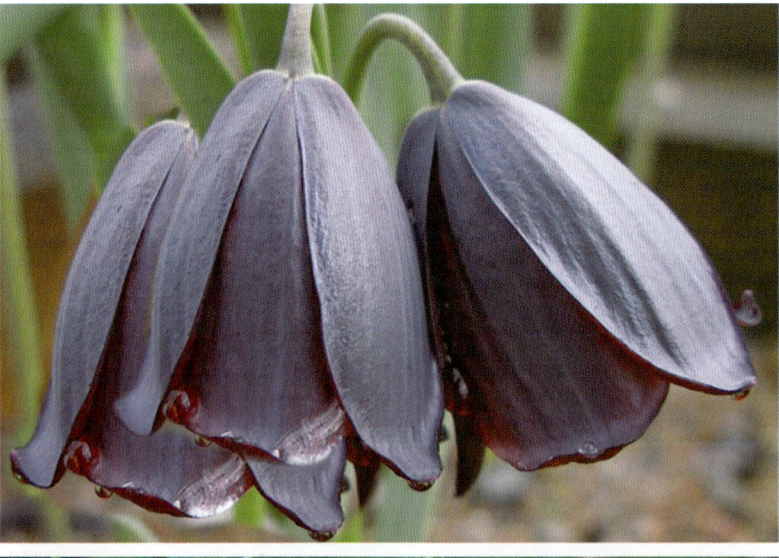

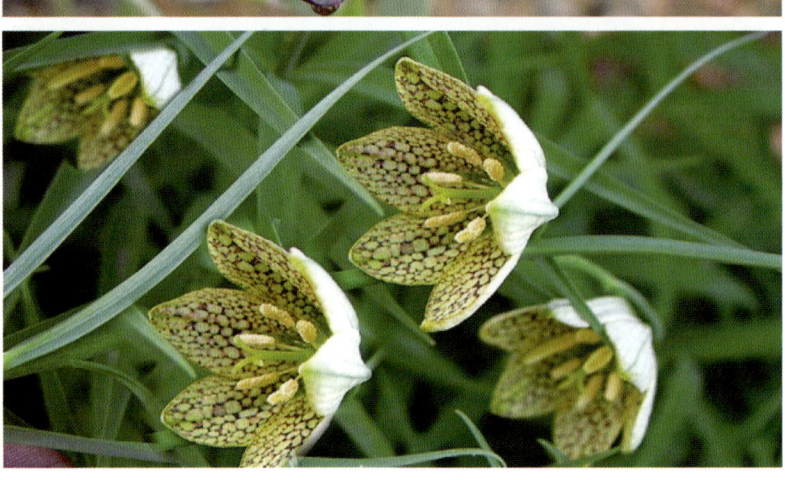

川贝母

别名／空草·青贝·炉贝·松贝

◎《本草纲目》及文献记载川贝母：

主治伤寒烦热，淋沥邪气疝瘕，喉痹乳难，金疮风痉。疗腹中结实，心下满，洗洗恶风寒，目眩项直，咳嗽上气，止烦热渴，出汗，安五脏，利骨髓。服之不饥断谷。消痰，润心肺。末和沙糖为丸含，止嗽；烧灰油调，傅人畜恶疮，敛疮口。主胸胁逆气，时疾黄疸。研末点目，去肤翳。以七枚作末酒服，治产难及胞衣不出。与连翘同服，主项下瘤瘿疾。

本草纲目附方

化痰降气，止咳解郁
贝母(去心)一两、姜制厚朴半两，炼蜜为丸，如梧子大。每次服五十丸，开水送下。《笔峰方》

小儿百日咳
贝母五钱、甘草（半生半炙）二钱，共研为末，加红糖调成丸，如芡子大，每次以米汤化服一丸。《全幼心鉴》

乳汁不下
贝母、知母、牡蛎粉等分，研为细末。每次服二钱，猪蹄汤调服。(王海藏《汤液本草》)

目昏，流冷泪
贝母一枚、胡椒七粒，共研为细末，点眼。《儒门事亲方》

孕妇咳嗽
将贝母去心，麸炒黄以后制成末，用沙糖拌和制成芡实子大的丸，每次含咽一丸。《救急易方》

小儿鹅口疮
贝母去掉心以后制成粉末，取半钱，五分水，少量蜜，煎三沸，将患儿口内揩干净后涂抹，每天四、五次。《圣惠方》

蜘蛛咬毒
缚定扎住被咬的部位，不要让毒扩散。取半两贝母用酒服下，直到醉倒。许久，酒化成水，从疮口中流出，水流完后仍须包扎疮口。《仁斋直指方》

妊娠尿难
取贝母、苦参、当归各四两，制成细末，用蜂蜜糊制成绿豆大小的药丸，每次服用3～10丸。《金匮要略》

吐血不止
将贝母炮后研细，用温浆水服下二钱。《圣惠方》

便痈肿痛
贝母、白芷各等份，制成细末，用酒调服，并取渣涂敷患处。《永类钤方》

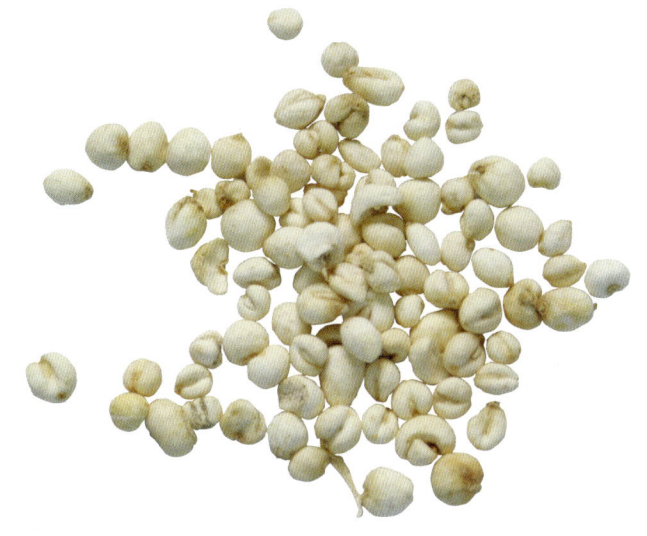

国医传世药方

半贝化淤丸

方选源流：《格言联璧》化痰方。

中药组成：川贝母180克、法半夏120克。

炮制方法：上药共研为末，生姜煎汁泛丸。每服6克，日服2次。也可作汤剂，水煎服，用量按原方比例酌减。

功能主治：化痰止咳，清热燥湿。适用于咳嗽痰多。

四季药膳养生

川贝雪梨炖猪肺

川贝母15克，猪肺40克，雪梨2个，冰糖20克。梨切成方丁；猪肺洗净，切成3厘米长、1厘米宽的块，挤去泡沫；贝母洗净。3味同置沙锅内，加适量水以及冰糖，烧沸后转小火炖1小时。每天1次，分3次服。▶功能化痰润肺镇咳。适用于肺结核咳嗽、咯血，老年人燥热、无痰干咳等症。

川贝母炖蜜糖

川贝母12克(末则用6克)，蜜糖约15克。川贝母打碎，和蜜糖一起放到炖盅内，隔水炖服。1次服完。▶功能润肺清热止咳。适用于肺燥咳嗽和小儿痰咳等。

浙贝母　　拉丁学名：Fritillaria thunbergii Miq.

科属　百合科植物浙贝母，其干燥鳞茎入药。贝母属植物全世界约有59种，分布于亚洲中部、北美洲、地中海及北半球的温带地区。中国约有19种。入药用约有10种。

地理分布　海拔较低的山丘阴暗处及竹林下多有生长。分布于安徽、江苏、湖南和浙江。浙江宁波地区有大量栽培。

采收加工　初夏植株枯萎的时候采挖，洗净，按大小分开。一般直径在3.5厘米以上者分成两瓣，摘出新芽，这种制成品称为大贝；直径3.5厘米以下者不分瓣，不摘除心芽，该制成品称为珠贝，晒干或烘干后使用。

用法用量　煎服，4.5~9克。

药理作用　扩张支气管平滑肌；镇咳；镇痛，镇静；兴奋子宫平滑肌；增加冠脉血流量，加快心率；降血压等。

性味归经　苦，寒。归肺、心经。

功能主治　化痰止咳，清热散结。用于风热犯肺，痰火咳嗽，乳痈，肺痈，疮毒，瘰疬。

浙贝母

别名／大贝·浙贝·象贝·大贝母·元宝贝·珠贝

◎《本草纲目拾遗》及文献记载浙贝母：主治解毒利痰，开宣肺气，凡肺家夹风火有痰者宜此。

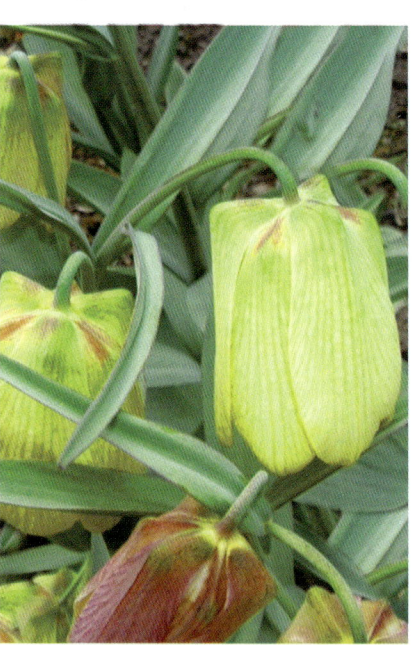
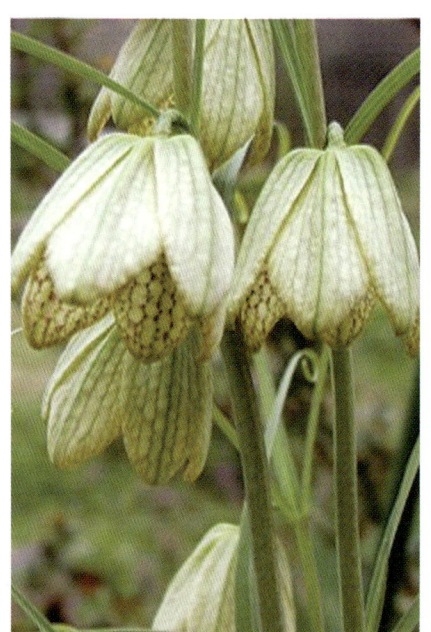
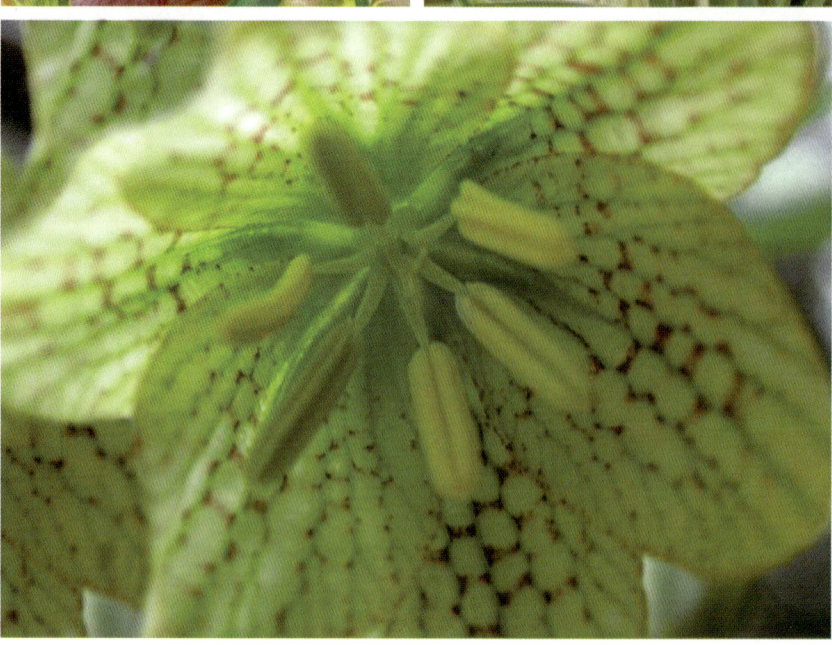

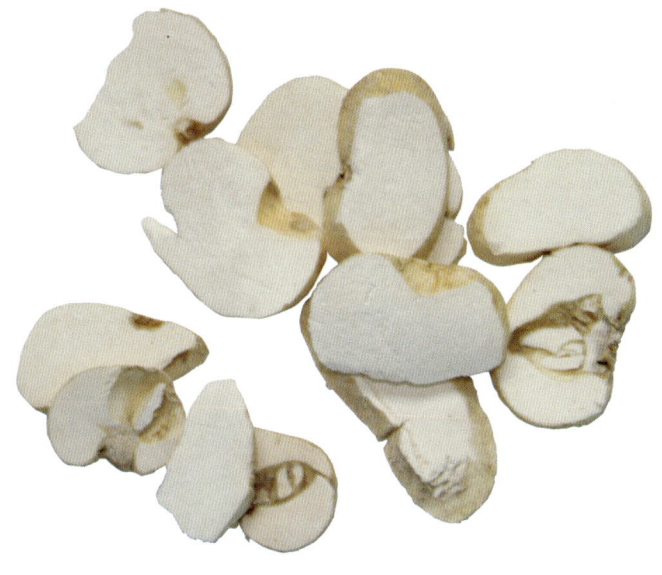

国医传世药方

清热散结方
方选源流：《奇方本草》解表方。
中药组成：浙贝母、天花粉、知母、没药、乳香、穿山甲、白及、皂角刺、银花各5克。
炮制方法：加水煎沸15分钟，滤出药液，再加水煎20分钟，去渣，两煎药液调兑均匀，分服，每天1剂。
功能主治：清热泻火，消肿散结。适用于头疽初起，红肿疼痛。

清热泻火方
方选源流：《奇方本草》解表方。
中药组成：浙贝母、玄参各12克，金银花、牛蒡子、连翘各15克，防风、荆芥、赤芍药、桑白皮、花粉、黄芩、桔梗各10克，甘草3克。
炮制方法：煎服法同上。每天1剂。
功能主治：清热泻火，化痰止咳。适用于急性咽喉炎、高热、灼热疼痛、咽部干燥、声音嘶哑、咳痰黄稠、舌红苔黄、脉数。

四季药膳养生

浙贝母粳米粥
浙贝母10克，粳米60克，白糖15克。将贝母洗净，烘干研成末。将米淘净，放入锅内，加水适量，置大火上煮沸，继用小火熬煮成粥，放入白糖、贝母粉调匀，再煮3分钟即可。▶功能清肺化痰止咳，养阴生津。适用于支气管炎中期，肺热较甚之咳嗽，痰多黄稠，口苦等症。

贝母菊花茶
浙贝母、菊花各50克，桑叶100克。将上述原料研为粗末，用纱布袋分装，每袋15克，每次用1袋，放入杯中，用沸水冲泡饮用。▶功能疏风清热、解表宣肺。适用于发热头痛、鼻塞咳嗽患者。

贝母金花饮
浙贝母6克，连翘6克，金银花3克，蒲公英3克，水煎服。▶功能清热解毒，散结止痛。适用于各种痈毒肿痛。

白花前胡   拉丁学名：Peucedanum praeruptorum Dunn

科属 伞形科植物白花前胡或紫花前胡，其干燥根入药。前胡属植物全世界约有119种，分布于世界各地。中国约有36种。入药用约有7种。

地理分布 1.白花前胡 海拔250～2000米的山坡林缘、半阴性及路旁的山坡草丛中多有生长。分布于河南、江苏、甘肃、浙江、安徽、福建、江西、湖南、湖北、四川、广西、贵州等地。

2.紫花前胡 溪沟边、山坡林缘及杂木林灌木丛中多有生长。分布于河北、辽宁、陕西、河南、安徽、江苏、江西、浙江、湖北、台湾、广西、广东、四川等地。

采收加工 冬季到次年春节茎叶枯萎或者未抽花茎的时候采挖，除去须根，晒干，洗净或者低温干燥。

用法用量 煎服，3～9克。

药理作用 抗炎；祛痰；增加冠脉流量；抑菌；抑制心肌收缩力；扩张血管；抗心律失常等。

性味归经 苦、辛，微寒。归肺经。

功能主治 降气化痰，散风清热。用于风热咳嗽痰多，咯痰黄稠，痰热喘满。

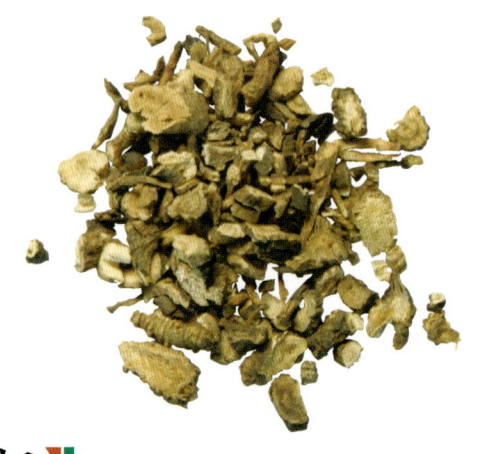

【前胡】

别名／信前胡·射香菜

◎《本草纲目》及文献记载前胡：

主治能去热实，及时气内外俱热，单煮服之。清肺热，化痰热，散风邪。

本草纲目附方

小儿夜啼

将前胡捣后筛过，用蜜制成小豆大的丸，每日服一丸，用开水送下，可增加到五、六丸，以病愈为度。《普济方》

国医传世药方

金沸草散

方选源流：《类证活人书》止咳平喘方。

中药组成：前胡、旋覆花各90克，荆芥、赤芍药各60克，姜半夏、炙甘草、细辛各30克。

炮制方法：上药研为细末。每服6克，加生姜5片、大枣1枚，水煎服。亦可改作汤剂，各药用量按原方比例酌减。

功能主治：发散风寒，降气化痰，温肺止咳。适用于外感风寒，恶寒发热，气急胸闷，头痛鼻塞，咳嗽痰多，咳痰清稀，舌苔白腻，脉浮。

四季药膳养生

二母元鱼

前胡、贝母、知母、柴胡、杏仁各6克，元鱼500克，食盐少许，葱、姜等调料少许。取鱼内脏，将鱼洗净切块，将五味草药放入锅中，入调料，加水没过肉，置锅中蒸1小时，即可食用。

▶适用于系统性红斑狼疮长期发热不退，而致阴虚内热者。

胖大海　　拉丁学名：Sterculia lychnophora Hance

科属　梧桐科植物胖大海，其干燥成熟种子入药。

地理分布　生于热带地区。分布于印度、越南、马来西亚、泰国以及印度尼西亚等国。我国广东湛江、云南西双版纳、海南已有引种。

采收加工　果实成熟开裂的时候，采收种子，晒干，生用。

用法用量　2～3枚，沸水泡服或煎服。

药理作用　降血压；增强肠蠕动；镇痛；利尿等。

性味归经　甘，寒。归肺、大肠经。

功能主治　利咽解毒，清热润肺，润肠通便。用于肺热声哑，咽喉干痛，干咳无痰，头痛目赤，热结便秘。

国医传世药方

利喉润肺方

方选源流：《奇方本草》解表方。

中药组成：胖大海7枚，苦桔梗12克，玉蝴蝶15克，炙甘草8克。

炮制方法：上药用净水一碗半(中等碗)，煎取半碗，饭后1次温服，末一口含漱。

功能主治：利咽解毒，清热润肺。适用于急性咽喉炎。

四季药膳养生

胖大海茶

胖大海2～3枚，白糖适量。用滚开水泡沏胖大海，饮时加入白糖，代茶再饮再沏，一天量，不隔夜。▶功能清热利咽。适用于声音嘶哑，喉干肿痛，大便干燥，咳嗽不爽等症。

胖大海冰糖茶

胖大海5枚，冰糖适量。胖大海洗净，和冰糖一同放入杯中饮用，冲入沸水，加盖浸泡30分钟(天冷可用保温杯)。代茶饮。▶功能清肺化痰。适用于风热失音，其声重浊，发声不扬，口燥咽干或痛，咳痰黄稠等症。

胖大海蜂蜜饮

胖大海2枚，蜂蜜(或白糖)适量。胖大海洗净，和蜂蜜(或白糖)同放杯内，开水闷泡4分钟。代茶饮。▶功能清利咽喉。适用于声音嘶哑，喉干肿痛，大便干燥，咳嗽不爽等症。

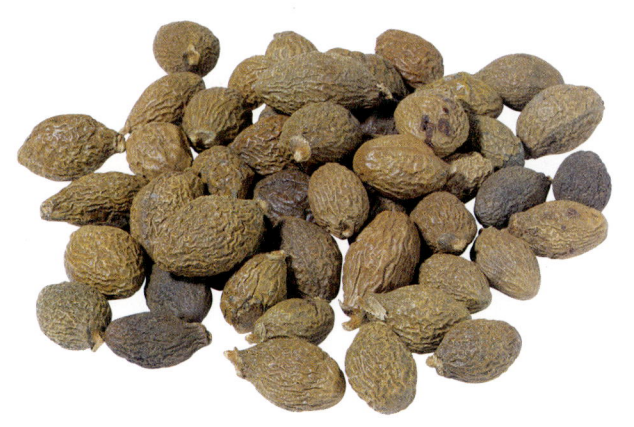

胖大海

别名／安南子·大洞果·胡大海·大发·大海子·膨大海·通大海·大海·大海榄

◎《全国中草药汇编》记载胖大海：

主治清肺热，利咽喉，清肠道便。治慢性咽炎，热结便秘。

青秆竹   拉丁学名：Bambusa tuldoides Munro

科属 禾本科乔木或灌木植物淡竹、青秆竹或者大头典竹，其竿的干燥中间层入药。

地理分布 1.淡竹 通常栽植于庭院，分布于山东、河南以及长江流域以南各地。

2.青秆竹 多生于丘陵、平地。分布于广东、广西。

3.大头典竹 生于平地、山坡及路旁。分布于海南、广东以及广西。

采收加工 全年都可采制，取新鲜茎，除去外皮，将稍带绿色的中间层刮成丝条，或者捆扎成束，削成薄片，阴干。

用法用量 煎服，4.5～9克。

药理作用 抗菌。

性味归经 甘，微寒。归肺、胃经。

功能主治 除烦止呕，清热化痰。用于痰热咳嗽，胆火挟痰，惊悸失眠，烦热呕吐，舌强不语，中风痰迷，妊娠恶阻，胃热呕吐，胎动不安。

竹茹

别名／竹皮・淡竹皮茹・青竹茹・淡竹茹・竹二青・竹子青

◎《本草纲目》及文献记载竹茹：

淡竹茹：温气寒热，吐血崩中，溢筋。止肺痿唾血鼻衄，治五痔。伤寒劳复，小儿热痫，妇人胎动；苦竹茹：水煎服，止尿血。筸竹茹：治噎膈。劳热。

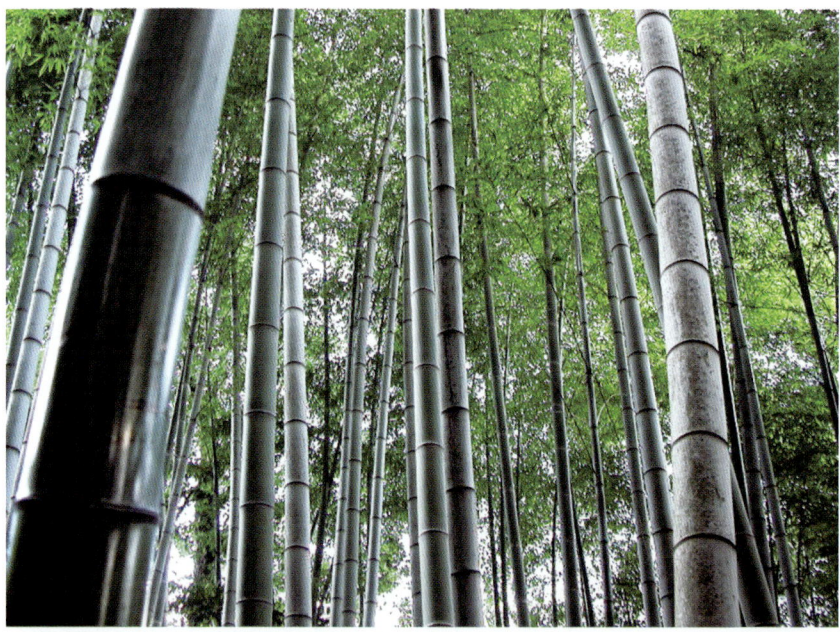

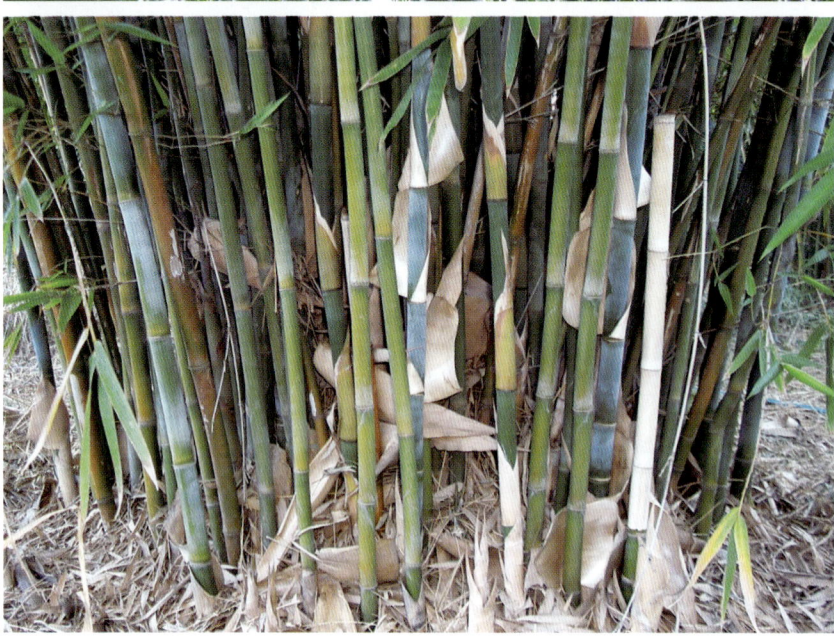

本草纲目附方

妇女劳复（病初愈因过劳复发，热气冲胸，手足抽搐，状如中风）

淡竹青茹半斤、栝楼二两，加水二升，煎取一升，分两次服下。《南阳活人书》

跌打内伤（血在胸背，胁中刺痛）

竹茹、乱发各一团，炭火炙煎为末，加酒一升，煮沸三次服下，三服可愈。《千金方》

小儿热痛，口噤体热

青竹茹三两，加醋三升，煎取一升。每次服一合。《子母秘录》

月经不净

将青竹茹微炙，研末。每服三钱，加水一碗煎服。《普济方》

饮酒头痛

用竹茹二两，水五升，煮至三升，放入鸡蛋三枚，再煮沸三次，然后喝药汤吃鸡蛋。《千金方》

产后烦热，内虚短气

用甘竹茹一升，人参、茯苓、甘草各二两，黄芩二两，水六升，煎取二升，分次服用，每天三次。《妇人良方大全》

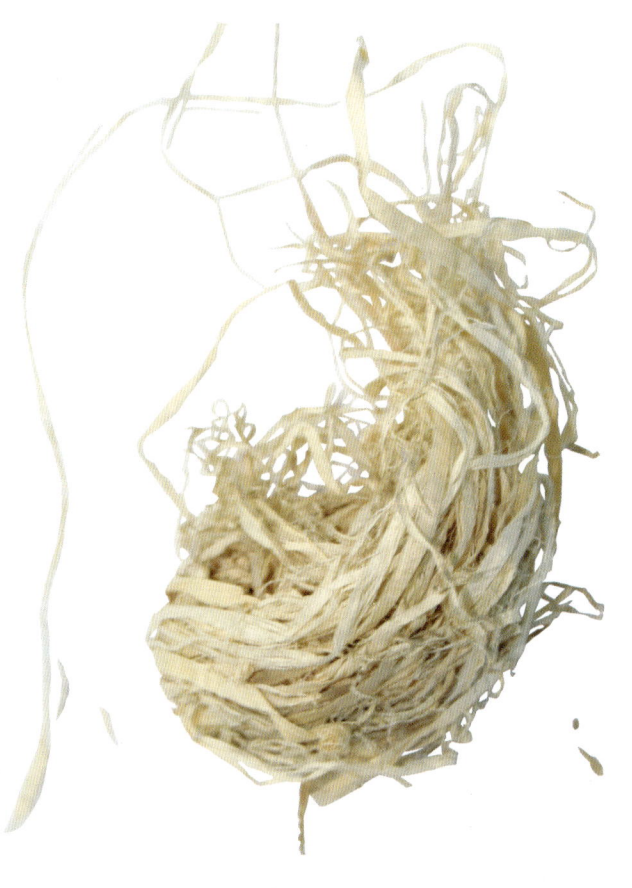

国医传世药方

温胆和胃汤

方选源流：《三因极一病症方论》化痰方。

中药组成：竹茹6克、陈皮9克、半夏6克、枳实6克、炙甘草3克、茯苓5克、生姜3片、大枣5枚。

炮制方法：水煎服。

功能主治：理气化痰，清胆和胃。适用于胆胃不和，痰热内扰。虚烦失眠，头痛眩晕，呕吐呃逆，惊悸不安，癫痫等。

四季药膳养生

竹茹粳米粥

竹茹15克，生姜3片，南粳米60克。竹茹煎汤，去渣取汁，南粳米和生姜水煮稠粥，待粥将熟时入竹茹汁，再煮1沸。每天2次，温服食。▶适用于咯痰黄稠，肺热咳嗽，胃虚呃逆，胃热呕吐，妊娠呕吐，产后虚烦以及病后体弱，虚热烦渴等症。凡胃寒呕吐者忌服。

竹茹芦根茶

竹茹、芦根各30克，生姜3片。用水煎，取汁。代茶饮用。▶功能清胃热。适用于胃热呃逆，病后哕逆等症。

竹茹蜜

竹茹15克，蜂蜜30克。竹茹煎水取汁，放入蜂蜜服。▶功能养阴降逆。适用于胃气不降，胃阴虚，恶心，妊娠恶阻等症。

青皮竹　　拉丁学名：Bambusa textilis Mc-Clure

科属　禾本科植物青皮竹、华思劳竹，其竿内的分泌液干燥后的块状物入药。

地理分布　1.青皮竹　主产于广西和广东，现华中、西南、华东各地都有引种栽培，常栽培于低海拔的海边、村落附近。

2.华思劳竹　海拔1500~2500米的山地常绿阔叶灌木林中常有生长。云南的屏边、蒙自、金平等地广为出产。

采收加工　秋冬二季采收。

用法用量　煎服，3~9克。

药理作用　降血压；镇痛等。

性味归经　甘，寒。归心、肝经。

功能主治　清心定惊，清热豁痰。用于中风痰迷，热病神昏，小儿痰热惊痫、抽搐、夜啼。

天竺黄

别名/竹黄·天竺黄·竹膏·竹糖

◎《本草纲目》及文献记载天竺黄：

竹黄出于大竹之津气结成，其气味功用与竹沥同，而无寒滑之害。小儿惊风天吊，去诸风热，镇心明目，疗金疮止血，滋养五脏。治中风痰壅，卒失音不语，小儿客忤痫疾。制石药毒发热。

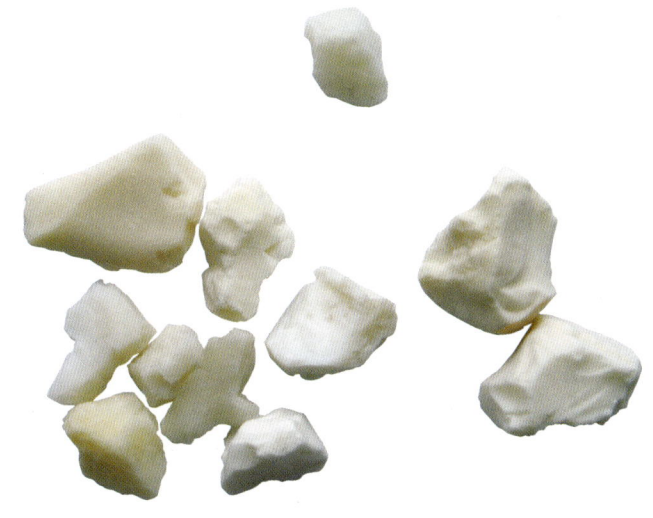

本草纲目附方

小儿惊热
天竺黄二钱，雄黄、牵牛末各一钱，研匀，面糊丸粟米大。每次服三五丸，薄荷煎汤送服。《钱乙方》

国医传世药方

抱龙开窍丸
方选源流：《小儿药证直诀》开窍方。
中药组成：天竺黄30克、胆南星120克、雄黄3克、麝香15克、朱砂15克。
炮制方法：研为细末，煮甘草水和药为丸，每丸1.5克。温开水化服，一岁以下，每丸分2次服，五岁1～2丸，成人3～5丸。
功能主治：清热化痰，开窍安神。适用于小儿急惊风，痰热内壅，发热惊厥，昏睡，四肢抽搐，喉中痰鸣，气粗喘满，舌红，苔黄腻，脉滑数。

四季药膳养生

人参天竺汤
天竺黄3克，蝉衣、人参各15克，黄芩、茯神、升麻、牛黄、牡蛎各0.3克。共研细末，每次1.5克。用荆芥、薄荷煎汤兑服。每天3次，每天次数不限。▶功能宣肺降气，清心定惊。适用于小儿高热。

热咳合剂
天竺黄3克，麻黄6克，杏仁、葶苈子、苏子、白芥子、瓜蒌、青黛(布包煎)各8克，马兜铃9克，广百部10克，生石膏8克。每天1剂，水煎2次，取汁300毫升，兑匀，少量频服。以上为3岁小儿药量，小于或大于3岁者适当减量或加量。▶功能宣肺降气，祛痰平喘，清心定惊。适用于小儿支气管炎。

天竺百部汤
天竺黄3g，地龙、白果、百部各10g，桔梗、蜂房、诃子各6g，苏子12g。水煎服，分2次服，每天1剂。▶功能宣肺降气，祛痰平喘。主治痰气交阻，肺气不得宣降，上逆喘鸣，呼吸艰难，憋闷不畅。

青秆竹

拉丁学名：Bambusa tuldoides Munro

科属 禾本科灌木或乔木植物淡竹、青秆竹或大头典竹，其新鲜茎秆经火烤灼后流出的淡黄色澄清液汁入药。

地理分布 1.淡竹 通常栽植于庭院，分布于山东、河南以及长江流域以南各地。

2.青秆竹 多生于丘陵、平地。广东、广西均有分布。

3.大头典竹 平地、山坡及路旁多有生长。分布于海南、广东以及广西。

采收加工 砍取竹竿，截成30～50厘米长，两端去节，劈开，架起，中部用火烤灼，两端即有液汁流出。

用法用量 冲服，15～30毫升。

药理作用 祛痰，镇咳；升高血糖等。

性味归经 甘，寒。归心、肺、肝经。

功能主治 定惊利窍，清热豁痰。对气喘胸闷，咳嗽痰多，中风口噤，昏不知人等有疗效。

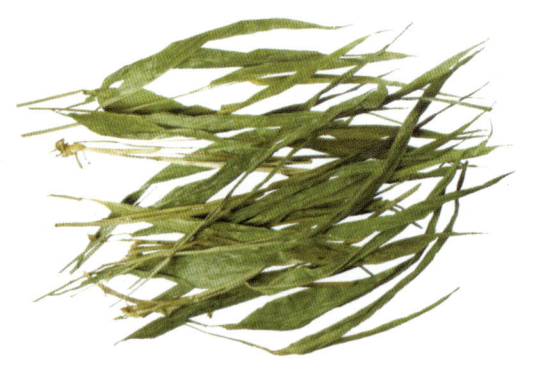

【竹沥】

别名／竹汁·淡竹沥·竹油

◎《本草纲目》及文献记载竹沥：

主治暴中风风痹，胸中大热，止烦闷，消渴，劳复。中风失语，养血清痰，风痰虚痰在胸膈，使人癫狂，痰在经络四肢及皮里膜外，非此不达不行。

本草纲目附方

中风口噤
竹沥、姜汁等分，每日饮用。《千金方》

小儿口噤，体热
竹沥二合，温服，分三四次服。《兵部手集》

产后中风（口噤，身直面青，手足反张）
竹沥饮一二升，会立即苏醒。《梅师方》

小儿赤目
淡竹沥点眼。或和入人乳点眼。《古今录验》

咳嗽肺痿
淡竹沥一合，每日三、五次，以病愈为度。（李绛《兵部手集》）

消渴尿多
竹沥尽情地饮用，几天就会治好。《肘后方》

国医传世药方

竹沥茶

方选源流：《本草纲目》化痰方。

中药组成：竹沥10～20毫升。

炮制方法：加温开水适量，代茶频饮。

功能主治：清热化痰，除烦宁心，镇惊。治妊娠恶阻烦闷。

四季药膳养生

竹沥粳米饮

竹沥60毫升，粳米100克。炒黄粳米，用水浸泡研磨成细末，去渣取汁，和竹沥调和均匀，顿服。▶适用于霍乱闷乱，烦渴，吐泻无度。

竹沥粳米粥

竹沥200毫升，粳米100克。先煮粳米粥，候熟入竹沥，搅匀，任意食。▶功能清热化痰。适用于风热痰火，肺热咳嗽，痰多色黄等症。

苔虫

拉丁学名：Ostazia aculeata Canu et Bassler

科属 胞孔科动物脊突苔虫，其干燥骨骼或火山喷出的岩浆凝固形成的多孔石块入药。

地理分布 1.苔虫 常附着于海滨岩礁上。我国分布于南部沿海。
2.火山岩浆 分布于山东、辽宁、广东、浙江、海南、广西等地。

采收加工 1.苔虫 夏秋季从海中捞出，用清水漂洗，除去盐质以及泥沙，晒干。
2.火山岩浆 夏秋季采火山岩浆浮石。因其多附着在海岸边，故需用镐刨下，清水漂去盐质及泥沙，晒干。

用法用量 煎服，10~15克。

药理作用 利尿；祛痰等。

性味归经 咸，寒。归肺经。

功能主治 软坚散结，清肺化痰。用于咳喘，痰稠色黄，瘰疬痰核。

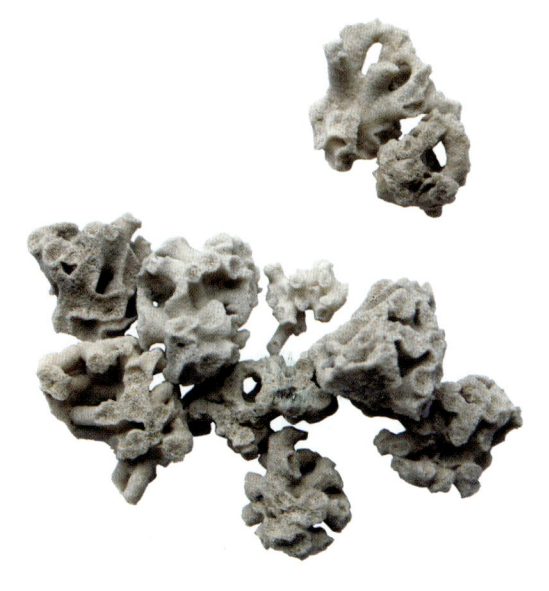

【海浮石】

别名／ 水花·浮海石·浮石·海石·水泡石·浮水石·石花

◎《本草纲目》及文献记载海浮石：

主治消瘤瘿结核疝气，下气，消疮肿。浮石，入肺除上焦痰热，止咳嗽而软坚，清其上源，故又治诸淋。

本草纲目附方

咳嗽不止
浮石末水送服，或和蜜作丸服下。《肘后备急方》

血淋砂淋，小便涩痛
用黄烂浮石为末。每服二钱，生甘草煎汤调服。《直指方》

疳疮不愈
海浮石二两烧红，醋淬数次，金银花一两，同研为末。每次用水煎服二钱半。病在上饭后服药，在下饭前服。病程一年的，半年愈。《儒门事亲》

疔疮发背
白浮石半两，没药二钱半，为末。醋糊丸梧子大。每服六、七丸，临卧，冷酒下。《普济方》

国医传世药方

浮石化痰方

方选源流：《奇方本草》止咳平喘方。

中药组成：海浮石、侧柏叶、甘草、麻黄各9克，红枣4个。

炮制方法：加水煎沸15分钟，滤出药液，再加水煎20分钟，去渣，两煎药液调兑均匀，分服，每天1剂。

功能主治：清肺化痰。适用于老年性哮喘，口吐白痰。

四季药膳养生

海藻玉壶汤

海浮石、海螵蛸、忍冬藤、陈皮、川芎、黄药子各10克，海藻、夏枯草、海带各15克，黄芩10克，黄连5克，黄芪15克，猫爪草10克。水煎服，每天1剂。▶功效化痰软坚，消瘿解毒。适用于颈前肿块有时胀痛，咳嗽多痰，舌质灰暗，苔厚腻，甚则筋骨疼痛，大便干，脉弦滑。

青蛤　拉丁学名：Cychina sinensis Gmelin
文蛤　拉丁学名：Meretrix meretrix Linnaeus

科属　帘蛤科动物文蛤或者青蛤，其贝壳入药。

地理分布　1.文蛤　生活在浅海泥沙中，我国沿海都有分布。
2.青蛤　生活在近海的泥沙质海底，我国沿海都有分布。

采收加工　夏秋二季捕捞，去肉，洗净，晒干。

用法用量　6~15克，宜先煎，蛤粉包煎。外用适量，研极细粉撒布或油调后敷患处。

药理作用　抗炎；延缓衰老。

性味归经　苦、咸，寒。归肺、肾、胃经。

功能主治　软坚散结，清热化痰，制酸止痛。用于痰火咳嗽，痰中带血，胸胁疼痛，胃痛吞酸，瘰疬瘿瘤；外治湿疹，烫伤。

海蛤壳

别名／蛤壳·海蛤·蛤蜊壳

◎《本草纲目》及文献记载海蛤壳：

文蛤：能止烦渴，利小便，化痰软坚，治口鼻中蚀疳，化痰饮，消积聚，除血痢，妇人血结胸，伤寒无汗，搐搦，中风瘫痪。海蛤：清热利湿，

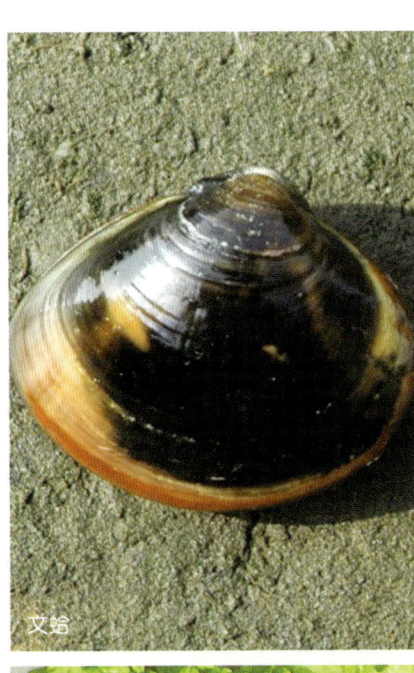
文蛤

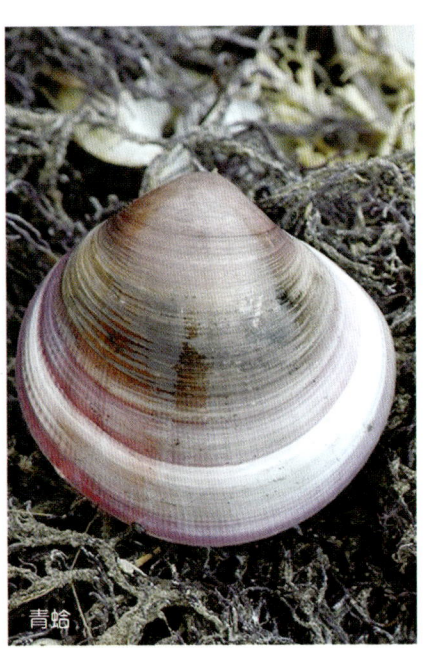
青蛤

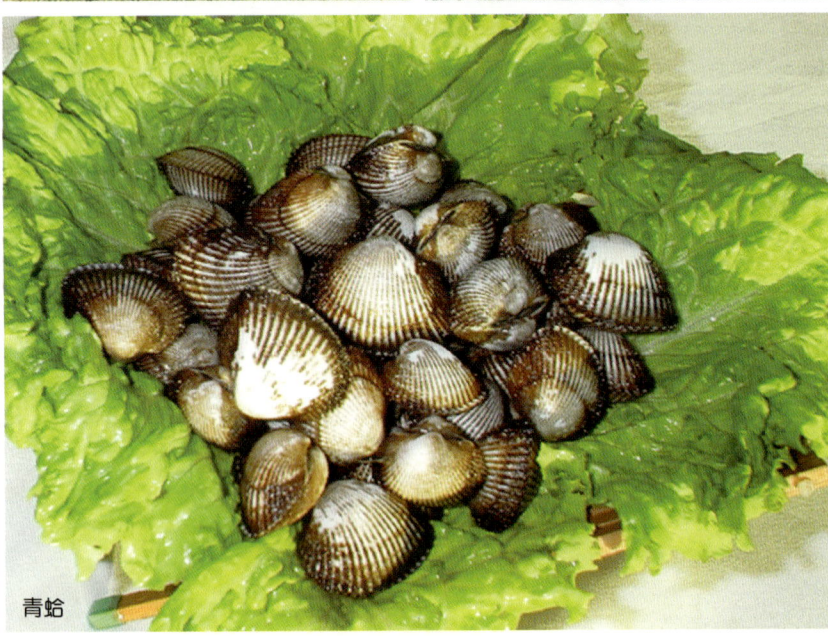
青蛤

本草纲目附方

水湿肿满
海蛤、杏仁、汉防己、枣肉各二两,葶苈六两,共研为末,做成丸,如梧子大。每次服十丸,以有水排出为度。(陈藏器)

腹水肿大,四肢枯瘦
海蛤(煅成粉)、防己各七钱半,葶苈、赤茯苓、桑白皮各一两,陈橘皮、郁李仁各半两,共研为末,炼蜜为丸,如梧子大。每次服五十丸,米汤送下。一天服两次。《圣济总录》

血痢内热
海蛤粉二钱,蜜水调服。一天服两次。《传信方》

水肿发热,小便不通
海蛤、木通、猪苓、泽泻、滑石、黄葵子、桑白皮各一钱,灯心三分,水煎服,一天两次。《太平圣惠方》

伤寒搐搦
用海蛤、川乌头各一两,穿山甲二两,研成粉末,用酒丸成弹子大小,捏扁,放在所患足心的下面。另外拿葱白盖住药,再用帛缠定。在暖室里用热水浸泡脚到膝盖以上,水变冷后再添上热水,等待遍身汗出为度,一两天照作一次,以有感知为适宜。

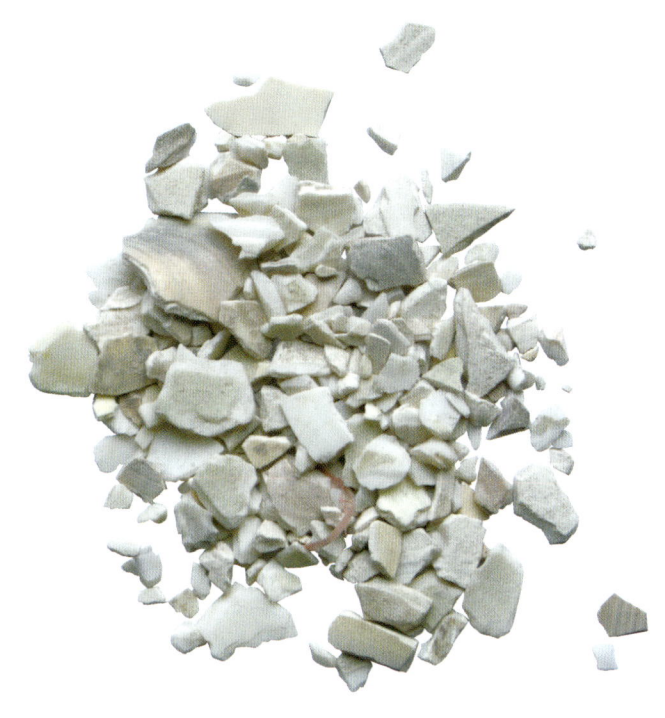

国医传世药方

疏肝舒郁丸

方选源流:《疡医大全》化痰方。
中药组成:海蛤粉9克、青木香15克、海带60克、海藻60克、昆布60克、海螵蛸60克、陈皮9克。
炮制方法:研细末,为丸。每服9克,日服3次,温开水送服。亦可作汤剂水煎服,用量按原方配伍比例酌情增减。
功能主治:疏肝理气,消瘿散结,化痰软坚。适用于瘿瘤、瘰疬。

四季药膳养生

昆布炖羊靥

海蛤壳、昆布、海藻、马尾藻各30克,通草5克,羊靥2具。海藻、昆布、马尾藻用清水浸泡1天,漂洗干净。上述各药与羊靥共炖熟烂,调味食。▶功效软坚散结。适用于气瘿,颈项渐粗,胸膈满闷等。忌和生菜、蒜、热面、笋等同服。

五瘿酒

海蛤壳、木通、白蔹、松萝各60克,海藻、昆布、肉桂各90克,白酒20克。将上7味药共加工成细末,盛瓶备用;每次取12克,用适量白酒调匀。分成2份。每天早晚各1次,每次白酒送服1份。▶功效消肿,化痰,散结。适用于五瘿。

魁蚶　　拉丁学名：Arca inflata Reeve
毛蚶　　拉丁学名：Arca subcrenata Lischke

科属　蚶科动物毛蚶、泥蚶或魁蚶，其贝壳入药。

地理分布　1.毛蚶　生活于潮间带至水深4～20米的泥沙质海底，喜栖息于稍有淡水流入的河口附近。广布于我国沿海，尤以渤海产量最大。
2.泥蚶　生活于潮湿带中下区软泥海滩，潜栖泥内深约70毫米，在我国沿海广有分布。
3.魁蚶　生活于潮下带5米至10～30米深的软泥或者泥沙质海底。我国沿海都有分布，以山东、辽宁产量最多。

采收加工　秋冬至第二年春天捕捞，洗净，放置于沸水中略煮，去肉，干燥。

用法用量　9～15克，宜先煎。

药理作用　抗胃溃疡，中和胃酸。

性味归经　咸，平。归肺、胃、肝经。

功能主治　软坚散结，消瘀化淤，制酸止痛。用于顽痰积结，瘿瘤，癥瘕痞块，黏稠难咯，胃痛泛酸。

瓦楞子

别名／蚶壳·瓦屋子·瓦垄子·蚶子壳·花蚬壳·血蛤皮·毛蚶皮

◎《本草纲目》及文献记载瓦楞子：

主治烧过，醋淬，醋丸服，治一切血气、冷气、癥癖。消血块，化痰积。连肉烧存性，研敷小儿走马牙疳。

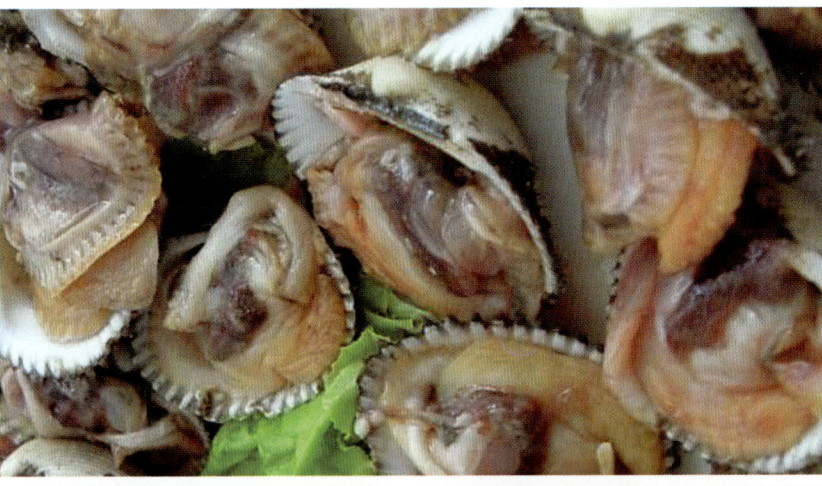

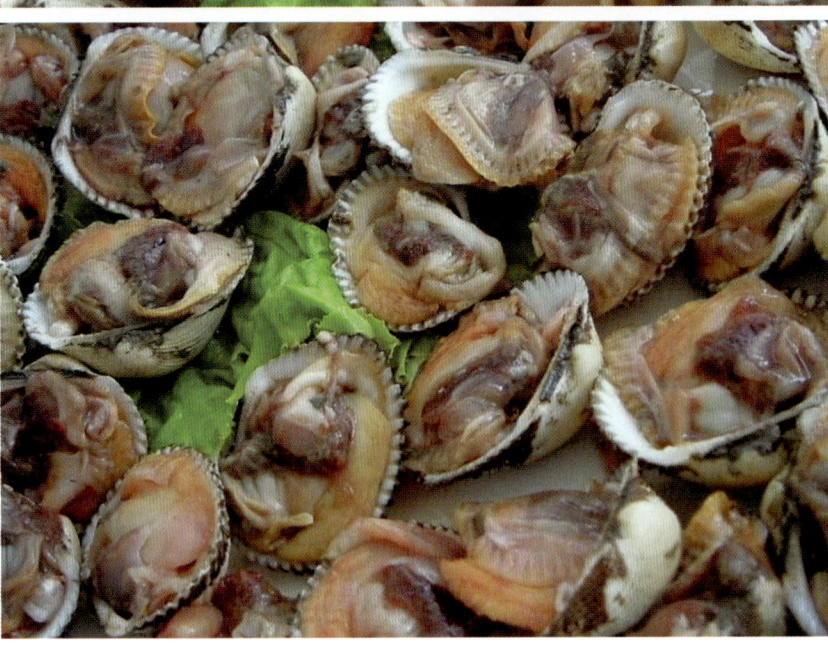

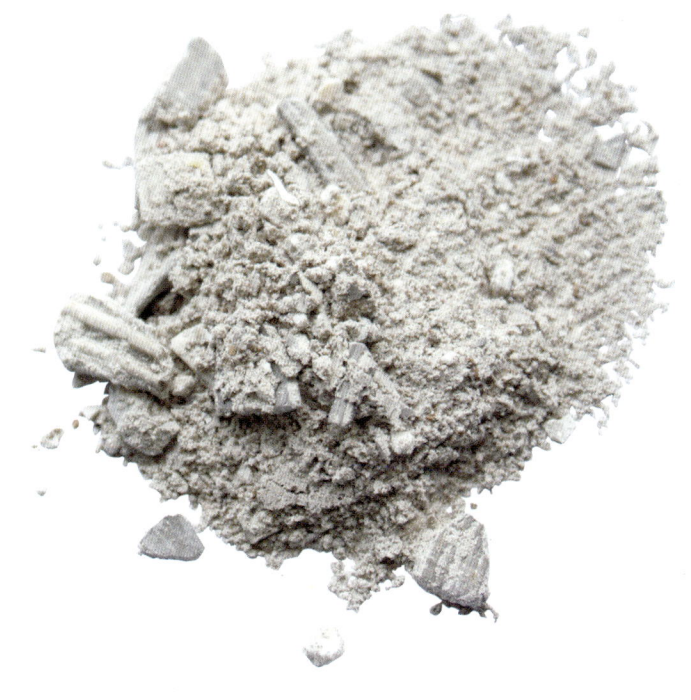

国医传世药方

疏肝理气方

方选源流：《奇方本草》理气方。

中药组成：瓦楞子、菝葜、白花蛇舌草各30克，薜荔果15克，炮穿山甲、夏枯草、海藻各12克，干蟾皮、川楝子各8克，广木香5克。

炮制方法：加水煎沸15分钟，滤出药液，再加水煎20分钟，去渣，两煎药液调兑均匀，分服，每天1剂。

功能主治：活血散结，利肺化淤，疏肝理气。适用于慢性肝癌。

解毒化淤方

方选源流：《奇方本草》清热方。

中药组成：瓦楞子、凌霄花、牡蛎各30克，海藻15克，青蒿、黄芩、柴胡、赤芍、牡丹皮、枳壳、橘叶、浙贝母各10克。

炮制方法：煎服法同上。每天1剂。

功能主治：活血散结，解毒化淤。适用于免疫系统性红斑狼疮。

四季药膳养生

瓦楞子蒸鸡肝

煅瓦楞子15克，鸡肝1副，调料适量。瓦楞子研磨成细粉，鸡肝切片，二者和姜、葱、黄酒、盐，一起放入碗内拌匀，上笼蒸至鸡肝熟食用。

▶功能补肝养血，化痰消积。适用于肺痨以及小儿疳积等症。

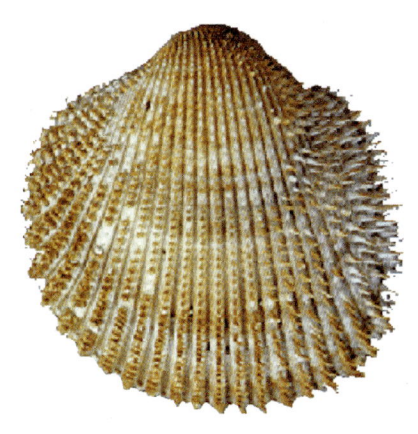

昆布
拉丁学名：Ecklonia kurome Okam.

海带
拉丁学名：Laminaria japonica Aresch.

科属　海带科植物海带和翅藻科植物昆布，其干燥叶状体入药。海带属植物全世界约有30多种，分布于北太平洋、北大西洋、北冰洋及非洲南部海域。中国仅有1种，即海带，药食两用。

地理分布　1.海带　一般生长于大干潮线以下1~3米的礁石上。自然生长的分布范围，限于山东和辽东两个半岛的肥沃海区。人工养殖已推广到浙江、广东、福建等地沿海。但为冷温带性种类。

2.昆布　生长于水肥、流急的低潮附近或自大干潮线至7~8米深的岩礁上。分布于浙江、福建沿海。为暖温带性种类。

采收加工　夏秋二季采捞，晒干。

用法用量　煎服，6~12克。

药理作用　抗肿瘤；增强心肌收缩力；提高机体免疫力；降血脂；降血压；降血糖；抗凝血；抗放射；松弛小肠平滑肌等。

性味归经　咸，寒。归肝、胃、肾经。

功能主治　消痰，软坚散结，利水。用于瘰疬，瘿瘤，痰饮水肿，睾丸肿痛。

昆布

别名／纶布·海昆布·黑昆布·海带

◎《本草纲目》及文献记载昆布：

主治十二种水肿，瘿瘤聚，结气，瘘疮。破积聚。治阴㿗肿，含之咽汁。利水道，去面肿，治恶疮鼠瘘。

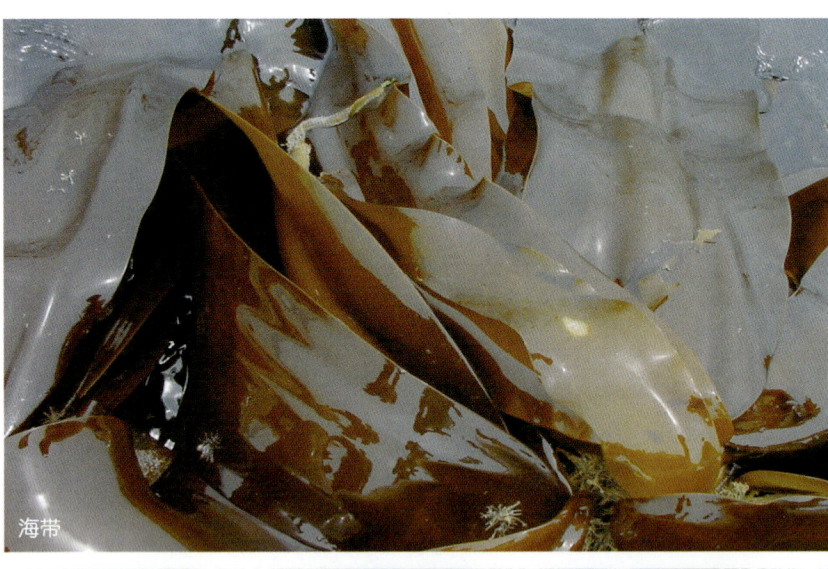
海带

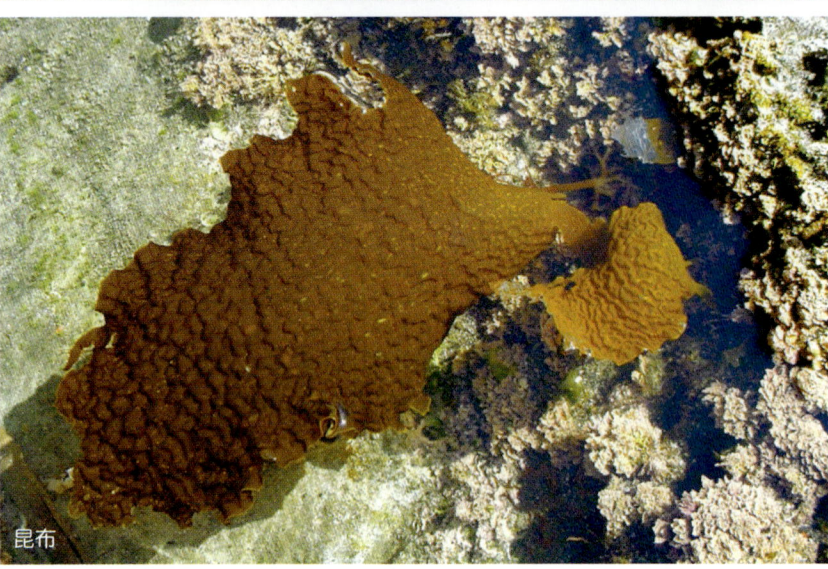
昆布

本草纲目附方

瘿气结核，瘰疬肿硬
用昆布一两，洗去咸汁，晒干研为末。每取一钱，以棉裹好，放醋中浸后取出，口含咽汁味尽即换。《圣惠方》

项下渐肿成瘿
昆布、海藻等分，研为末，炼蜜为丸，如杏核大。随时含咽。《外台秘要》

治疗膀胱结气，急症应该降气
用高丽出产的昆布一斤，用淘白米水浸泡一夜，洗去咸味。用一斛水，煮熟切成细丝，加入葱白一把，将葱白切成一寸长的小节，再煮得极烂，然后放入盐醋豉糁姜橘椒末，调和吃下。同时还应该吃高粱米、粳米饭。很能降气。没有禁忌。海藻也可按这种方法制作。《广济方》

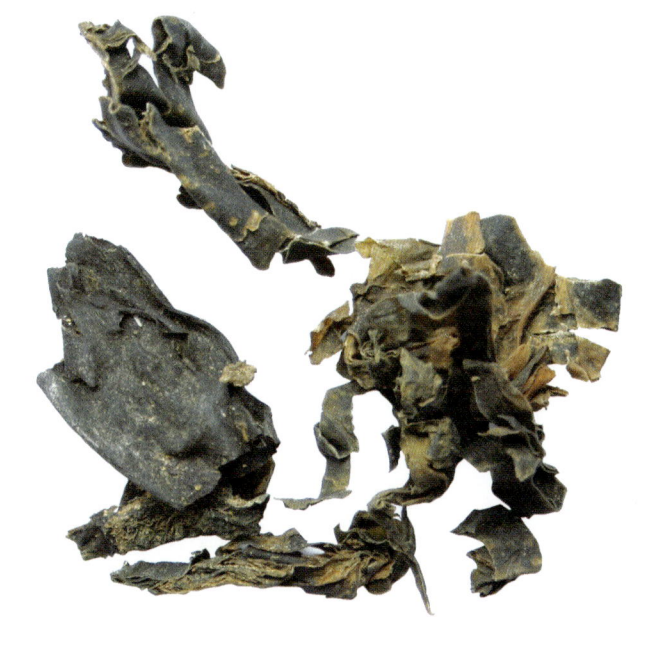

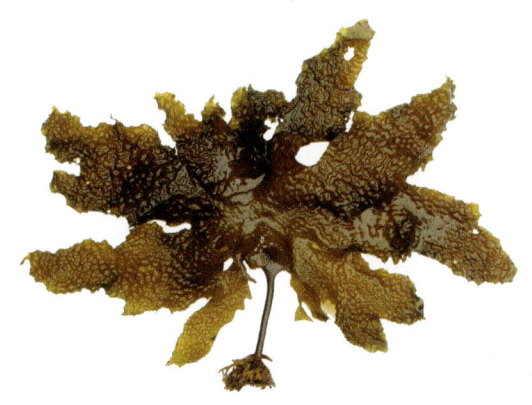

国医传世药方

海藻散结汤
方选源流：《外科正宗》化痰方。
中药组成：昆布6克、海藻3克、陈皮3克、贝母3克、青皮3克、当归3克、川芎6克、半夏3克、独活3克、连翘3克、甘草节3克、海带1.5克。
炮制方法：水煎服。
功能主治：化痰行气，消瘿散结。适用于瘿瘤初起肿硬，或赤或不赤，但未破者。

四季药膳养生

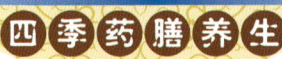

昆布草决明汤
昆布100克，草决明30克。昆布浸泡1天，漂洗干净，和草决明(捣碎)一同煮汤。吃昆布饮汤。▶功能消痰，软坚散结。适用于高血压病。

昆布海藻煮黄豆
昆布、海藻各28克，黄豆180克，白糖适量。昆布、海藻浸泡1天，漂洗干净，切碎，和黄豆文火煮汤。待豆熟，加白糖调味。每天服2次。▶功能滋阴清热降压。适用于高血压属阴虚有热者，以及慢性颈淋巴结炎，单纯性甲状腺肿等。胃寒不宜服用。

昆布羹
昆布300克，米泔浸1夜，除掉咸味，洗净，用水煮半熟，切成小块，加葱白数根，再煮到昆布烂透，入盐、醋、豉，调和为羹，分服。▶功能滋阴清热降压。适用于腹胀，小便不利。

款冬　　拉丁学名：Tussilago farfara L.

科属　菊科植物款冬，其干燥花蕾入药。款冬属植物全世界仅有1种，可入药。分布于欧亚大陆温带地区。

地理分布　生于向阳较暖的水沟两旁。分布于西北、华北以及江西、湖南、湖北等地。

采收加工　12月或地冻前当花还未出土的时候采挖，除去花梗以及泥沙，阴干。

用法用量　煎服，5~9克。

药理作用　镇咳，平喘，祛痰，升压等。

性味归经　辛、微苦，温。归肺经。

功能主治　止咳化痰，润肺下气。用于喘咳痰多，新久咳嗽，劳嗽咳血。

款冬花

别名／冬花·款花·看灯花·艾冬花·九九花·款冬

◎《本草纲目》及文献记载款冬花：

主治咳逆上气善喘，喉痹，诸惊痫，寒热邪气。消渴，喘息呼吸。润心肺，益气心促急，热乏劳咳，连连不绝，涕唾稠粘，肺痿肺痈，吐脓血，益五脏，除烦消痰，洗肝明目，及中风等疾。

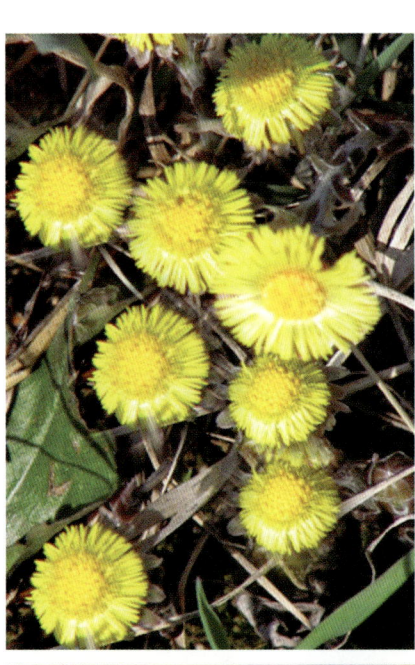
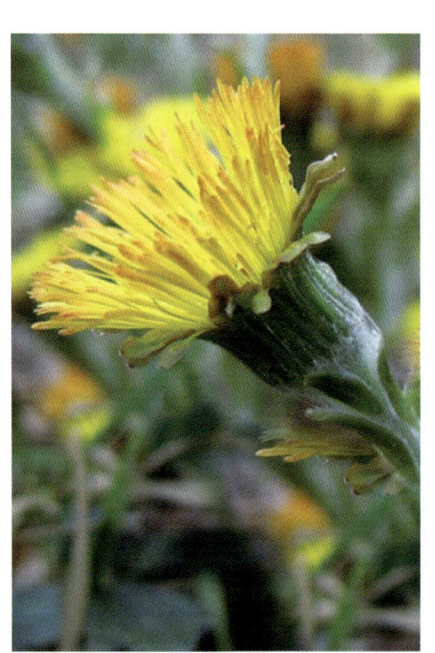
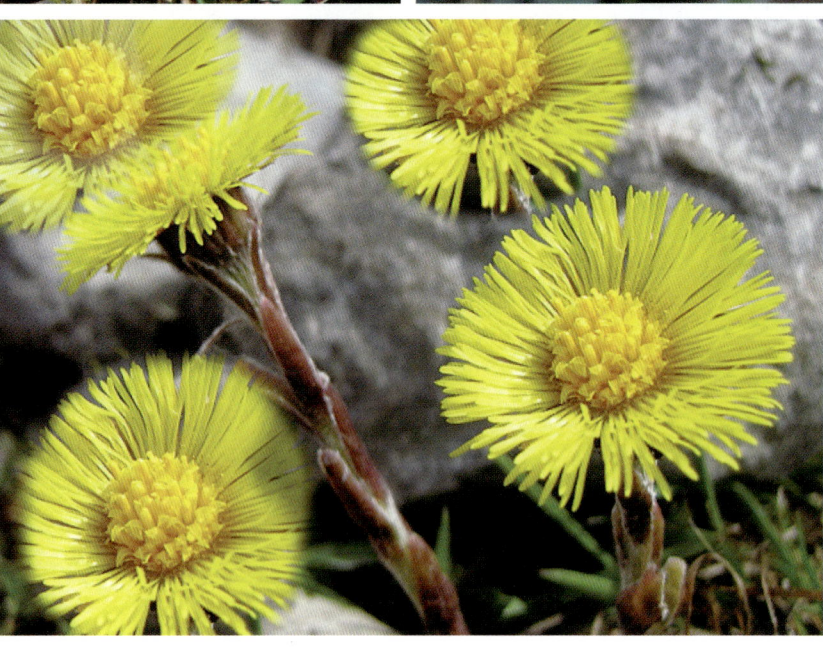

本草纲目附方

久咳不愈
早晨取款冬花一小团，拌蜜少许，放在瓦罐内点燃烧烟，瓦罐盖上留一小孔出烟，以口吸烟咽下。如此五日，至第六日，吃一顿羊肉包子。

痰嗽带血
款冬花、百合等分，蒸、焙后研为末，炼蜜为丸，如龙眼大。每天临睡时嚼服一丸，姜汤送下。《济生方》

口中疳疮
款冬花、黄连等分，研为末，以唾液调成小饼子；以蛇床子煎汤漱口后，将饼子敷于患处。过一会药饼就会粘固住疮面，口疮便会痊愈。《经验方》

▲ **寇宗奭说：**
"有一人咳嗽好久不见好，有人便教他烧三两款冬花，在无风处用笔管吸它的烟，吸一满口就咽到肚里，几天后果然好了。"

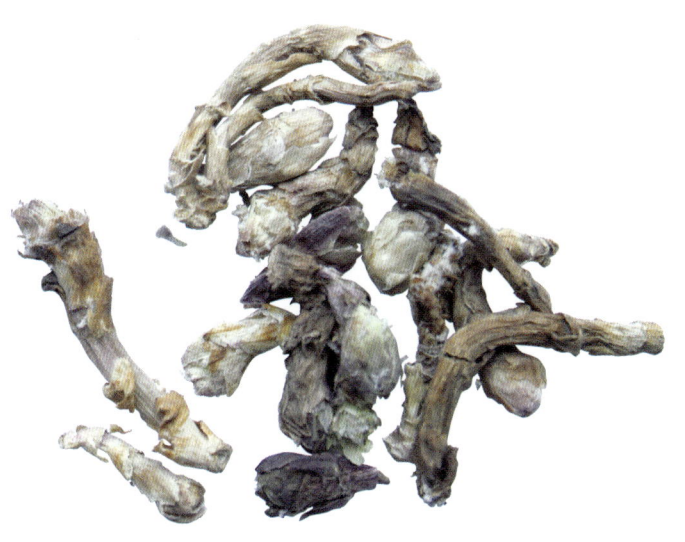

四季药膳养生

款冬茶
款冬花9克，冰糖15克。放于茶壶内，泡汤。代茶饮，每天1剂。▶功效止咳化痰，润肺下气。适用于肺结核，急慢性气管炎及上呼吸道感染的咳喘等症。

款冬花汤
款冬花9克，冰糖15克。水煎服。▶功效止咳化痰，润肺下气。适用于久咳不止的病症。

款冬茶百合糖水
款冬花15克，百合15克，适量的白糖或蜂蜜。款冬花装于纱布袋中，扎口；百合洗净，同放入水中，加糖，小火煮到百合熟烂。去款冬花，吃百合饮水。▶功效化痰，润肺，止咳。适用于久咳不已，肺阴不足，痰中带血等症。

国医传世药方

麻黄温肺散
方选源流：《太平惠民和剂局方》止咳平喘方。
中药组成：款冬花150克、麻黄300克、甘草150克、肉桂180克、诃子皮150克、杏仁90克。
炮制方法：上药研细末。每服6克，加茶叶3克，水煎服。亦可改作汤剂水煎服，各药用量按常规剂量。
功能主治：温肺散寒，下气平喘，止咳化痰。适用于咳嗽喘急，痰涎壅塞，痰稀色白，坐卧不安，心胁胀痛；兼治伤风咳嗽，膈上不快。

款冬止咳方
方选源流：《奇方本草》止咳化痰方。
中药组成：款冬花、前胡、苏子、杏仁、桑白皮、黄芩、白果、半夏、茯苓各10克，麦门冬、天门冬、甘草各5克。
炮制方法：水煎服，每天2剂。
功能主治：止咳化痰，润肺平喘。适用于急性支气管炎，咳嗽，多痰。

山杏　　拉丁学名：Prunus armeniaca L.var.ansu Maxim.

科属　蔷薇科植物山杏、西伯利亚杏、东北杏或杏，其干燥成熟种子入药。李属植物全世界约有199种，分布于北温带。中国约有139种。入药用约有30种。

地理分布　1.山杏　我国北部地区为主产区，栽培或野生，尤其在山西、河北等地普遍野生，江苏、山东等地也有出产。

2.西伯利亚杏　海拔700～2000米的干燥向阳山坡、丘陵草原多有生长。分布于华北、东北和甘肃等地。

3.东北杏　海拔400～1000米的开阔的向阳山坡、灌木林及杂木林下多有生长。分布于辽宁、吉林等地。

4.杏　全国各地都有分布，都有栽培。在新疆伊犁一带有野生。

采收加工　夏季采收的成熟果实，除去果肉以及核壳，取出种子，晒干后使用。

用法用量　煎服，4.5～9克，生品入煎剂宜后下。

药理作用　平喘，镇咳；镇痛；抗炎。

性味归经　苦，微温；有小毒。归肺、大肠经。

功能主治　润肠通便，降气止咳平喘。对咳嗽气喘，胸满痰多，肠燥便秘，血虚津枯有疗效。

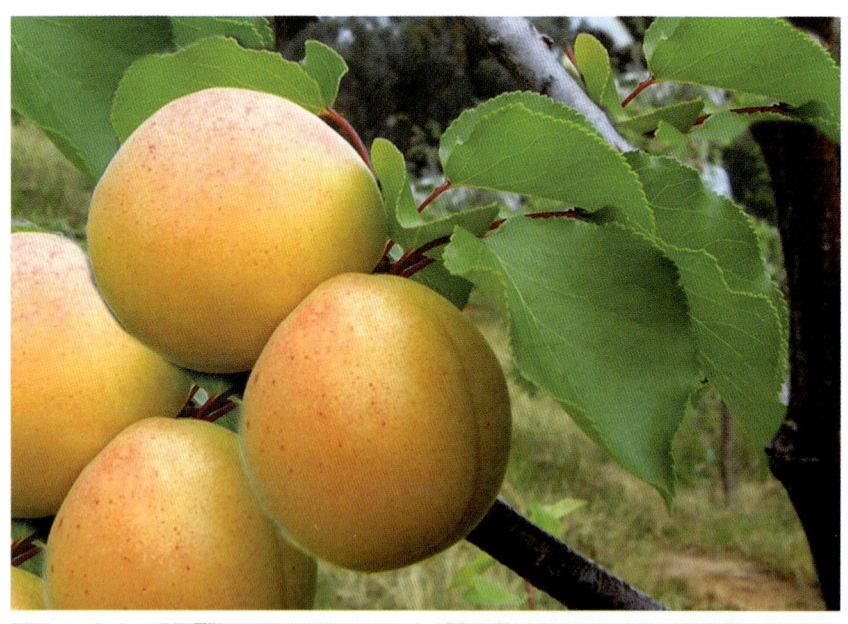

《苦杏仁》

别名／杏核仁·杏子·木落子·杏梅仁·光杏仁

◎《本草纲目》及文献记载苦杏仁：

主治咳逆上气雷鸣，喉痹，下气，产乳金疮，寒心奔豚。惊痫，心下烦热，风气往来，时行头痛，解肌，消心下急满痛，杀狗毒。解锡毒。治腹痹不通，发汗，主温病脚气，咳嗽上气喘促。入天门冬煎，润心肺。和酪作汤，润声气。除肺热，治上焦风燥，利胸膈气逆，润大肠气秘。杀虫，治诸疮疥，消肿，去头面诸风气、皶疱。

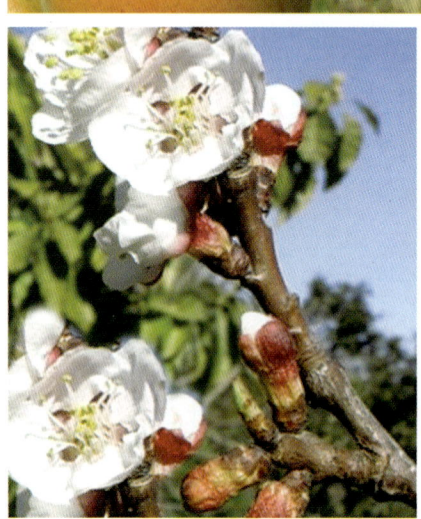

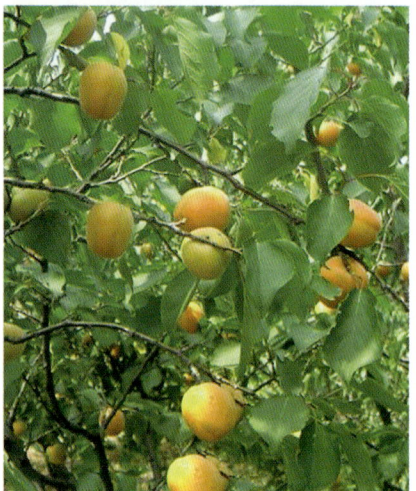

本草纲目附方

喉痹痰嗽
将杏仁去皮、熬黄，取三分，加桂末一分，研成泥状，团起来含在口中咽汁。《本草拾遗》

耳出浓汁
将杏仁炒黑，捣成膏状，用棉包裹放入耳内。一天换药三四次。《梅师方》

上气喘急
杏仁、桃仁各半两，去皮尖，炒研，加水调生面和成丸，如梧子大。每次服十丸，生姜、蜂蜜汤送下。呼吸稍见畅通就要停止服用。《圣济总录》

喘促浮肿，且小便淋漓
把杏仁一两，去掉皮尖熬煮后研成细末，和入米煮成粥，空腹吃下二合，效果特别好。《食医心镜》

头面风肿
将杏仁捣成膏状，加入蛋黄捣碎，涂在布帛之上，用它将头面厚厚地包严，干了又涂，不过七、八次就可痊愈。《千金要方》

五痔下血
杏仁取掉皮尖，并去掉双仁的，用三升水研细过滤取汁，再煎煮汁液仅剩一半，又与米同煮成粥吃。《食医心镜》

虫牙
将杏仁烧存性，研烂纳入虫牙中，重者两次可见效。《本草拾遗》

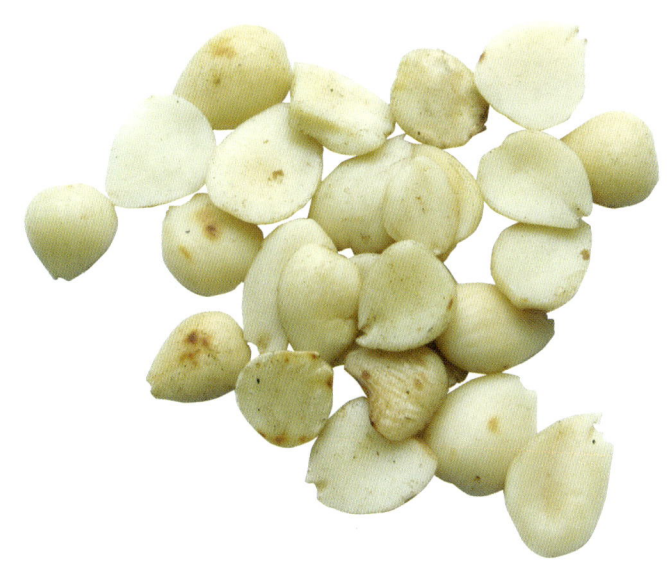

国医传世药方

三拗散寒汤
方选源流：《太平惠民和剂局方》止咳平喘方。
中药组成：杏仁9克、麻黄9克、甘草9克。
炮制方法：上药研粗末。每服15克，加生姜5片，水煎服。
功能主治：宣肺散寒，止咳平喘。适用于感冒风邪，头痛鼻塞，伤风伤冷，四肢无力，耳鸣目眩，咳嗽痰多，胸闷气短。

四季药膳养生

杏梨饮
杏仁10克，鸭梨1个，冰糖适量。杏仁去皮尖，打碎；鸭梨洗净，去核，切片，和杏仁加水同煮，等到梨熟加冰糖调味。随意吃梨饮汁。▶功效润肺化痰止咳。适用于干咳少痰，肺燥咳嗽，口干等症。

杏仁奶茶
杏仁200克，牛奶250毫升，白糖200克，清水适量。杏仁去皮尖，磨细过滤，加入清水、白糖，煮沸后放入牛奶。代茶饮用。▶功效润肠通便，补肺止咳。适用于肺虚咳嗽，老年或产后津亏血燥便秘。

杏梨饮
苦杏仁10克，鸭梨1个，少量冰糖。杏仁去皮尖，打碎，鸭梨去核，切块，加适量水同煮，待熟后放入冰糖使其溶解。代茶饮。▶功效止咳，清热润肺。适用于燥热型急性气管炎。

对叶百部 拉丁学名：Stemona tuberosa Lour.
直立百部 拉丁学名：Stemona sessilifolia (Miq.)

科属 百部科植物直立百部、蔓生百部或对叶百部，其干燥块根入药。百部属植物全世界约有26种，分布于亚洲东部、印度东北部、澳大利亚及北美洲的亚热带地区。中国约有5种。入药用约有4种。

地理分布 1.直立百部 山地林下及竹林下多有生长。华东及湖北、河南等地多有分布。
2.蔓生百部 生于向阳灌木丛中及竹林下。分布于华东及陕西、湖北、湖南、四川等地。
3.对叶百部 生于向阳的灌木林中。分布于浙江、台湾、福建、湖南、湖北、广西、广东、贵州、四川、云南等地。

采收加工 春秋二季采挖，除去须根后，洗净，放于沸水中略烫或蒸至无白心后，取出，晒干。

用法用量 煎服，3～9克。外用适量，水煎或酒浸。

药理作用 抗病原微生物；镇咳，平喘，祛痰；杀虫。

性味归经 甘、苦，微温。归肺经。

功能主治 杀虫，润肺下气止咳。用于新久咳嗽，肺痨咳嗽，百日咳；外用于体虱，头虱，阴痒，蛲虫病。蜜炙百部润肺止咳。用于阴虚劳嗽。

百部

别名／百条根·野天门冬·山百根·百部草

◎《本草纲目》及文献记载百部：主治咳嗽上气。火炙酒渍饮之。治肺热，润肺。治传尸骨蒸劳，治疳，杀蛔虫、寸白、蛲虫，及一切树木蛀虫，烬之即死。杀虱及蝇蠓。气温而不寒，寒嗽宜之。

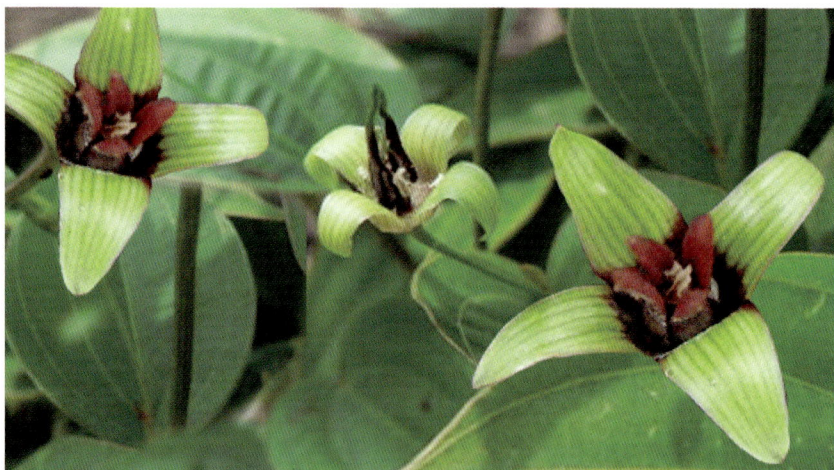

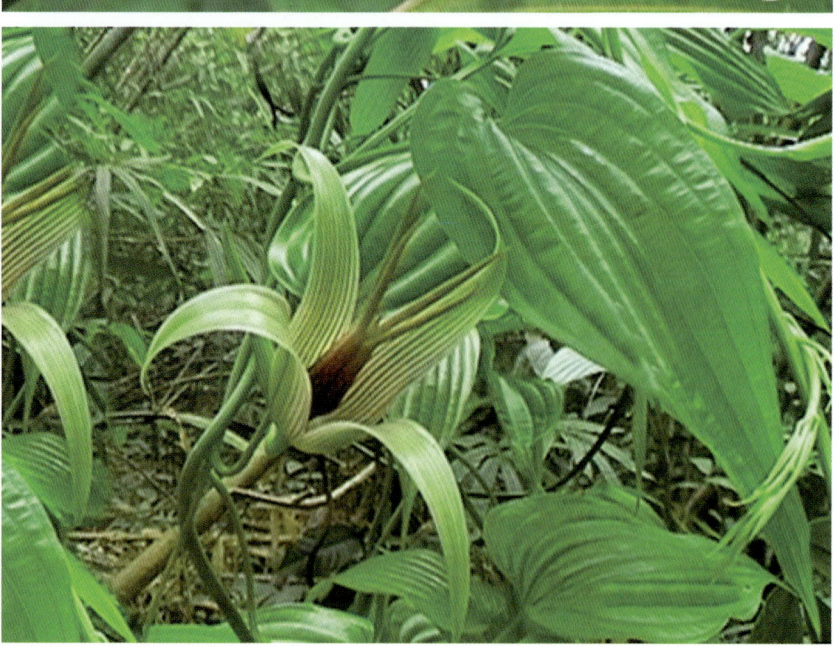

本草纲目附方

咳嗽
1.用百部根泡酒，每次温服一升，一天服三次。（张文仲方）2.用百部、生姜各等分捣汁，取二合煎服。（葛洪方）3.将百部藤根捣汁，加蜜等分，以沸汤煎成膏，噙咽。《续十全方》

熏衣去虱
和百部、秦艽共研为末，放入竹笼中烧烟熏衣，虱自落。用上两药煮汤洗亦可。《经验方》

遍身黄肿
将新鲜百部根洗净，捣烂，敷脐上；以糯米饭半升，拌水酒半合，揉软后盖在药上，用布包好。一两天后，口内有酒气，则水从小便排出，肿渐消。《经验方》

小儿寒嗽
百部丸：取炒百部、麻黄除去节，各取七钱半，研碎末，杏仁去皮尖后炒，再用水略煮三、五开，研为泥状。加入熟蜂蜜调和成皂荚子大小的丸，每次服二、三丸，温水送服。《小儿方》

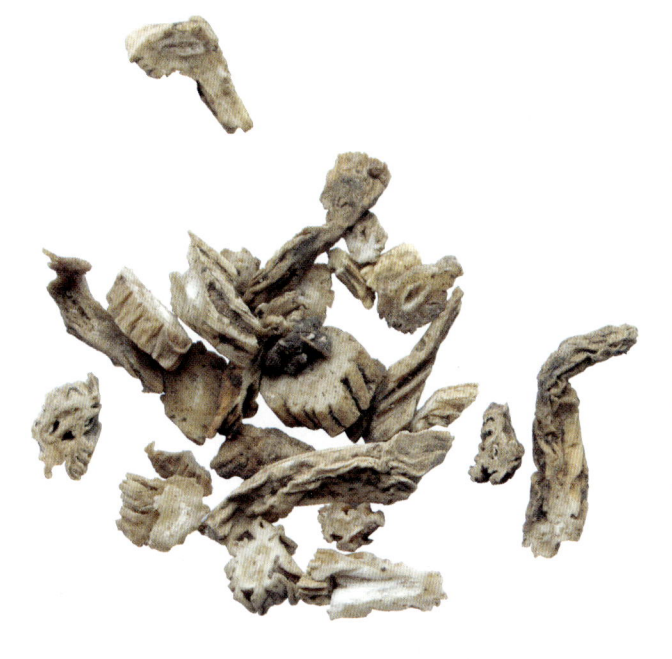

国医传世药方

部芩丹
方选源流：《方剂学》止咳平喘方。
中药组成：百部18克、黄芩9克、丹参9克。
炮制方法：水煎服。
功能主治：清热润肺，活血化瘀，杀虫抗痨。适用于肺痨，潮热，咳嗽。

止嗽化淤散
方选源流：《医学心语》止咳平喘方。
中药组成：百部、白前、紫菀、荆芥、桔梗各1000克，甘草375克，陈皮500克。
炮制方法：上药研细末。每服6克，温开水或姜汤送下。亦可做汤剂。
功能主治：止咳化痰，疏表宣肺。适用于风邪犯肺，略感恶寒发热，咳嗽咽痒。

四季药膳养生

百部蜜膏
百部30克，蜂蜜60克。百部煎汤取汁，浓缩，放入蜂蜜，小火煎沸成膏，等到冷却后备用。每次1汤匙，用开水化服。每天2次。▶功能润肺止咳。适用于肺虚久咳，干咳少痰，咽喉干燥，肺痨咳嗽等。

百部炖团鱼
百部16克，团鱼600克，地骨皮12克，生地20克，知母9克，葱结20克，姜块8克，绍兴黄酒20克，精盐10克，猪骨400克。宰下团鱼头，放尽血，放入80度的热水中，当裙边和甲壳分离时捞出。刮去粗皮，破除内脏，洗净后切块。中药放入双层纱布袋中封口。葱、姜洗净。猪骨、团鱼肉、药包放在旺火上烧开，撇净血沫，加葱、姜、绍兴黄酒，小火炖软，拣去葱、姜、猪骨，精盐调味。▶功能滋阴清热，润肺止咳。适用于肺虚咳血、肺结核，阴虚内热等症。

紫菀 拉丁学名：Aster tataricus L.f.

科属 菊科植物紫菀，其干燥根以及根茎入药。紫菀属植物全世界约有240多种，分布于北美洲、欧洲和亚洲。中国约有90多种。入药用约有40种。

地理分布 低山阴坡湿地、低山草地和山顶及沼泽地多有生长。东北、华北及陕西、河南西部、甘肃南部及安徽北部等地为其分布区。

采收加工 春秋二季采挖，除去有节的根茎和泥沙，编成辫状晒干，或者直接晒干。

用法用量 煎服，5～9克。

药理作用 抑菌，祛痰，镇咳等。

性味归经 辛，苦，温。归肺经。

功能主治 润肺下气，消痰止咳。用于新久咳嗽，痰多喘咳，劳嗽咳血等病症。

紫菀

别名／青菀·还魂草·夜牵牛·紫菀茸

◎《本草纲目》及文献记载紫菀：

主治咳逆上气，胸中寒热结气，去蛊毒痿蹶，安五脏。疗咳唾脓血，止喘悸，五劳体虚，补不足，小儿惊痫。治尸疰，补虚下气，劳气虚热，百邪鬼魅。调中，消痰止渴，润肌肤，添骨髓。益肺气，主息贲。

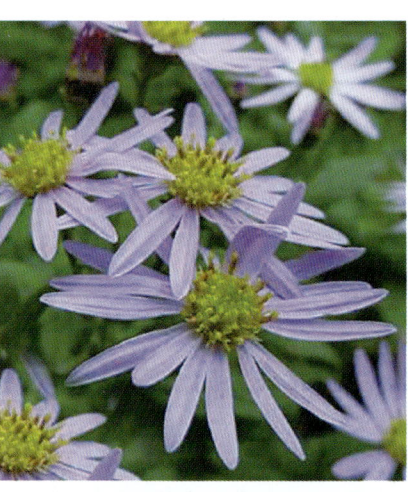
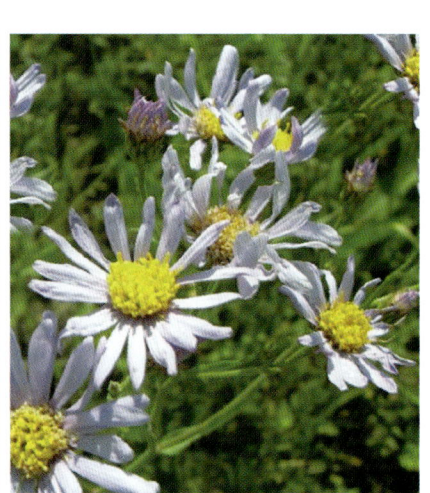
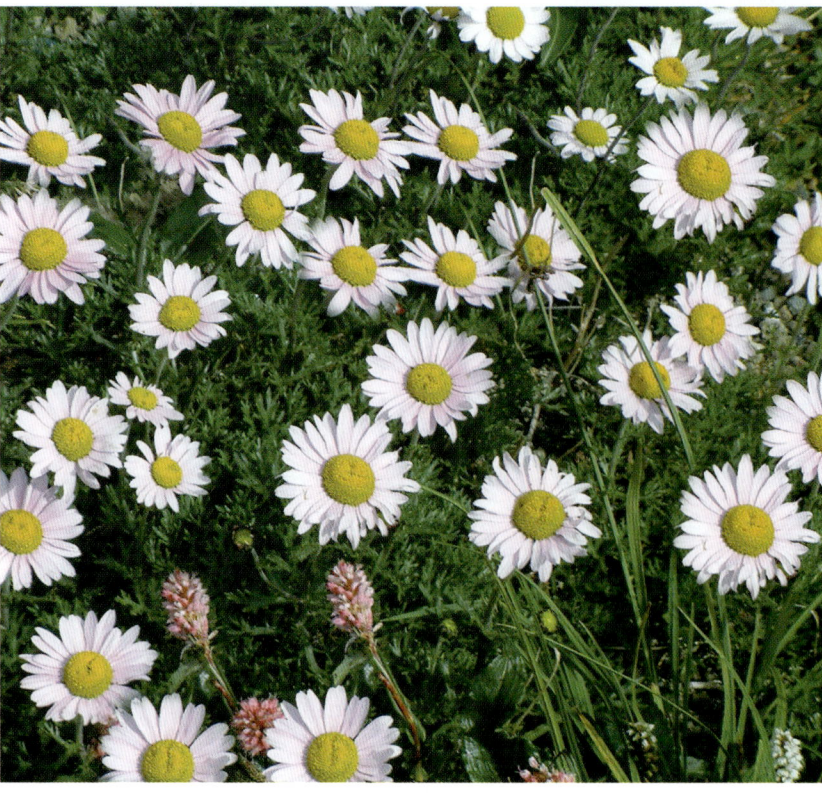

本草纲目附方

肺伤咳嗽
紫菀花五钱，加水一碗，煎取七成，温服。一天服三次。《卫生易简方》

久咳不愈
紫菀、款冬花各一两，百部半两，捣碎研为末。每次取三钱，以姜三片、乌梅一个煎汤调下。一天服两次。《图经本草》

吐血咳嗽
紫菀、五味子炒过，共研为末，炼蜜为丸，如芡子大。每次含化一丸。《指南方》

缠喉风痹，不通欲死的病人
紫菀根一条洗净，放入喉部，涎出病即渐愈。再用马牙消津含咽，以治病本。《斗门方》

妇女小便，突然不通者
用紫菀研成末，用清晨初汲井水服三撮，小便立刻就通。尿血者，服用五撮最好。《千金方》

小儿咳嗽，不能出声
紫菀末、杏仁各等份，加入蜜后一块研，做成如芡子大的丸，每次服一丸，用五味子煎汤化服。《全幼心鉴》

产后下血
紫菀末，用水调服五撮治疗。《圣惠方》

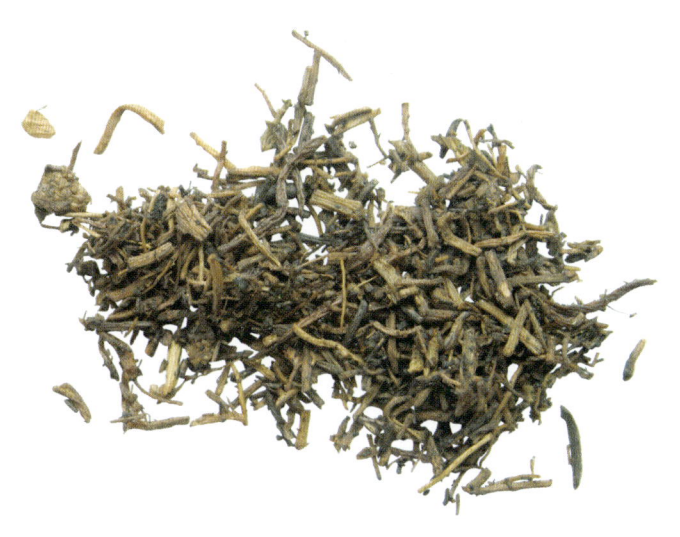

国医传世药方

紫菀敛肺汤
方选源流：《医方集解》止咳平喘方。
中药组成：紫菀9克、知母6克、贝母6克、桔梗6克、阿胶6克、茯苓6克、甘草3克、五味子3克、人参3克。
炮制方法：水煎服。
功能主治：养阴清热，化痰止咳。适用于肺虚劳热，咳嗽日久，痰中带血，口干咽燥，肺痿。

四季药膳养生

天冬紫菀酒
紫菀、饴糖各10克，天门冬200克，白酒3升。将药洗净捣碎，装入纱布袋内，与饴糖一起放入净器中，倒入白酒浸泡，密封；10天后开启，去掉药袋，过滤装瓶备用。每次20毫升，每天2次。▶功效润肺化痰，止咳。适用于肺痿咳嗽，吐涎沫，咽燥而不渴。

冬花紫菀茶
紫菀、款冬花各3克，茶叶6克。将上3味药放入热水瓶中，以沸水冲泡至大半瓶，盖闷10多分钟，即可当茶饮用。▶功效润肺下气，止咳化痰。适用于外感风寒所致的咳嗽痰多、喘逆气急、恶寒发热等症。

牛蒡汤
紫菀、白前、杭白芍、桑白皮、知贝母、炙牛蒡各9克，射干、远志肉各4.5克，杏仁12克，甘草3克，枇杷叶(去毛包煎)3片。水煎服，早晚各1次。▶功效润肺下气，化痰宣肺，止咳。适用于急性气管炎。

紫苏 拉丁学名：Perilla frutescens (L.)Britt.

科属 唇形科植物紫苏，其干燥成熟果实入药。紫苏属植物全世界仅有1种，分布于亚洲东部、印度等地。
地理分布 全国各地广泛栽培。
采收加工 秋季果实成熟时采收，除去杂质，晒干。
用法用量 煎服，3～9克。
药理作用 抗肿瘤；降血脂。
性味归经 辛，温。归肺经。
功能主治 降气消痰，平喘，润肠。用于痰壅气逆，咳嗽气喘，肠燥便秘。

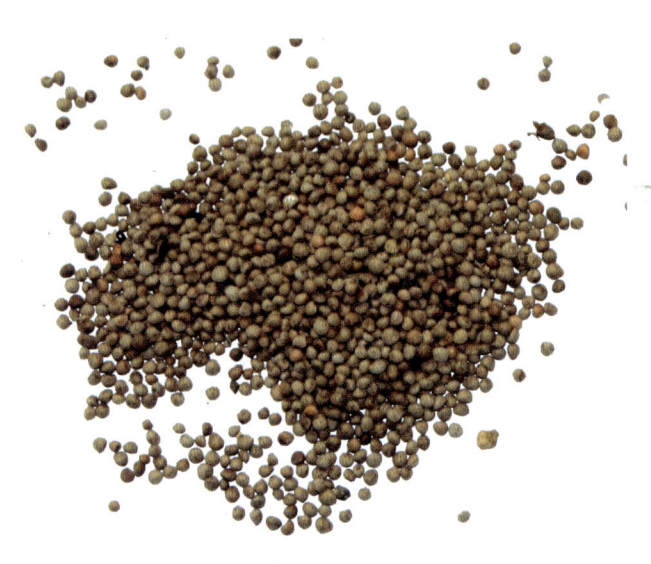

【紫苏子】

别名／苏子·铁苏子·黑苏子·香苏子

◎《本草纲目》及文献记载紫苏子：

主治下气，除寒温中。治上气咳逆，冷气及腰脚中湿风结气。研汁煮粥长食，令人肥白身香。调中，益五脏，止霍乱呕吐反胃，补虚劳，肥健人，利大小便，破癥结，消五膈，消痰止嗽，润心肺。治风，顺气，利膈，宽肠，解鱼蟹毒。

本草纲目附方

顺气利肠
紫苏子、麻子仁等分，捣烂，水滤取汁，同米煮粥食之。《济生方》

一切冷气
紫苏子、橘皮、高良姜等分，蜜丸梧子大。每服十丸，空腹酒送服。《药性论》

食蟹中毒
紫苏子煮汁饮之。《金匮要略》

上气咳逆
紫苏子水研滤汁，同粳米煮粥食之。《简便方》

梦中失精
苏子一升，熬杵研末，酒服方寸匕，日再服。《外台秘要》

国医传世药方

苏子降气汤
方选源流：《太平惠民和剂局方》止咳平喘方。
中药组成：苏子、半夏各65克，当归、肉桂各45克，炙甘草60克，厚朴、前胡各30克。
炮制方法：上药研粗末。每服6克，加生姜2片，大枣1枚，苏叶5片，水煎服。亦可改作汤剂水煎服，各药用量按原方比例酌减。
功能主治：降气平喘，祛痰止咳。适用于上实下虚的痰涎壅盛，咳嗽喘急，气短胸闷；腰腿疼痛，四肢无力；肢体浮肿，舌苔白滑或白腻。

四季药膳养生

紫苏陈皮酒
紫苏叶15克，陈皮10克，适量白酒。苏叶、陈皮洗净，以水酒各半煎汤，除去渣，留汁。分3次温服。▶功效行气和胃，解表散寒。适用于风寒感冒，胃寒呕吐等症。

桑 拉丁学名：Morus alba L.

科属 桑科植物桑树，其干燥根皮入药。桑属植物全世界约有15种，分布于北温带，中国约有10种，入药用约有4种。

地理分布 丘陵、村旁、山坡、田野等处多有生长，人工栽培较多。分布于全国各地。

采收加工 秋末叶落时到第二年春季发芽前采挖根部，刮去黄棕色的粗树皮，纵向剖开，剥取根皮，晒干。

用法用量 煎服，6~12克。

药理作用 降压；利尿；镇痛，镇静，抗惊厥等。

性味归经 甘，寒。归肺经。

功能主治 利水消肿，泻肺平喘。对水肿胀满尿少，肺热喘咳，面目肌肤浮肿有疗效。

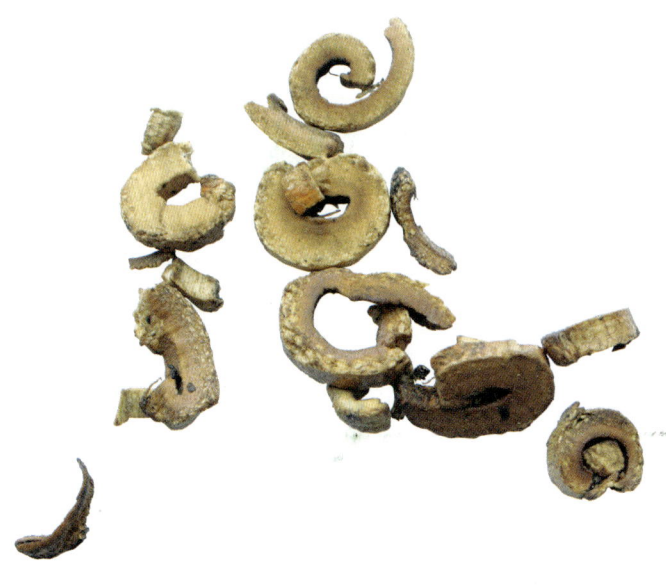

【桑白皮】

别名／桑根白皮·桑皮·桑根皮·白桑皮

◎《本草纲目》及文献记载桑白皮：

主治伤中，五劳六极，羸瘦，崩中绝脉，补虚益气。泻肺，利大小肠，降气散血。

本草纲目附方

咳嗽吐血
桑根白皮一斤，米泔浸三宿，刮去黄皮，锉细，入糯米四两，焙干为末。每服一钱，米饮下。《经验方》

产后下血
炙桑白皮，煮水饮之。《肘后方》

发鬓堕落
桑白皮（锉）二升。以水淹浸，煮五六沸，去渣，频频洗沐，自不落也。《千金方》

小儿流涎（脾热也，胸膈有痰）
新桑根白皮捣取自然汁外涂，很有效。干者水煎煮。《太平圣惠方》

小儿重舌
桑根白皮煮取汁液，涂抹在奶头上让孩子吃。《子母秘录》

国医传世药方

桑白皮敛肺汤
方选源流：《景岳全书》止咳平喘方。
中药组成：桑白皮、黄芩、山栀、杏仁、贝母、苏子、半夏各9克，黄连3克，生姜3片。
炮制方法：水煎服。
功能主治：清泻肺热，降气化痰，止咳平喘。适用于肺热痰盛，咳嗽气喘，痰多色黄。

四季药膳养生

桑白皮煮兔肉

桑白皮30克，兔肉250克。兔肉切成小块，和桑白皮加水适量煮熟，加食盐少量调味，顿服。▶功能补中益气，泻热止渴，行水消肿。适用于脾虚水肿，小便不利等症。现多用治营养不良性水肿以及糖尿病口渴多饮的病症。

枇杷

拉丁学名：Eriobotrya japonica (Thunb.) Lindl.

科属 蔷薇科植物枇杷，其干燥叶入药。枇杷属植物全世界约有29种，分布于亚洲温带及亚热带地区。中国约有12种。入药用1种。

地理分布 平地、村边及坡边多有栽种。分布于中南、西南以及陕西、江苏、甘肃、浙江、安徽、福建、江西、台湾等地。

采收加工 全年均可采收，晒至七八成干时，扎成小把，再晒干。

用法用量 煎服，6～9克。

药理作用 平喘，镇咳；降血糖；抗炎。

性味归经 苦，微寒。归肺、胃经。

功能主治 降逆止呕，清肺止咳。对肺热咳嗽，胃热呕逆，气逆喘急，烦热口渴有疗效。

枇杷叶

别名／杷叶·巴叶·芦橘叶

◎《本草纲目》及文献记载枇杷叶：主治呕哕不止，妇人产后口干。煮汁饮，主渴疾，治肺气热嗽，及肺风疮，胸面上疮。和胃降气，清热解暑毒，疗脚气。

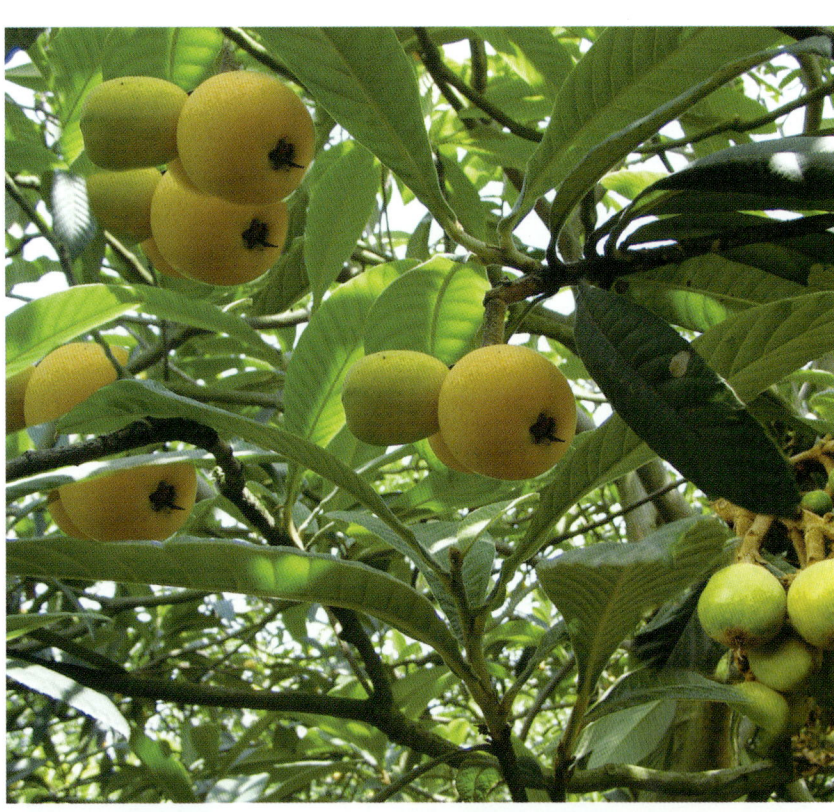

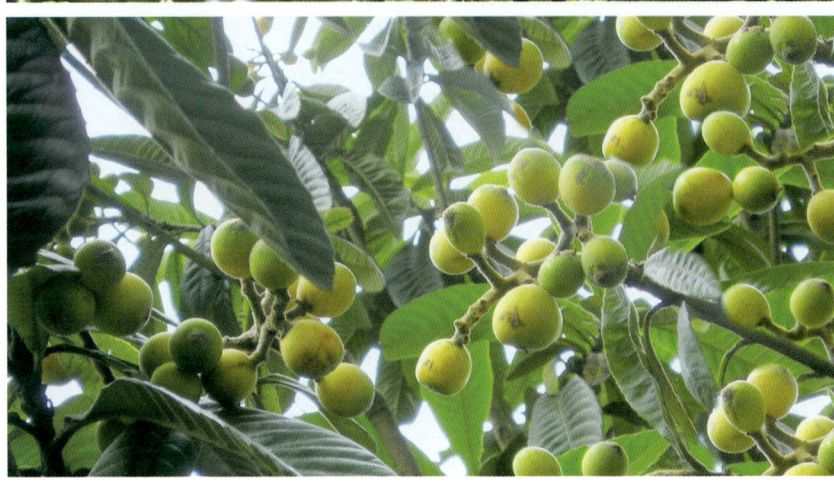

本草纲目附方

肺热咳嗽
枇杷叶、木通、款冬花、紫菀、杏仁、桑白皮各等分，大黄减半，共研为末，炼蜜为丸，如樱桃大。饭后和临睡前各含化一丸，很见效。

反胃呕哕
枇杷叶（去毛，炙）、丁香各一两，人参二两，研为末。每次取三钱，加水一碗、姜三片煎服。《太平圣惠方》

酒渣鼻
枇杷叶、栀子仁等分为末。每次服二钱，温酒调下。一天服三次。《本事方》

鼻血不止
枇杷叶去掉茸毛，焙干后研成细末，每次用茶冲服一二钱，每日二次。《太平圣惠方》

痔疮肿痛
枇杷叶蜜炙，乌梅肉焙干，研细末，先用乌梅汤洗患处，再把药敷上。《集要》

痘疮溃烂
用枇杷叶煎汤洗患处。《摘玄方》

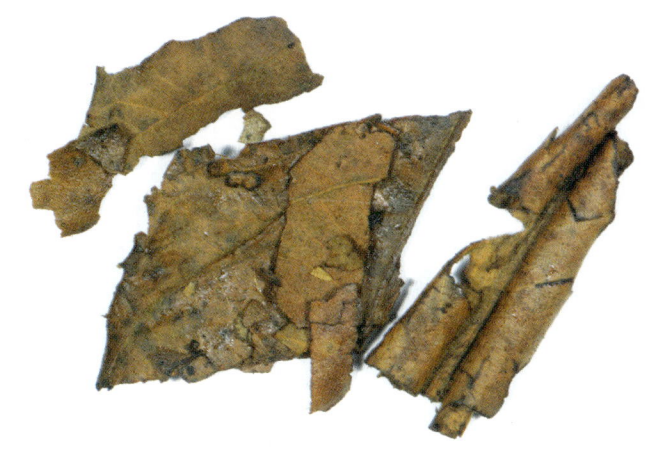

国医传世药方

甘露润肺饮
方选源流：《太平惠民和剂局方》治燥方。
中药组成：枇杷叶、天门冬、炒枳壳、熟地黄、石斛、黄芩、炙甘草、生地黄、麦门冬、茵陈蒿各等分。
炮制方法：上药研粗末，每服6克，水煎服。亦可改作汤剂水煎服，各药用量按常规剂量酌定。
功能主治：清热泻火，养阴润燥，行气利湿。适用于胃中客热，牙龈肿痛，咽干口臭，时出脓血，目赤肿痛，口舌生疮，咽喉肿痛，疮疹黄疸，肢体微肿，胸闷气短，二便秘涩。

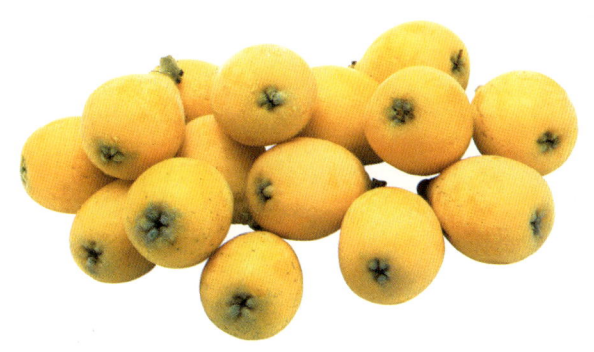

四季药膳养生

枇杷叶糯米粽
枇杷叶、糯米适量。糯米洗净，清水泡1夜；新枇杷叶去毛洗净，用水浸软，包糯米成粽子，蒸熟食之。每天1次，连服4天。▶功能补中益气，暖脾和胃，止汗。适用于多汗，产后气血亏虚等症。

枇杷叶粳米粥
枇杷叶15克，粳米100克，冰糖少量。将枇杷叶用纱布包扎放入沙锅内，加水煎汤（或将鲜枇杷叶25克洗净叶背面的茸毛，切细后煎汤），去渣后入粳米、冰糖煮成稀薄粥。每天早晚温热服食，4天为1疗程。▶功能清肺止咳。适用于肺热咳嗽，咳吐黄色脓性痰或咳血等症。因寒凉引起的咳嗽呕吐者不宜服用。

银杏 拉丁学名：Ginkgo biloba L.

科属 银杏科植物银杏，其干燥成熟的种子入药。银杏是世界上残存的植物活化石之一，作为中生代的孑遗植物，为中国特有。分布于欧洲、美洲、日本、朝鲜半岛和中国。

地理分布 天目山海拔500～1000米的酸性土壤、排水良好地带的天然林中为主要野生地；北自沈阳，南达广州，东起华东，西南至贵州、云南都有栽培。

采收加工 秋季种子成熟的时候采收，除去肉质外种皮，洗净，稍蒸或者略煮后，烘干。

用法用量 煎服，4.5～9克。

药理作用 抗过敏；祛痰；降压；调节机体免疫功能；延缓衰老；抗病原微生物等。

性味归经 甘、苦、涩，平；有毒。归肺经。

功能主治 止带浊，敛肺定喘，缩小便。用于痰多喘咳，带下白浊，遗尿尿频。

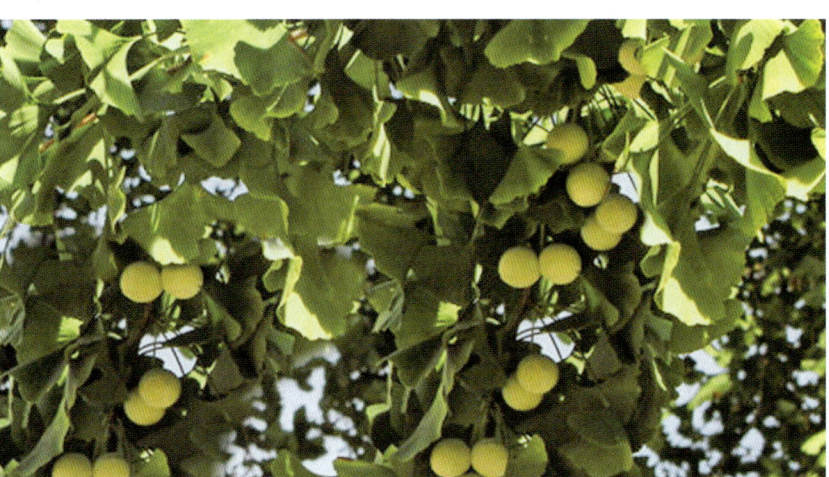

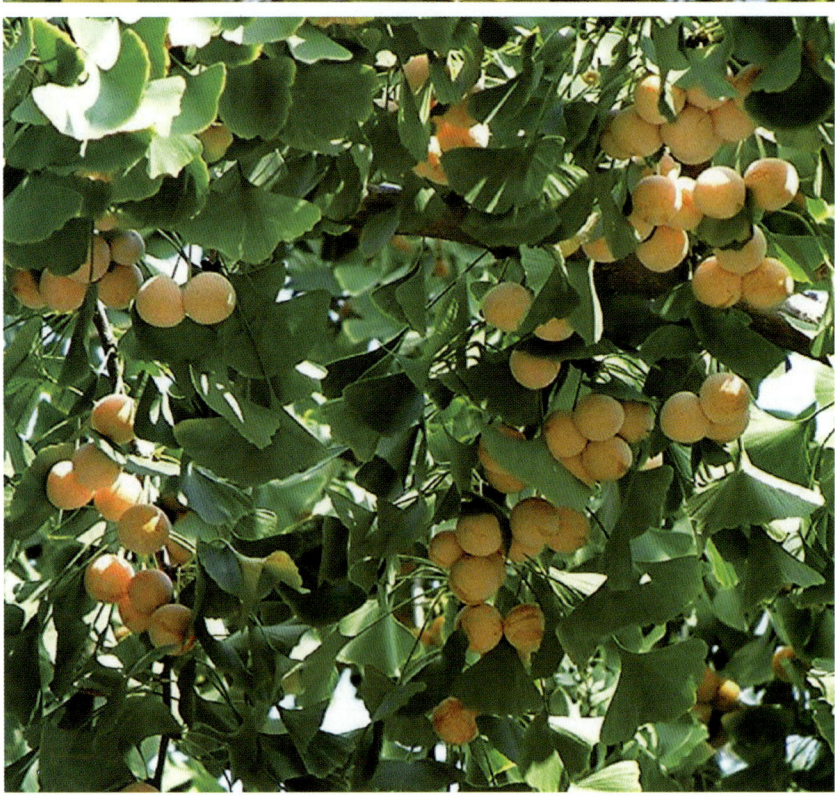

白果

别名／银杏·佛指甲

◎《本草纲目》及文献记载白果：

主治熟食温肺益气，定喘嗽，缩小便，止白浊。生食降痰，消毒杀虫；嚼浆涂鼻面手足，去皯疱皶皱及疥癣疳䘌阴虱。

本草纲目附方

小便频数
白果十四个，一半生，一半煨，同时吃，见效即停。

小便白浊
生白果仁十个，捣烂，水冲服。一天服一次。病愈为止。

手足皲裂
将白果嚼烂，每夜涂搽患处。

寒嗽痰喘
白果七个煨熟，将熟艾做成七个丸子，每个白果中放入艾丸一颗，纸包再次煨香，去艾食用。《秘韫方》

哮喘痰嗽
1.鸭掌散：把银杏五个、麻黄二钱半、炙甘草二钱、用水一钟半煎余八分，临睡前服下。
2.白果二十一个炒黄，麻黄三钱，苏子二钱，款冬花、法制半夏、蜜炙桑白皮各二钱，杏仁去掉皮尖，黄芩微炒，各一钱半，甘草一钱，用三钟水，煎剩二钟，随时分作二次服用，不用生姜。（均见《摄生方》）

酒糟鼻
将银杏与酒浮糟一起嚼烂，晚上涂抹，早上洗掉。《医林集要》

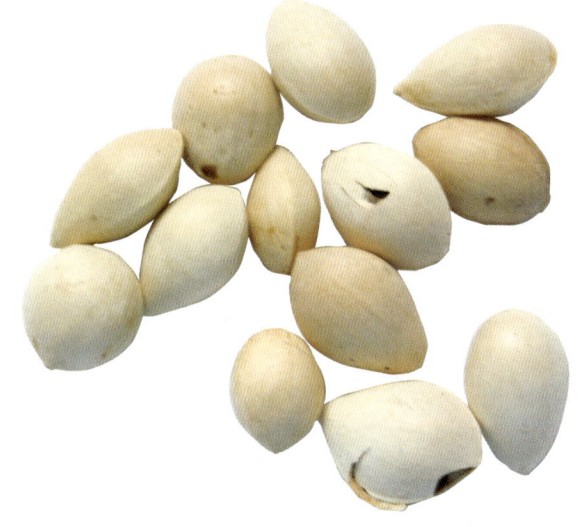

国医传世药方

定喘润肺汤
方选源流：《摄生众妙方》止咳平喘方。
中药组成：白果9克、桑白皮9克、款冬花9克、麻黄9克、杏仁9克、黄芩4.5克、苏子6克、半夏9克、甘草3克。
炮制方法：水煎服。
功能主治：宣肺降气，祛痰平喘，清热止咳。适用于肺热咳嗽，风寒外束，痰热内蕴，痰多气急，痰稠色黄，哮喘咳嗽，恶寒发热，舌苔黄腻，脉滑数。

四季药膳养生

白果蒸鸭

白果250克，葱20克，姜片20克，水鸭1只，绍兴黄酒50克，精盐10克，胡椒面1克，花椒12粒，熟猪油500克，熟鸡油20克，湿淀粉2克，清汤280克。将白果去壳，放入开水中煮熟，撕去膜皮，切去两头，用竹签去心，用开水泡去苦味，放入油锅中炸一分钟捞起。将水鸭宰去头、脚洗净，晾干水分，用精盐8克、胡椒面2克、绍兴黄酒50克调匀，在鸭身内外抹匀，放入蒸碗内，加葱、姜片、花椒，注入厚汁，加清汤上笼蒸到熟烂翻入盘。炒锅放在中火上，加精盐、清汤、胡椒、湿淀粉兑成汁，下锅勾成不浓的汁，淋入鸡油于鸭脯上。▶功能敛肺止咳平喘，滋补身体。适用于阴虚所引起的骨蒸潮热、口渴、咳嗽；而且可以止黄带、治淋浊。

白果莲肉粥

白果15克(研末)，江米50克，莲肉15克(研末)，乌骨鸡1只(去内脏)。共煮熟烂。吃白肉饮粥，每天2次。▶功能补肝肾，止带浊。适用于赤白带下，下元虚惫。

紫金牛　　拉丁学名：Ardixia japonica (Thnb.) Bl.

科属　紫金牛科植物紫金牛，其干燥全株入药。

地理分布　海拔1200米以下的低山林下及竹林下多有生长。分布于陕西及长江流域以南各地(海南除外)。

采收加工　全年可采收，以秋季采者为好，连根拔起植株，洗净，晒干后，切段，生用。

用法用量　煎服，10~30克。

药理作用　平喘，止咳，祛痰；抗病原微生物。

性味归经　苦、辛，平。归肺、肝经。

功能主治　清利湿热，止咳平喘，活血化淤。用于咳嗽痰喘，水肿尿少，湿热黄疸，风湿痹痛，跌打损伤，经闭痛经。

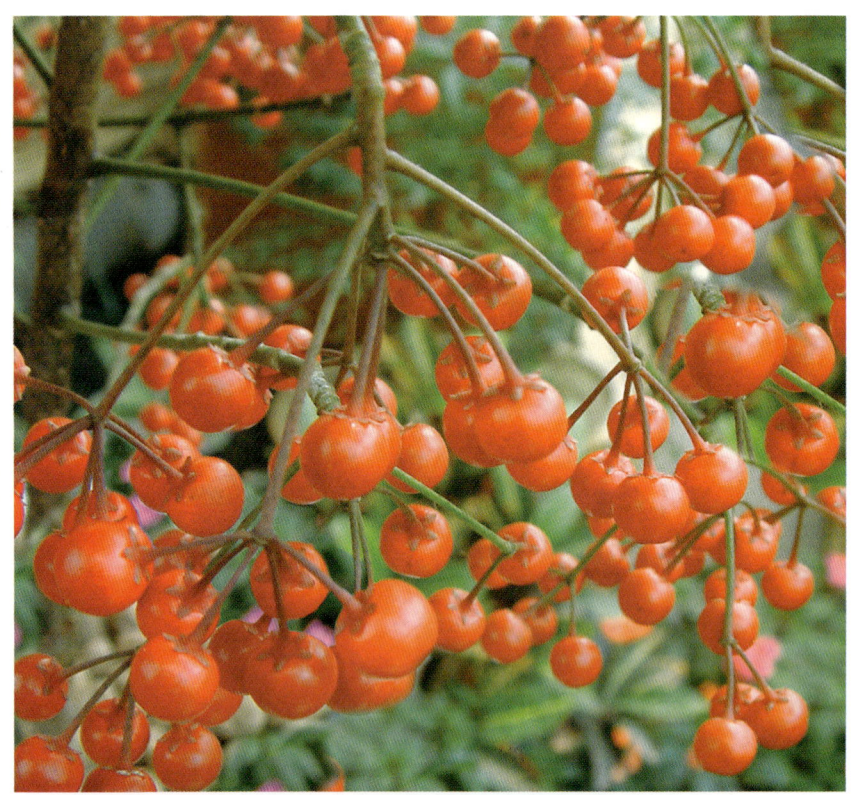

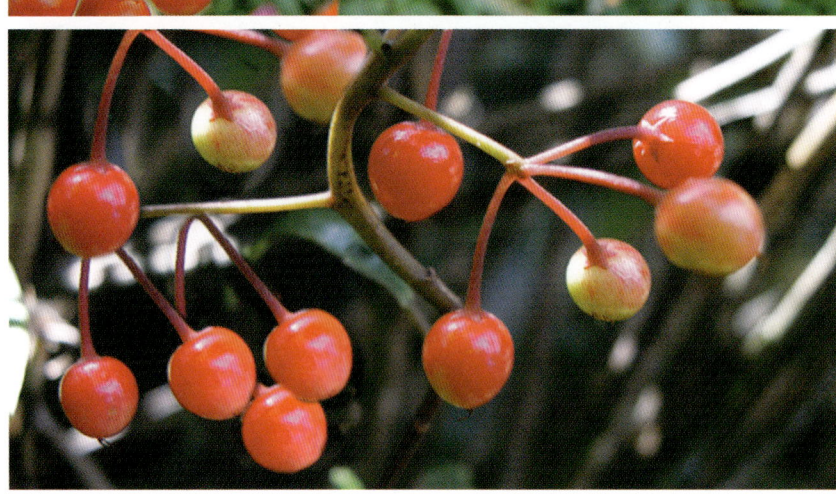

矮地茶

别名／叶下红·叶底红·雪里珠·矮脚草·地茶·矮茶

◎《本草纲目》及文献记载矮地茶：

主治时疾膈气，去风痰。解毒，破血。

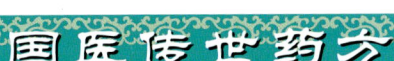

国医传世药方

利肺化淤方

方选源流：《奇方本草》化淤方。

中药组成：矮地茶、延胡索、五灵脂、川楝子、枇杷叶、木蝴蝶各10克，全瓜蒌、浙贝母、百合、百部各15克，薏仁20克，荜茇3克。

炮制方法：水煎服，每天1剂。

功能主治：行气宽胸，养血止痛，清利湿热。适用于肺癌所致胸痛。

抽取胸水后常致胸痛加重，可加茯苓、葶苈子；胸痛彻背可加狗脊、寄生。

利肝行气方

方选源流：《奇方本草》化淤方。

中药组成：矮地茶250克，垂盆草、阴行草各500克。

炮制方法：各药加工成棕褐色颗粒，每袋重13克。开水送服，每次1袋，每天3次。

功能主治：行气宽胸，清利湿热。适用于食欲不振、疲乏无力，急性肝炎迁延不愈，湿热留滞，肝病传脾，气滞血淤成为慢性肝炎。

四季药膳养生

矮地茶汤

矮地茶、紫草、沙参、桑皮各10克，杏仁6克，贝母、桃仁、甘草各5克，水煎服。每天1剂。7天为1个疗程。▶功能祛痰解毒，清利湿热，止咳平喘，活血化淤。适用于小儿百日咳。

痉挛性阵咳者加葶苈10克、地龙5克；咳痰多者加竺黄、胆星3克；痰呕甚多者加赭石10克、法半夏5克；面目浮肿者加肺经草、鸭跖草10克；咳血较多者去桃仁，加茅根30克、藕节10克；肺气虚者沙参加至30克。▶功能清利湿热，止咳平喘，活血化淤。

通痹汤

矮地茶、苍术、漏芦、鸡血藤、汉防己、寻骨风各10克。水煎服，每天1剂。▶功能祛风燥湿，清热解毒，止咳平喘，活血化淤。适用于风湿之邪所致的关节疼痛。

热痹加黄柏、虎杖、白石英；如伴全身高热，口苦口渴，便结尿黄，加金银花、连翘、石膏；风寒湿痹加独活、防风、桂枝、姜黄；下肢疼痛加牛膝。

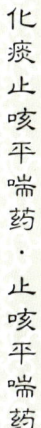

罗汉果   拉丁学名：Momordica grosvenori Swingle

科属 葫芦科植物罗汉果，其干燥果实入药。罗汉果属植物全世界约有7种，分布于印度尼西亚、中国南部、中南半岛。中国约有4种。入药用约有2种。

地理分布 海拔400~1400米以上的山坡林下及灌丛、河边湿地多有生长。湖南、江西、广西、广东、贵州等地多有分布，广西部分地区已作为重要的经济作物栽培。

采收加工 秋季果实由嫩绿变深绿色时采收，晾数天后，低温干燥。

用法用量 煎服，9~15克。

药理作用 提高免疫功能；镇咳，祛痰；抑菌；抗肝损伤。

性味归经 甘，凉。归肺、大肠经。

功能主治 滑肠通便，清热润肺。用于咽痛失音，肺火燥咳，肠燥便秘。

罗汉果

别名／拉汗果·假苦瓜·光果木鳖·金不换

◎《广西本草选编》及文献记载罗汉果：主治清肺止咳，润肠通便。治急、慢性支气管炎，急、慢性扁桃体炎，咽喉炎，急性胃炎，便秘。

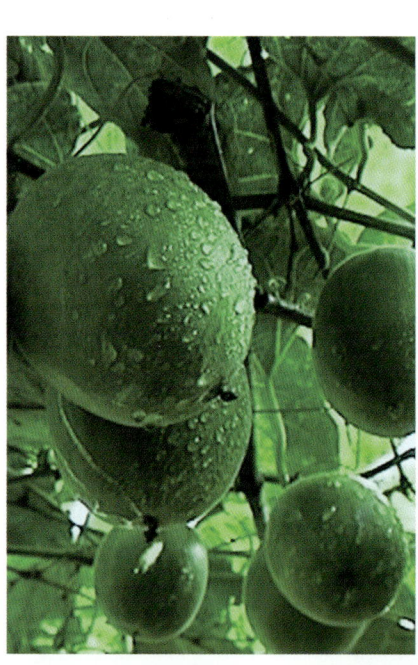
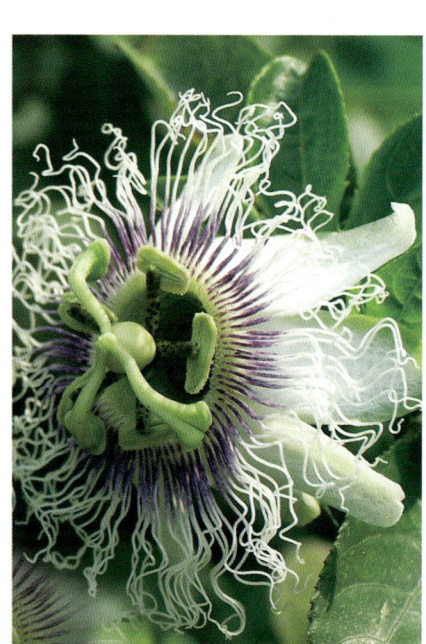
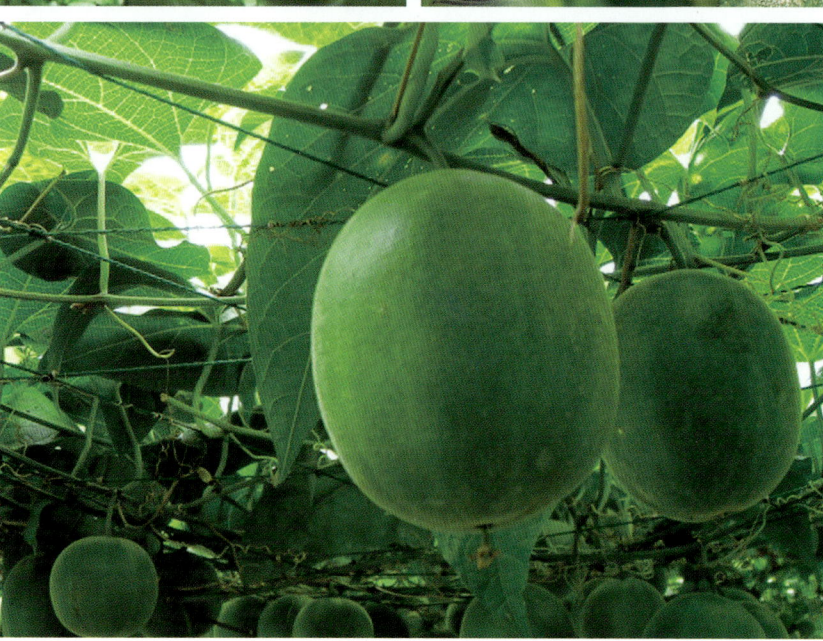

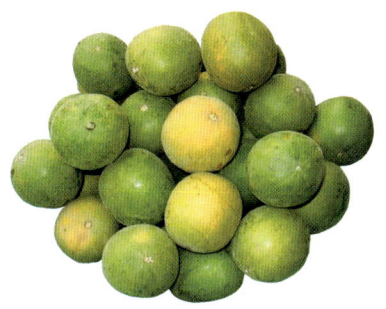

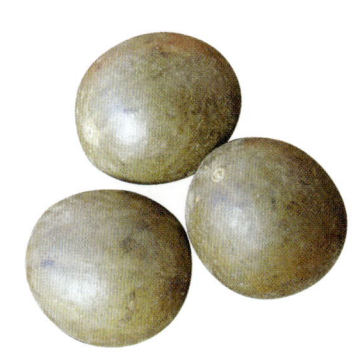

国医传世药方

清热化淤方
方选源流：《奇方本草》通络方。
中药组成：罗汉果1个，鲜枇杷叶50克（干品15克），粳米45克。
炮制方法：取鲜枇杷叶刷去背面草毛，洗净切细，用布袋装好，缝合。罗汉果洗净打烂。把粳米洗净，与药袋、罗汉果一齐放入锅内，加清水适量，煮成稀粥，去药袋，加冰糖调成甜粥，即可食用。
功能主治：滑肠通便，清热润肺。适用于肺火燥咳，咽痛失音，肠燥便秘。

通络化淤方
方选源流：《奇方本草》通络方。
中药组成：普洱茶、菊花和罗汉果各等分。
炮制方法：研末，每20克包成袋泡茶，沸水冲泡饮用。
功能主治：滑肠通便，清热润肺。适用于高脂血症。

四季药膳养生

罗汉果茶
罗汉果2个。打碎，泡水后，代茶多饮。▶功能滑肠通便，清热润肺。适用于肺热喉痛，保护发声器官。

罗汉果速溶饮
罗汉果250克，白糖500克。罗汉果洗净，打碎，小火浓缩水煎3次，每次15分钟，合并煎液，压碎，装瓶。每次10克，沸水冲化饮，次数不限。▶功能清热润肺，清利咽喉。适用于急慢性咽炎，喉炎等。

罗汉果肉汤
罗汉果45克，猪瘦肉100克。将罗汉果与猪瘦肉均切成片，加水适量，煮熟。稍加食盐调味服食。每天2次。▶功能补虚、润燥、止咳。适用于久咳肺虚有热及肺痨咳嗽。

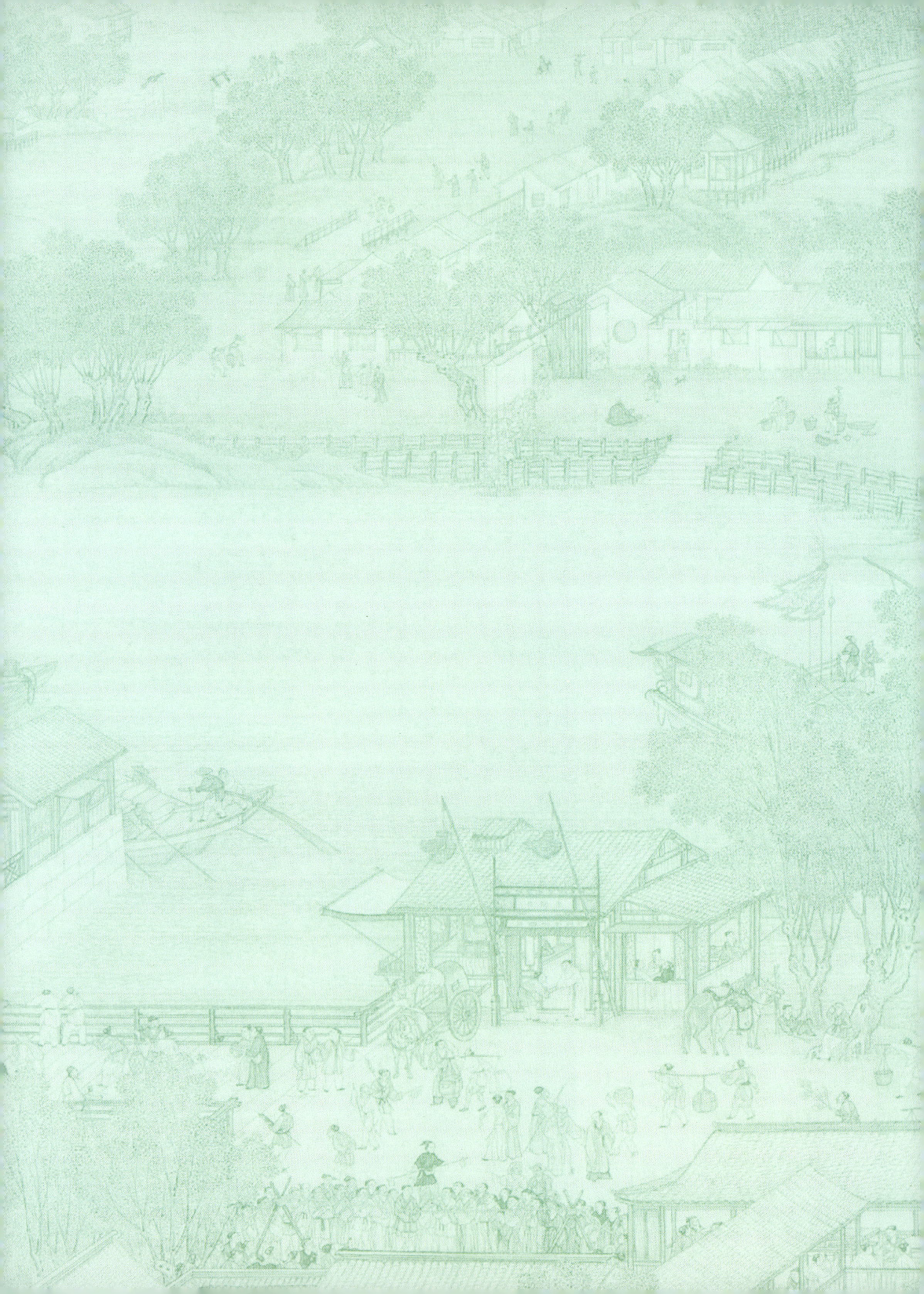

开窍药

【概念】

在中医药理论中，凡具辛香走窜之性，以通关开窍苏醒神志为主要作用，治疗闭证神昏的药物，称为开窍药。

【功效】

开窍药味辛，气香，善于走窜，属于心经，具有启闭回苏，通关开窍，醒脑复神的作用。部分开窍药以其辛香走窜的特性，还兼有活血、止痛、行气、解毒、辟秽等功效。

【药理作用】

中医科学研究表明，开窍药主要具有兴奋中枢神经系统的作用，有兴奋心脏与呼吸、镇痛、升高血压的作用，某些药物还有抗炎、抗菌的作用。

【适用范围】

开窍药主要用于治疗温病热陷心包、痰浊蒙蔽清窍的神昏谵语，以及癫痫、惊风、中风等所致的猝然昏厥、痉挛抽搐等症。又可用于治湿浊中阻的胸脘冷痛满闷；经闭、血瘀气滞疼痛，食少腹胀以及目赤咽肿、痈疽疔疮等症。

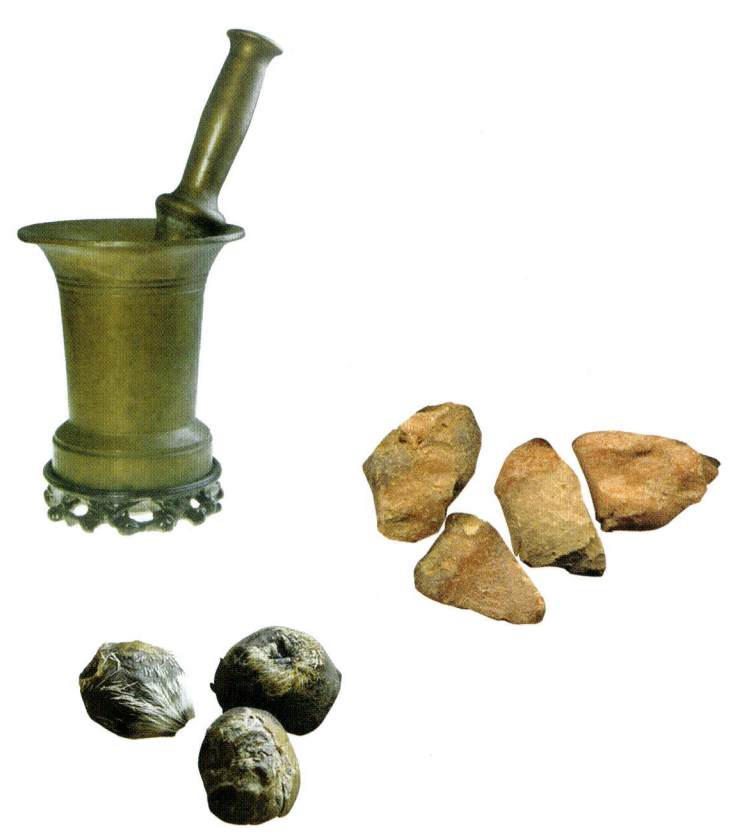

林麝　　拉丁学名：Moschus berezovskii Flerov

科属　鹿科动物林麝、马麝或原麝，其成熟雄体香囊中的干燥分泌物入药。

地理分布　1.林麝　陕西、山西、甘肃、宁夏、青海、新疆、西藏及湖北、四川、贵州等地多有分布。

2.马麝　青藏高原及甘肃、四川、云南等地多有分布。

3.原麝　吉林、黑龙江、河北等地为主要分布区。

采收加工　野麝多在冬季至第二年春季猎取，猎获后，割取香囊，阴干，习称"毛壳麝香"；剖开香囊，除去囊壳，习称"麝香仁"。家麝直接从香囊中取出麝香仁。阴干或用干燥器密闭干燥。

用法用量　0.03～0.1克，多入丸散用；外用适量。

药理作用　小剂量兴奋中枢神经，大剂量抑制中枢神经；抗炎；强心；抗肿瘤；兴奋子宫；抑菌等。

性味归经　辛，温。归心、脾经。

功能主治　开窍醒神，消肿止痛，活血通经。用于热病神昏，气郁暴厥，中风痰厥，经闭，中恶昏迷，癥瘕，心腹暴痛，难产死胎，咽喉肿痛，痈肿瘰疬，跌扑伤痛，痹痛麻木。

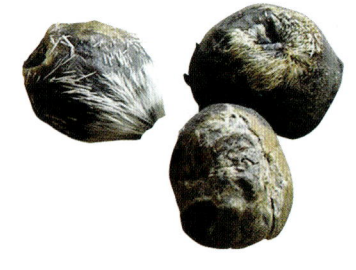

麝香

别名／脐香·当门子·麝脐香·元寸香·臭子·腊子·香脐子

◎《本草纲目》及文献记载麝香：

　　主治通诸窍，开经络，透肌骨，解酒毒，消瓜果食积。治中风、中气、中恶，痰厥，积聚癥瘕。

本草纲目附方

中风不省
麝香二钱研末，加入清油二两和匀，灌之，病人就会苏醒。《济生方》

中恶霍乱
麝香一钱，醋半盏，调服。《圣惠方》

小儿邪疟
以麝香研墨，书"去邪辟魔"四字于额上。《经验后方》

五种蛊毒
麝香、雄黄等分为末，以生羊肝如指大，以刀割开，裹药吞之。《卫生方》

国医传世药方

麝香救疫散

方选源流：《中药成药方集》开窍方。

中药组成：麝香、冰片、牛黄各0.6克，薄荷、陈皮、贯众、白芷、甘草、半夏、防风、枯矾各3克，苍术1.5克，朱砂6克，牙皂、藿香各4.5克。

炮制方法：上药研细末。每服3克，温开水送服。

功能主治：消暑辟浊，开窍醒神，透肌骨，开经络。适用于热病神昏，暑湿霍乱，上吐下泻，湿热内阻，腹痛转筋，流行时疫，水土不服，伤暑中恶，头晕目眩，猝然昏倒，脘腹闷胀，呕吐痰厥。

四季药膳养生

麝香夜牛酒

　　麝香9克，牛黄3克，夜明砂60克，酒适量。上药放入酒中浸泡。适量饮。▶适用于食道癌疼痛。

龙脑香　　拉丁学名：Dryobalanops aromatica Gaertn.f.

科属　龙脑香科植物龙脑香，其树脂的加工品，或龙脑香树干、树枝切碎，经蒸馏冷却而得的结晶，称"龙脑冰片"，也称"梅片"。由菊科植物艾纳香叶的升华物经加工劈削而成，称"艾片"。现在多用樟脑、松节油等，经过化学方法合成，称"机制冰片"。樟属植物全世界约有240种，分布于热带、亚热带、亚洲东部地区及澳大利亚和太平洋诸岛。中国约有45种。入药用约20种。

地理分布　1.龙脑香　印度尼西亚的苏门答腊等地为主产区。我国多经香港进口。
2.艾纳香　产于贵州、云南、福建、广西和台湾，巴基斯坦、印度、泰国、缅甸、印度尼西亚、马来西亚和菲律宾等也有分布。

采收加工　于龙脑香树干的裂缝处，采取干燥的树脂，进行加工。或砍下树枝及树干，切成碎片，经蒸馏升华，冷却后即成结晶。全年可采，多于秋季采伐，除去白色边材，锯成10~100厘米的小段，粗者对半剖开，干燥。

用法用量　0.15~0.3克，入丸散用；外用研粉点敷患处。

药理作用　镇静；耐缺氧；抗炎；抑菌；引产等。

性味归经　辛、苦，微寒。归心、脾、肺经。

功能主治　清热止痛，开窍醒神。用于热病神昏，惊厥，中风痰厥，中恶昏迷，气郁暴厥，口疮，目赤，耳道流脓，咽喉肿痛。

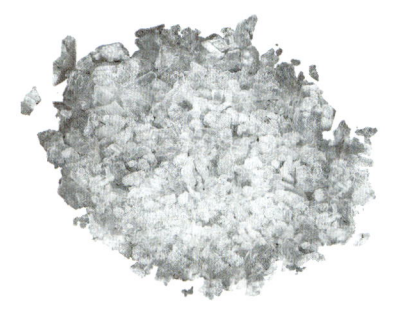

【冰片】

别名／龙脑·龙脑香·脑子·梅花脑·天然冰片·梅片

◎《本草纲目》及文献记载冰片：

　　主治疗喉痹，脑痛，鼻息，齿痛，伤寒舌出，小儿痘陷，通诸窍，散郁火。

本草纲目附方

目生肤翳
龙脑末一两，每天点三五次。《圣济总录》

内外痔疮
片脑一二分，葱汁化，搽之。《简便方》

痘疮狂躁（心烦气喘，妄语或见鬼神，疮色赤未透者）
用龙脑一钱细研，随即用猪心血制成芡子大的丸。每服一丸，紫草汤下。一会儿心神便定，安睡后疮发。《经验后方》

国医传世药方

行军开窍散

方选源流：《霍乱论》开窍方。

中药组成：冰片3克、硼砂3克、麝香3克、珍珠3克、西牛黄3克、硝石0.9克、雄黄24克、飞金20片。

炮制方法：各研极细粉，再合研匀，瓷瓶密收，以蜡封之。每服0.3~0.9克，日服2~3次，凉开水调下。也可搐鼻用。

功能主治：开窍，醒神，辟秽，解毒。适用于暑月痧胀。吐泻腹痛，烦闷欲绝，目赤昏晕，不省人事。并治口疮咽痛。点目去风热障翳，搐鼻可避时疫之气。

四季药膳养生

安宫牛黄丸

　　牛黄、郁金、犀角、黄连、朱砂、栀子、雄黄、黄芩各30克，珍珠15克，冰片、麝香各7.5克。蜜丸，金箔为衣。每服3克，每天服2次。脉虚者用人参汤，脉实者用金银花、薄荷汤送服。▶功能清热解毒，豁痰开窍。适用于救治高热烦躁、神昏谵语，舌红绛，脉数者。为家居常备之品。孕妇禁用。

白花树

拉丁学名：Sryrax tonkinensis (Pierre) Craib ex Hart.

科属 安息香科植物白花树，其干燥树脂入药。

地理分布 生于海拔100～2000米的山谷、山坡、疏林及林缘。江西、福建、广东、湖南、广西、海南、贵州、云南等地多有分布。

采收加工 树干经自然损伤，或于夏秋二季割裂树干，收集流出的树脂，阴干。

用法用量 0.6～1.5克，多入丸散用。

药理作用 祛痰。

性味归经 辛、苦，平。归心、脾经。

功能主治 行气活血，开窍醒神，止痛。用于中风痰厥，气郁暴厥，心腹疼痛，中恶昏迷，产后血晕，小儿惊风。

安息香

别名／拙贝罗香·息香·白花榔·水安息

◎《本草纲目》及文献记载安息香：

主治心腹恶气，鬼疰。邪气魍魉，鬼胎血邪，辟蛊毒，霍乱风痛，男子遗精，暖肾气，妇人血噤，并产后血运。妇人夜梦鬼交，同臭黄合为丸，烧熏丹穴，永断。烧之，去鬼来神。治中恶魔寐，劳瘵传尸。

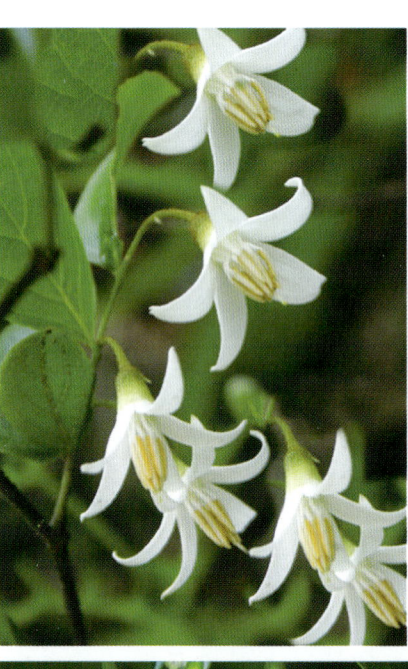
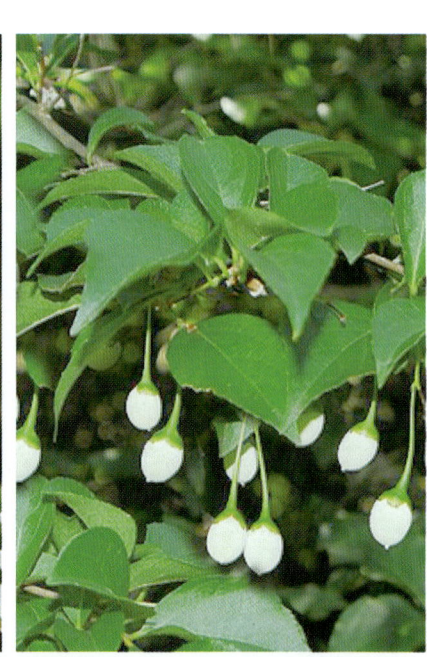
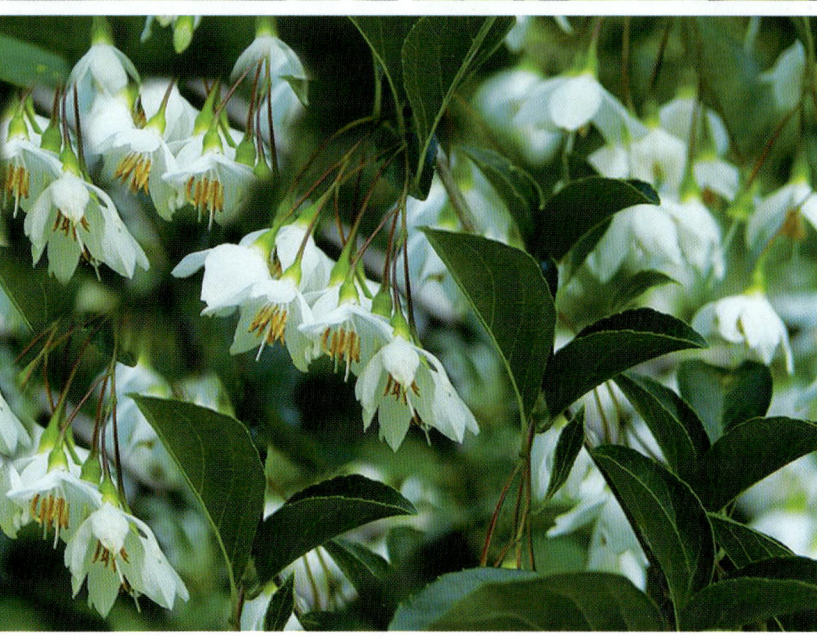

本草纲目附方

突然心痛
将安息香研为末，开水送服半钱。《世医得效方》

小儿肚痛，下肢屈曲而啼哭
酒蒸安息香成膏，另取沉香、木香、丁香、藿香、八角茴香各三钱，香附子、缩砂仁、炙甘草各一钱，共研为末，以膏和炼蜜调各药做成丸，如芡子大。每次服一丸，紫苏汤化下。《全幼心鉴》

小儿惊邪
安息香一粒豆那样大，点燃，小儿惊邪自然去除。《奇效良方》

历节风痛
用瘦猪肉四两切片，包安息香二两，用瓶子装上灰，在大火上放一铜版片隔开，把安息香放在铜版片上面点燃烧，用瓶口对着痛处熏，不要让透气。《太平圣惠方》

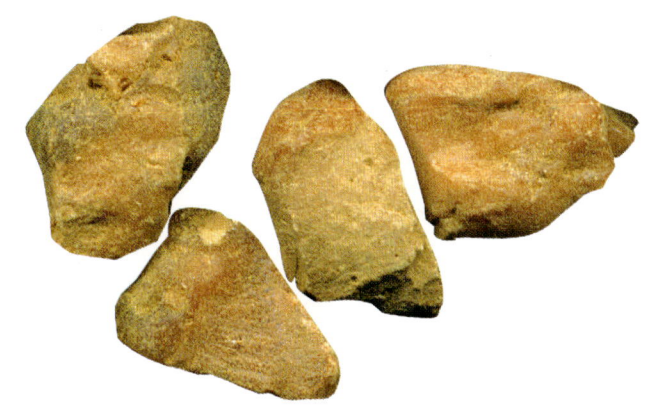

国医传世药方

十香通窍理气丸

方选源流：《圣济总录》开窍方。

中药组成：安息香15克、丁香15克、苏合香15克、沉香15克、木香15克、檀香15克、麝香15克、熏陆香15克、香附15克、白术15克、高良姜15克、朱砂15克、荜拨30克、冰片30克、姜厚朴30克、犀角屑30克、诃子皮30克。

炮制方法：上药研细末，炼蜜为丸，梧桐子大。每服5丸，日服3～4次，温酒送服。

功能主治：温通开窍，理气止痛。适用于中恶昏迷，暑湿霍乱，心腹胀痛，不思饮食，两胁胀痛，嗳气不舒，胸痛，呕吐，泄泻，呃逆，气郁暴厥。

四季药膳养生

大活络酒

安息香、犀角各5克，草乌、麻黄、乌药、人参、血竭、虎骨、天南星、全蝎、龟板各15克，白花蛇、甘草、天麻、茯苓、白术、何首乌、骨碎补、白豆蔻、乳香、赤芍、没药、乌梢蛇各30克，威灵仙、葛根、黑附子、当归各40克，两头尖、贯仲、羌活、黄芩、松脂、香附、玄参、官桂、藿香、沉香、僵蚕、黄连、大黄各15克，熟地50克，木香、青皮、丁香各24克，细辛9克，防风35克，地龙20克，麝香、片脑各3克，牛黄7克，65度高粱酒5升。浸入高粱酒中，10天后过滤，去渣备用。每天1次，每次15毫升，睡前1小时饮用。▶功能扶正祛风，活血通络。适用于老年人行气不足，风邪侵袭，腰腿酸软疼痛，麻木等症。

附录:"本草纲目附方"用药剂量对照

古今医学常用质量单位对照表

一厘	约等于 0.03125 克
一分	约等于十厘（0.3125 克）
一钱	约等于十分（3.125 克）
一两	约等于十钱（31.25 克）
一斤	约等于十六两（500 克）

古代医家用药剂量对照表

一方寸匕	约等于 2.74 毫升，或金石类药末约 2 克；草木类药末约 1 克
一钱匕	约等于 5 分 6 厘，或 2 克强
一刀圭	约等于一方寸匕的十分之一
一撮	约等于四圭
一勺	约等于十撮
一合	约等于十勺
一升	约等于十合
一斗	约等于十升
一斛	约等于五斗
一石	约等于二斛或一小斗
一铢	一两等于二十四铢
一枚	以较大者为标准计算
一束	以拳尽量握足，去除多余部分为标准计算
一片	以一钱重量作为一片计算
一茶匙	约等于 4 毫升
一汤匙	约等于 15 毫升
一茶杯	约等于 120 毫升
一饭碗	约等于 240 毫升